図解

手足のしびれをスッキリ解消させる！最新治療と予防法

監修
慶友整形外科病院 名誉病院長
平林 洌

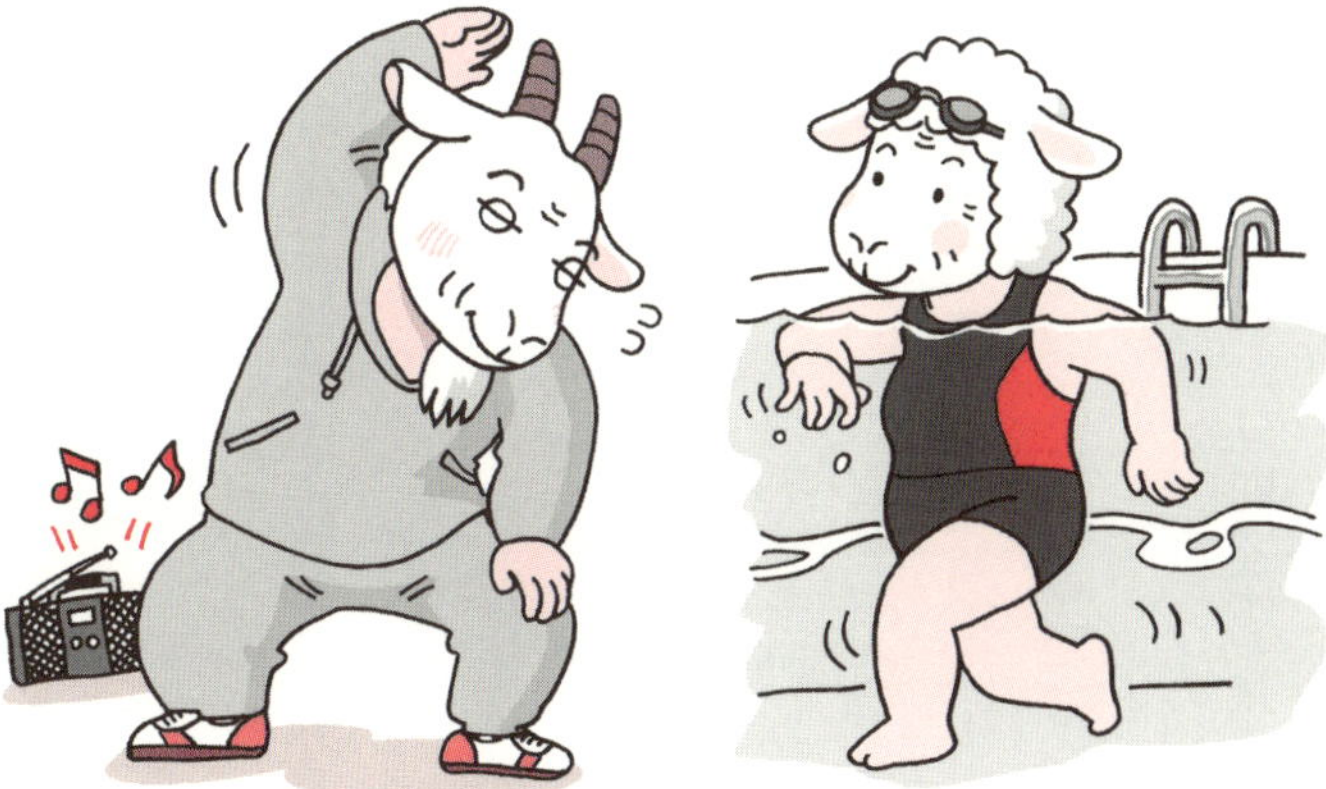

日東書院

はじめに

現代人にとって「腰痛」や「肩こり」とともに愁訴のトップに上がる「手足のしびれ」。

これらはもはや国民病と言えるのではないでしょうか。

私どもの整形外科外来には、「手足のしびれ」を訴えて訪れる患者さんが最近ますます増えてきました。そこには高齢の方々ばかりではなく、若い人たちの姿も多く見られます。

それはデスクワークやパソコンのせいだけではなく、携帯電話やスマートフォンの普及も、最近の原因の一つと言えるでしょう。学生さんや会社員など、特に机に向かっている時間が多い人ほど、机から離れたら少しでも体を動かしたり、姿勢を正したりしておかなければいけないのですが、今や電車に乗ってもほとんどの人々が、机に向かう時と同じ姿勢でスマートフォンを眺めています。

前かがみの悪い姿勢を長時間とり続けることにより、肩や腕ばかりではなく、首や腰にも大きな負担を掛け続けているのです。

これでは筋肉のこわばりや血液の悪循環が生じるのは当たり前ですし、それにより重感や脱力、更にはしびれと自覚されても不思議ではありません。

その中の「しびれ」は決して整形外科の病気のみで現れるものではありません。例えば糖尿病など内科的な病気や、心因性の原因によって起こるものもあるのです。また、不規則な食事や運動不足、喫煙、睡眠不足など、不健康な生活習慣が「しびれ」を引き起こしている場合もあります。

本書では、最初に整形外科的な視点から「しびれ」を引き起こす病気を詳しく説明し、次に内科的な病気や生活習慣病などの視点から紐解いていきます。

そして、それらを改善するための方法や、今以上に症状を進行させないための心得、自己治癒力を高めるためのアドバイスなどを細かくご紹介いたします。

本書が少しでも多くの方の悩みを改善するための良き友となることを、心から望みます。

慶友整形外科病院 名誉病院長　**平林　洌**

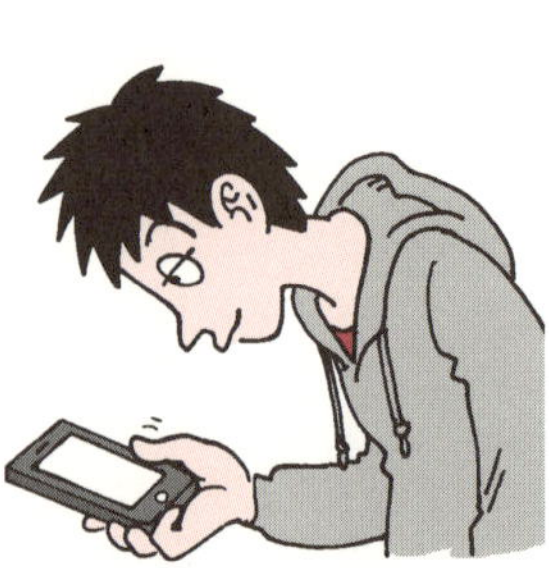

目次

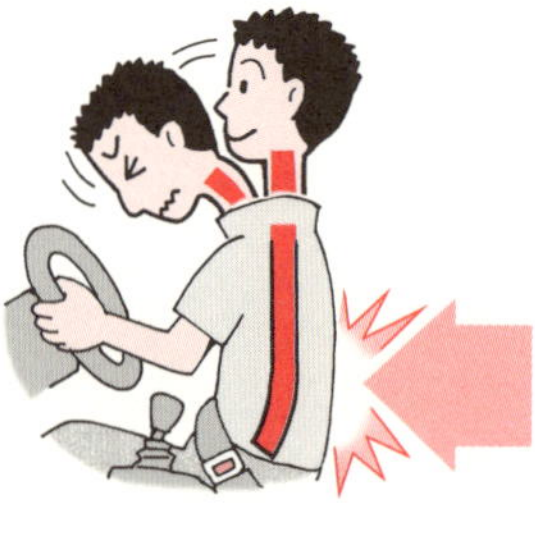

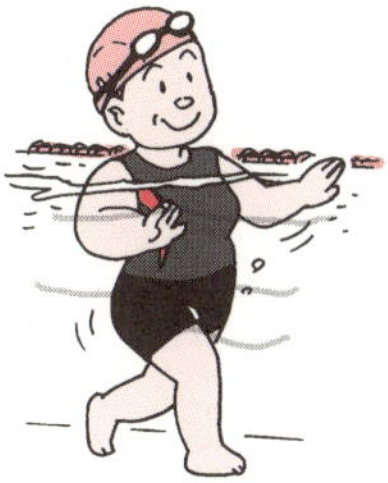

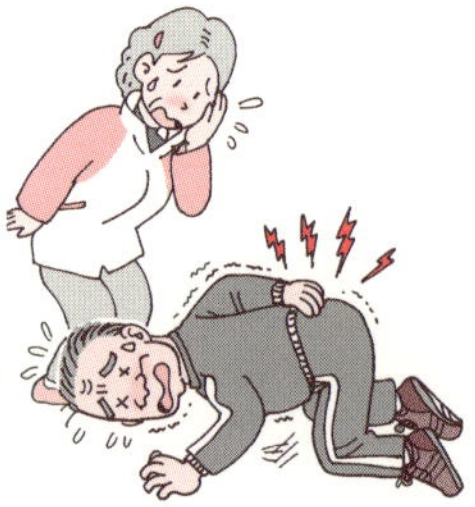

序章

危険なしびれの新常識

日常生活の中で気になる「しびれ」。
その種類を紐解いていきましょう。

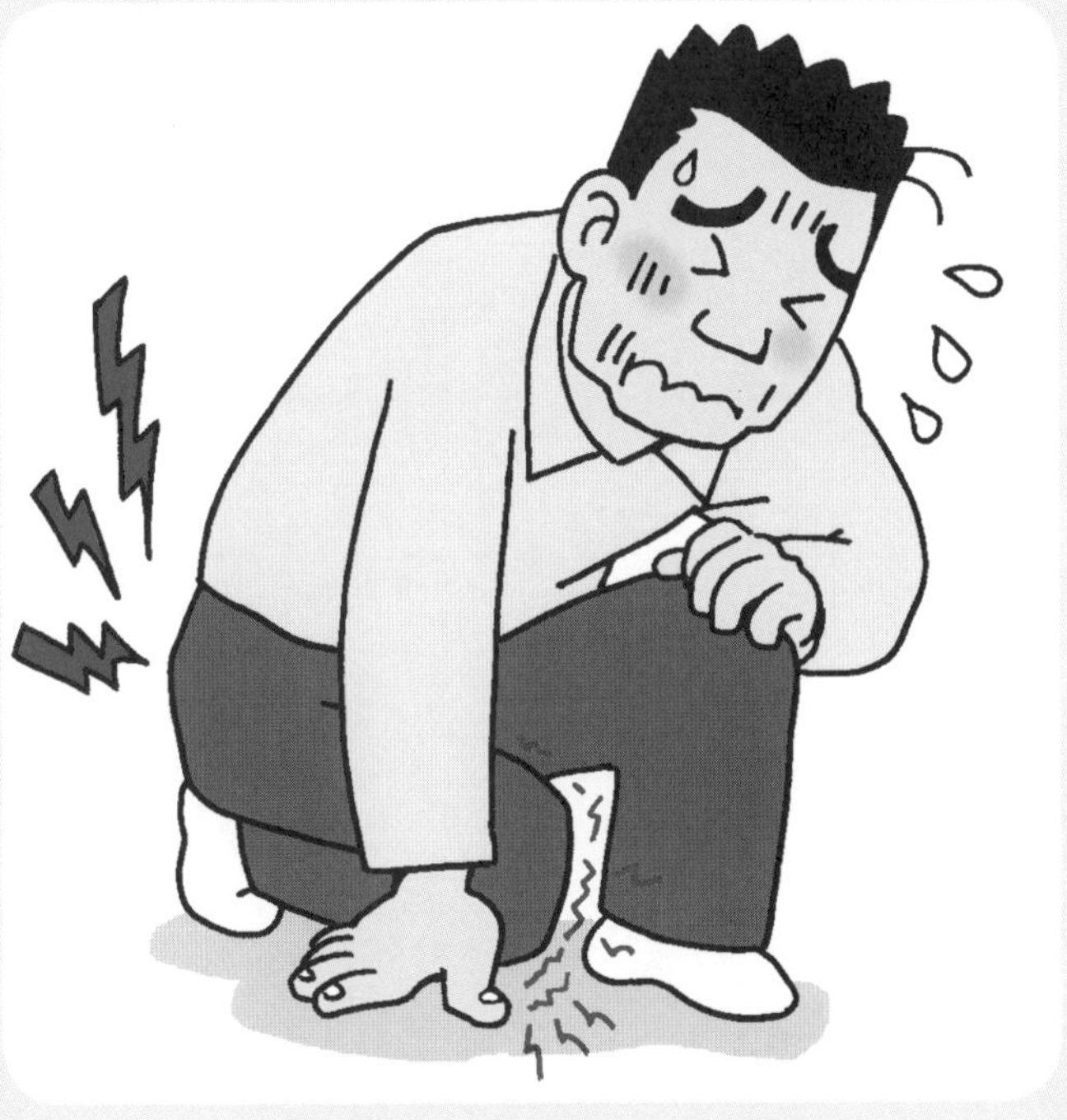

症状が起こる部位をしっかりと見極めること それが診断の決め手の一つになります

「しびれを放っておくと危険」というお話を聞いたことはありませんか？

日常生活にさほど支障がない場合、つい我慢をしてしまうことが多い「しびれ」ですが、実はそこに大きな問題が潜んでいる可能性は十分にあります。たかが「しびれ」と放っておかず、まずはその原因を探ってみましょう。

神経は体の中に無尽に張り巡らされた回路のようなものです。

視覚や聴覚や味覚などを脳に伝える感覚系の回路と、脳の指令を体に命じて正常な日常生活を送らせるための運動系の神経に分けられ、両方ともとても大事な神経です。

しびれは、感覚系の神経が傷ついて障害されているという注意信号なのです。

感覚が鈍くなる、なくなるといった赤信号になるまで放っておくうちに、実はとんでもない運動系神経の症状が進行していることも多々あるのです。

見逃さないで！しびれは神経からのSOS！

しびれを起こす疾患と検査方法は様々です。

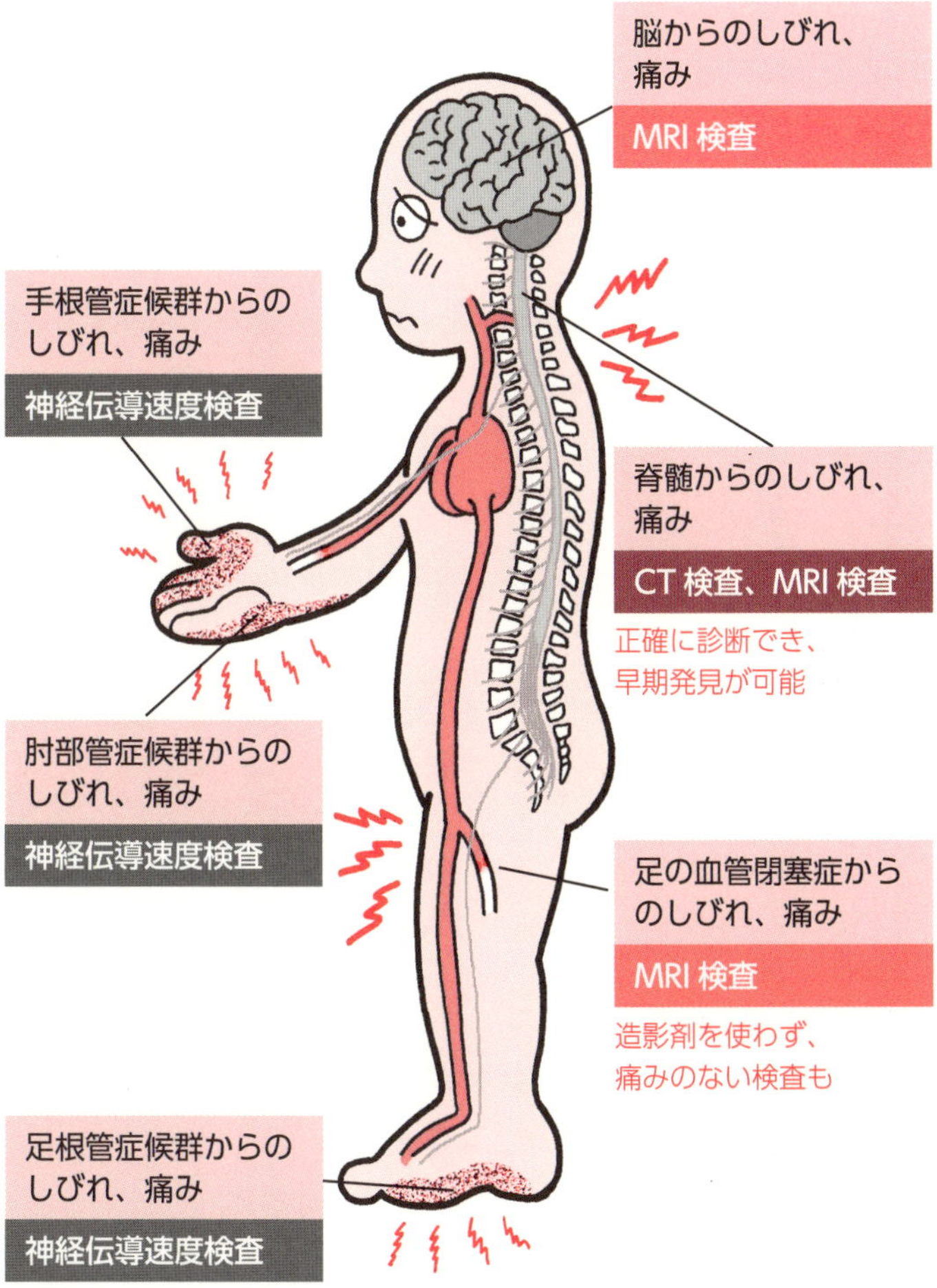

動けなくなってからでは遅い!?
できるだけ早期に対処しましょう

しびれには、ビリビリと感電したようなもの、ジンジン、チクチクと軽く痛むようなもの、感覚がないもの、実に様々な異常感覚があります。

それらが感覚機能の注意信号だとすれば、それらを放っておくとやがて運動機能にも問題が起こります。

人間の動作は、脳からの命令を運動神経が筋肉に伝えて成り立っています。もし、その中継点が阻害されてしまうと、脳の命令が遮断され、意図するように手足を動かせなくなったり、思うように筋肉に力が入らなくなったりします。その結果、ペンや箸をうまく持てなくなったり、筋肉が衰えて歩けなくなるなど、今までこなせていた日常の動作が、できなくなってしまいます。そして、それを体が補おうとすることで無理が重なり、関節の変形や体の他の部分に不調を次々に呼び込んでしまうのです。

ほとんどの神経が脊髄を通って脳と繋がっています

脊髄は脳と全身を繋ぐ中継点です。

自律神経のしくみ

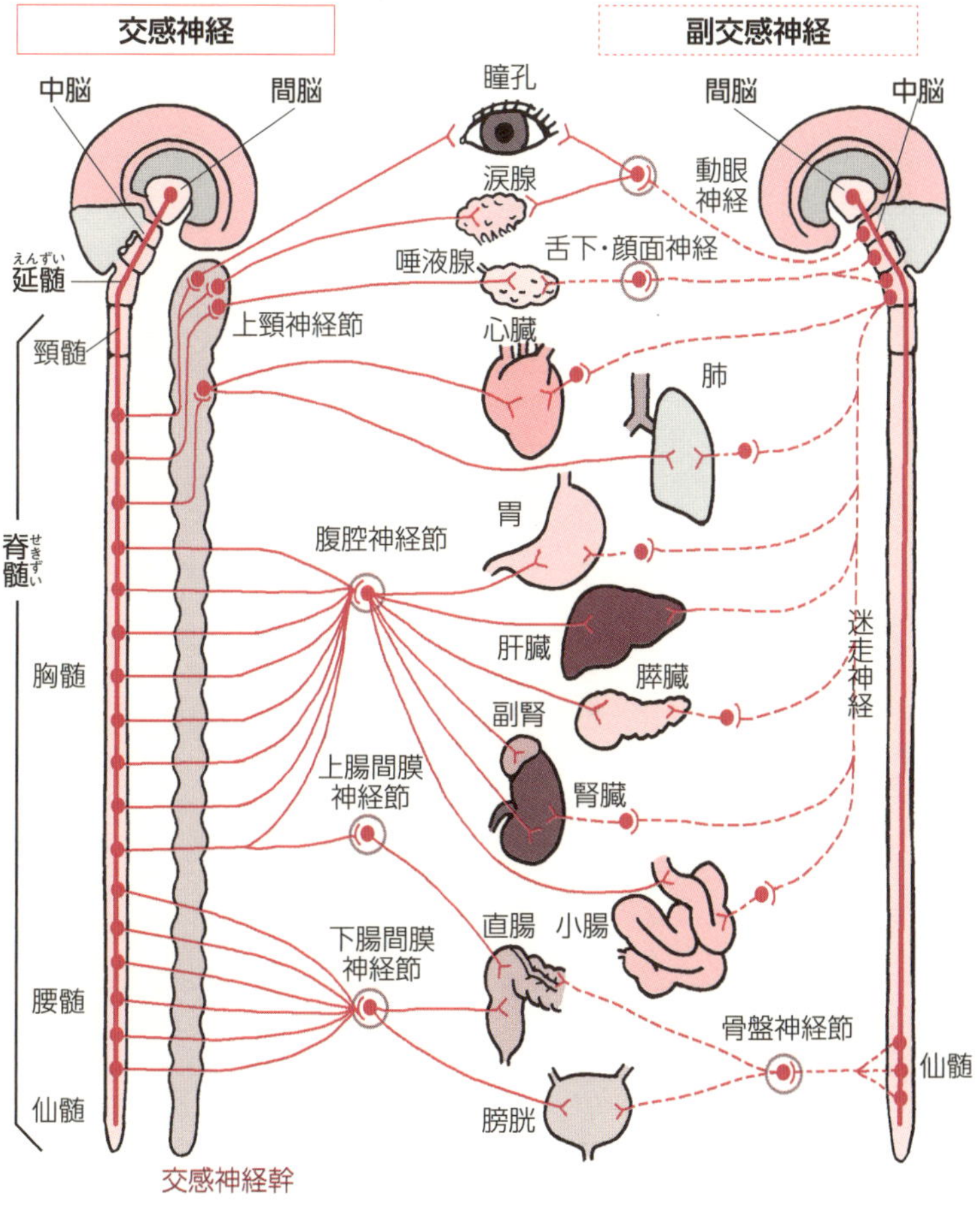

しびれや痛みを起こしやすい年齢や体型があります！ 注意しましょう!!

誰でも自分が年を取ったことを認めたくないものですが、残念ながら加齢による体の変化は誰にも避けられないことです。年を重ねるほどに肌のみずみずしさが失われていくように、骨と骨の間でクッションのような役目を果たしている椎《つい》間板《かんばん》にも、老化現象はやってきます。長く使ったクッションがくたびれてぺしゃんこになるように、もはやクッションの役割を果たせなくなった椎間板が空気の抜けたタイヤのようにはみ出すと、うしろにある神経を圧迫し、しびれをひき起こします（＊）。こうした症状は初老と呼ばれる中年以降に多くなりますので、働き盛りの40歳代から気を付けていかねばなりません。

また、加齢により骨自体ももろくなったり、骨が棘状に出っぱると、体重や余分な力が加わる時にきしみを上げるようにしびれが起こりやすくなります。体重の増加は椎間板や骨に無駄な圧力や負担を掛けるといえます。

＊ **椎間板ヘルニア…**椎骨と椎骨の間の椎間板がはみ出した状態。それが神経を圧迫すると、神経痛やしびれを起こすことが多い。

年齢とともに椎間板も年を取っていきます

椎《つい》骨《こつ》と椎骨の間でクッションの役割をしているのが椎間板です。

背骨を横から見た図

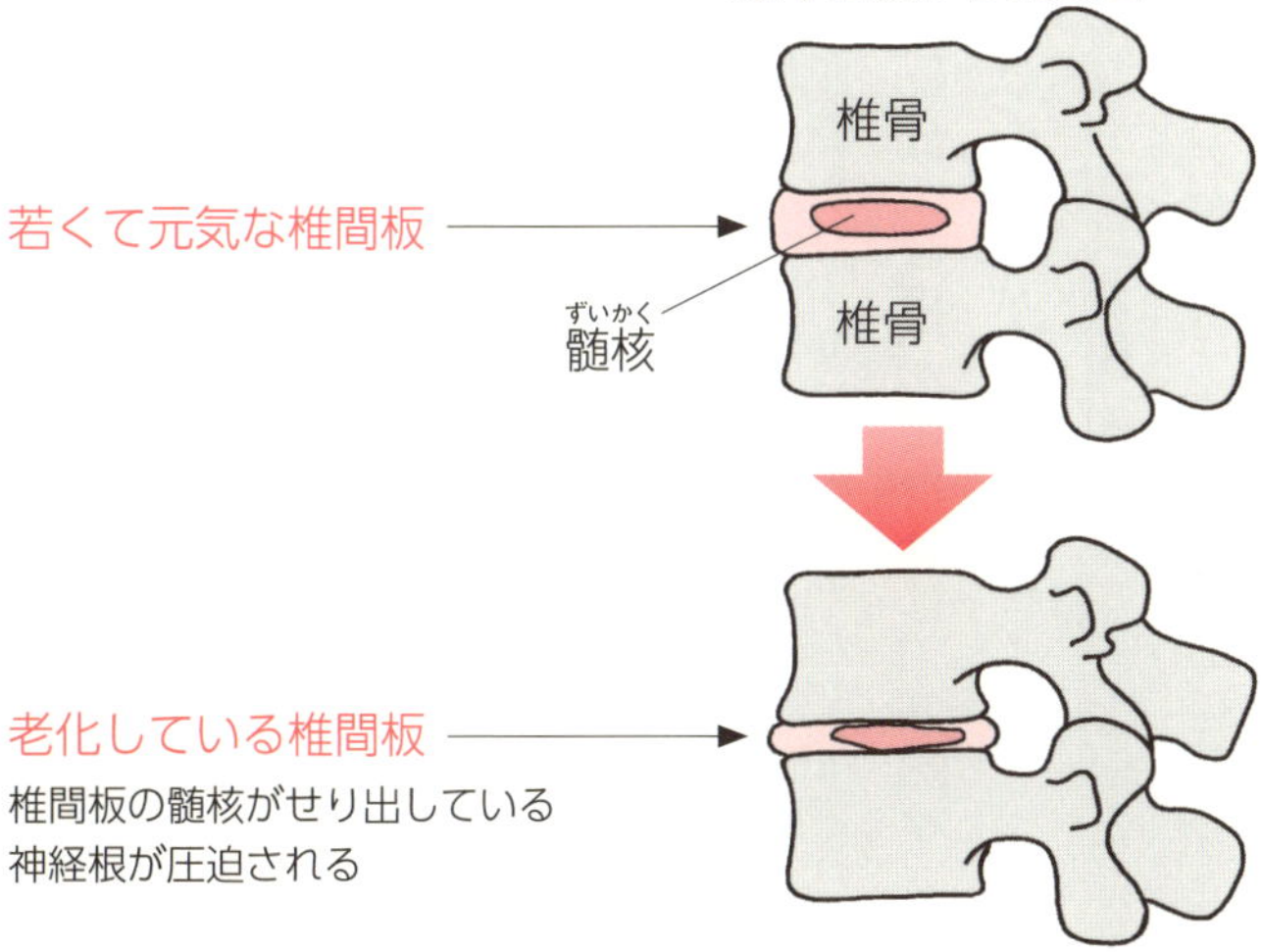

椎間板ヘルニア

背骨を水平に切って真上から見た図

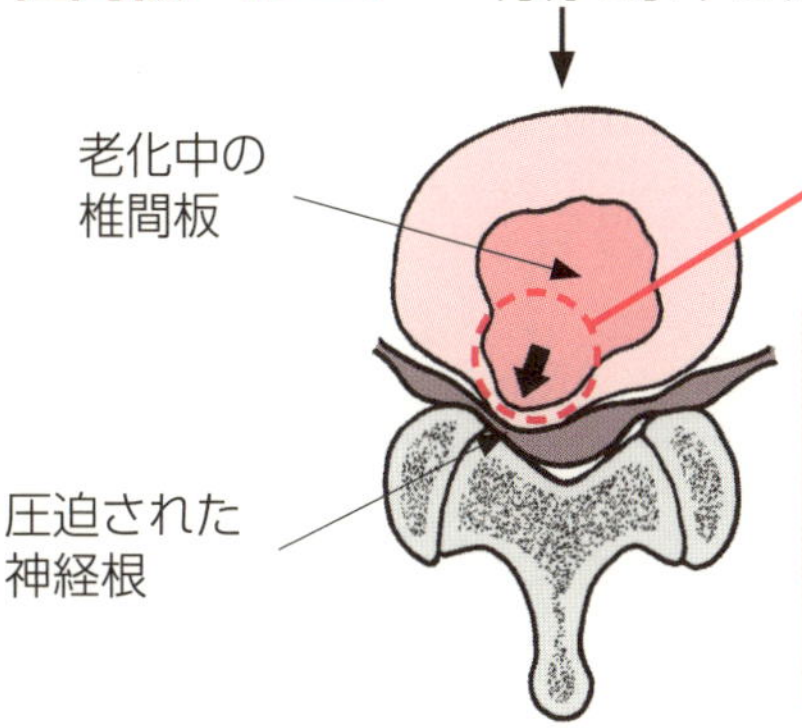

ちょうどタイヤが突然パンクするように椎間板ヘルニアが急性に生じることがあります。この形は若い人に多いのですが、せり出しは椎間板の老化現象の始まりといえます。

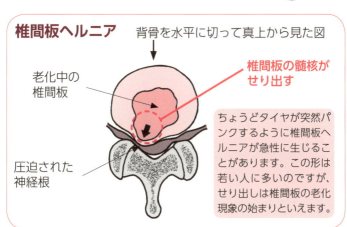

スマホは現代病の原因？
悪い姿勢は背骨や内臓に様々な弊害を起こします

パソコンやスマホが普及した現代、姿勢の悪化は大きな問題です。電車の中でも9割の人がスマホを見ています。ただでさえデスクワークで猫背になりがちな人が、机を離れてまで同じような姿勢を続けているのです。決して背骨や筋肉に良いとは言えない姿勢を、毎日続けているとどうなるでしょう。

まず頭の重さを支えている首が前傾します。顎《あご》が前に突出し、肩が落ちて丸くなり、背中が曲がり、背骨の配列が変形されたままで戻りにくくなります。

ゆがんだ部分に負担が掛かれば、筋肉がそれを補うように余分な力が入り、その部分にコリや痛みが生み出されます。さらに悪い姿勢のせいで血液の流れも悪くなり、コリや痛みを増強します。ついには椎間板のはみ出しや骨の棘が神経を圧迫、刺激して神経痛やしびれを生じます。また、悪い姿勢は血液の流れを悪くし、冷えやむくみを起こし、運動能力を鈍くし、脳の働きの低下も起こします。

姿勢の悪さは骨や筋肉だけでなく、内臓にも影響する！？

姿勢を悪くしていると健康を害するおそれがあります。

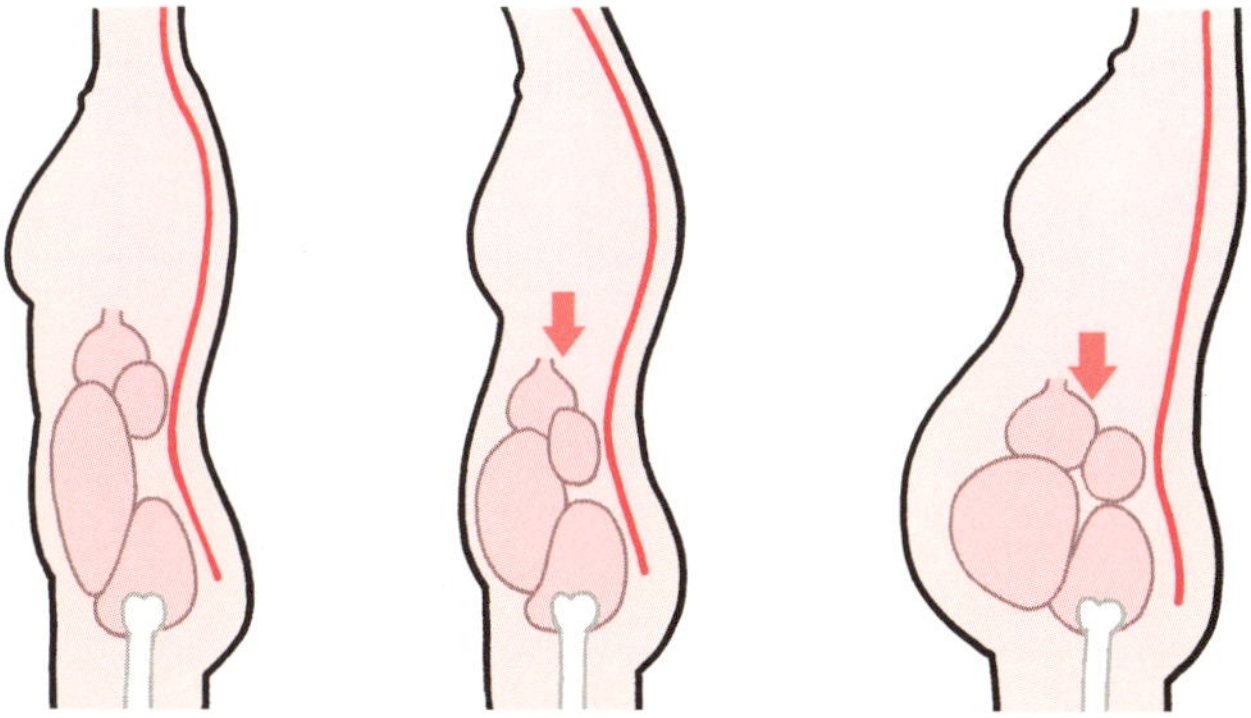

正常な背骨のライン　　猫背気味の背骨のライン　　ビール腹による反り気味の背骨のライン

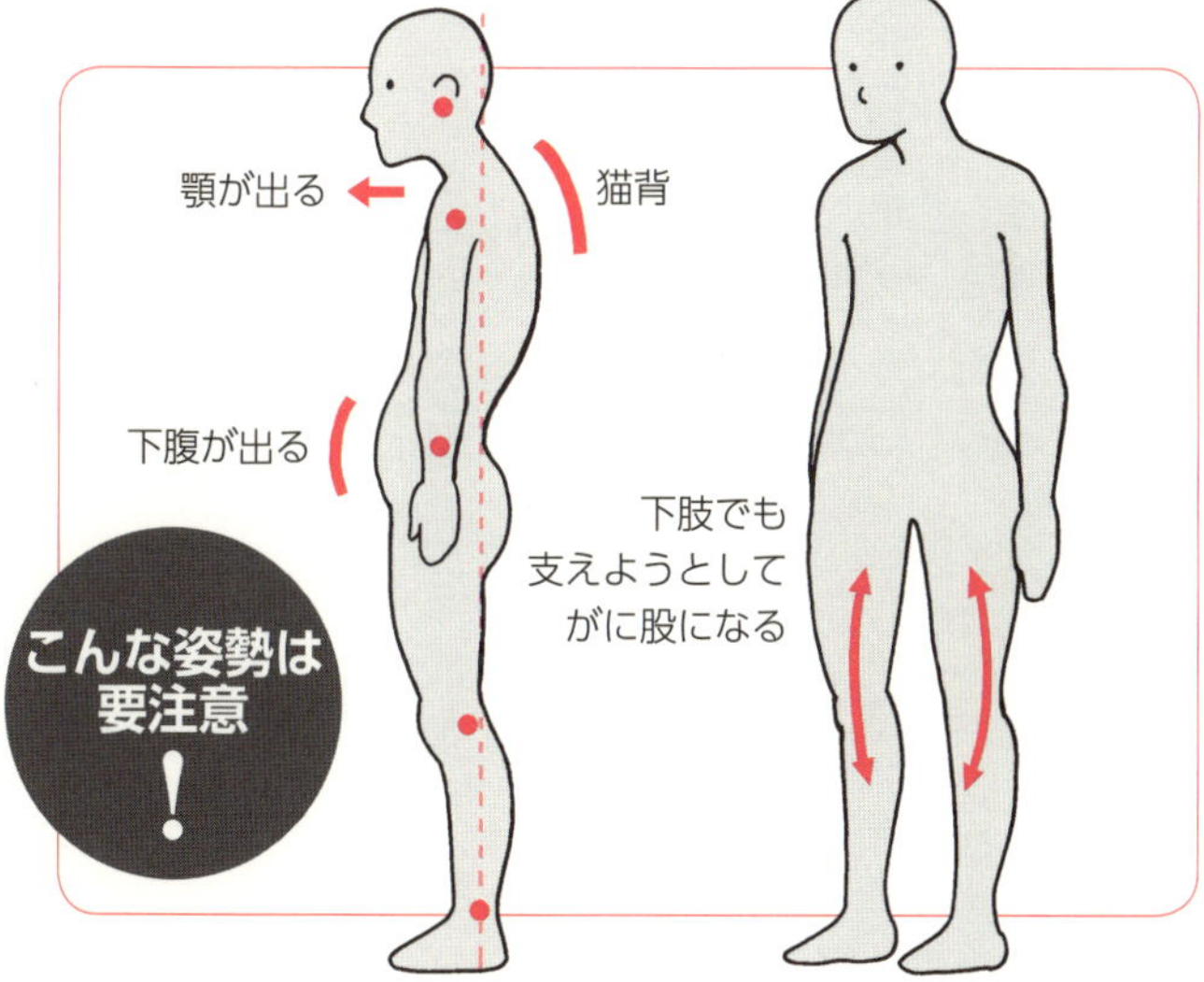

しびれの他に何か症状が出た時は注意！早めに医療機関を受診しましょう

しびれの他に、気になる症状はありませんか？

しびれという主な症状と同時に頭痛や吐き気などが起こる場合、これを随伴症《ずいはんしょう》状《じょう》といいます。この随伴症状の中には、重大な病気につながるサインが隠されていることも多いので、しっかりと気を付けておきましょう。

まず最も気を付けたいのは「手足が動きにくい」「喋りづらい」という症状が少しでも出た時です。この場合は脳卒中のおそれがありますので、早めに医療機関を受診するべきです。また、強烈な頭痛とともに、左右どちらかの半身全体にしびれが出る場合も重篤な疾患です。

同じ頭痛が出る場合でも、しびれの症状が出る箇所が手足の末端のみであれば、さほど危険なものではありませんので、焦らずにまずは生活習慣の改善や免疫力を高めて自然治癒を目指しましょう。

こんな症状が出たらすぐに病院へ！

しびれの中にも危険なものと、さほどではないものがあります。

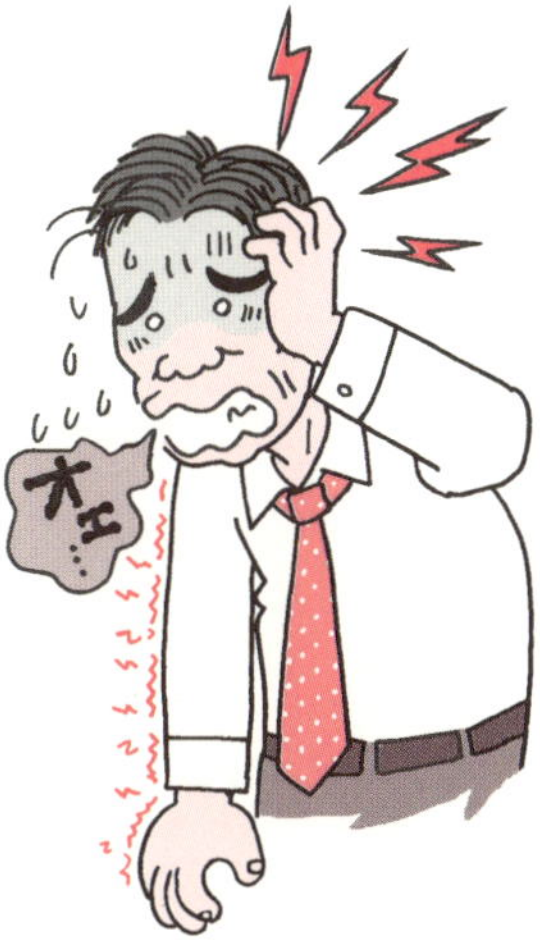

しびれと同時に
頭痛や吐き気を感じる

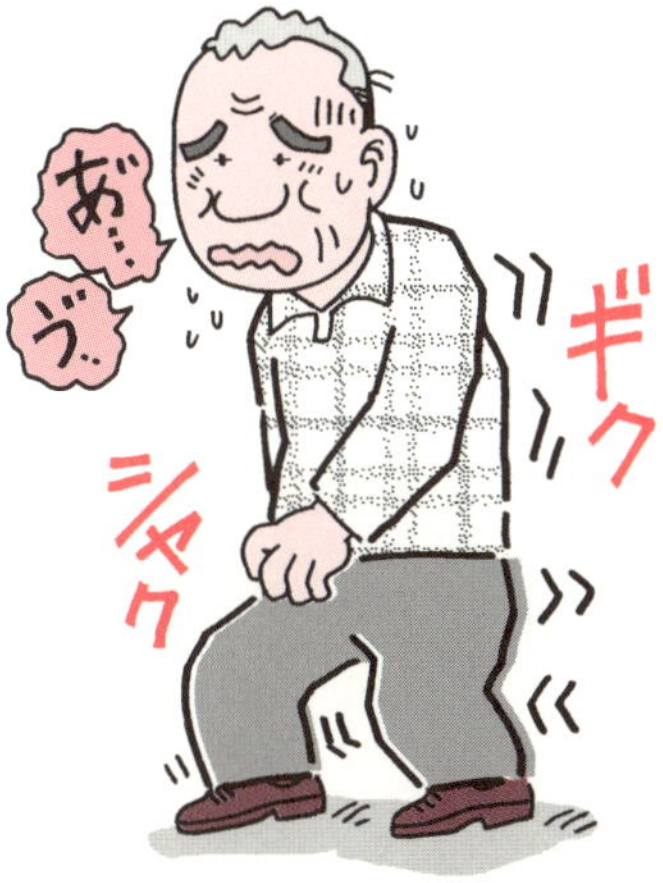

手足が動きにくく、
ろれつが回らない

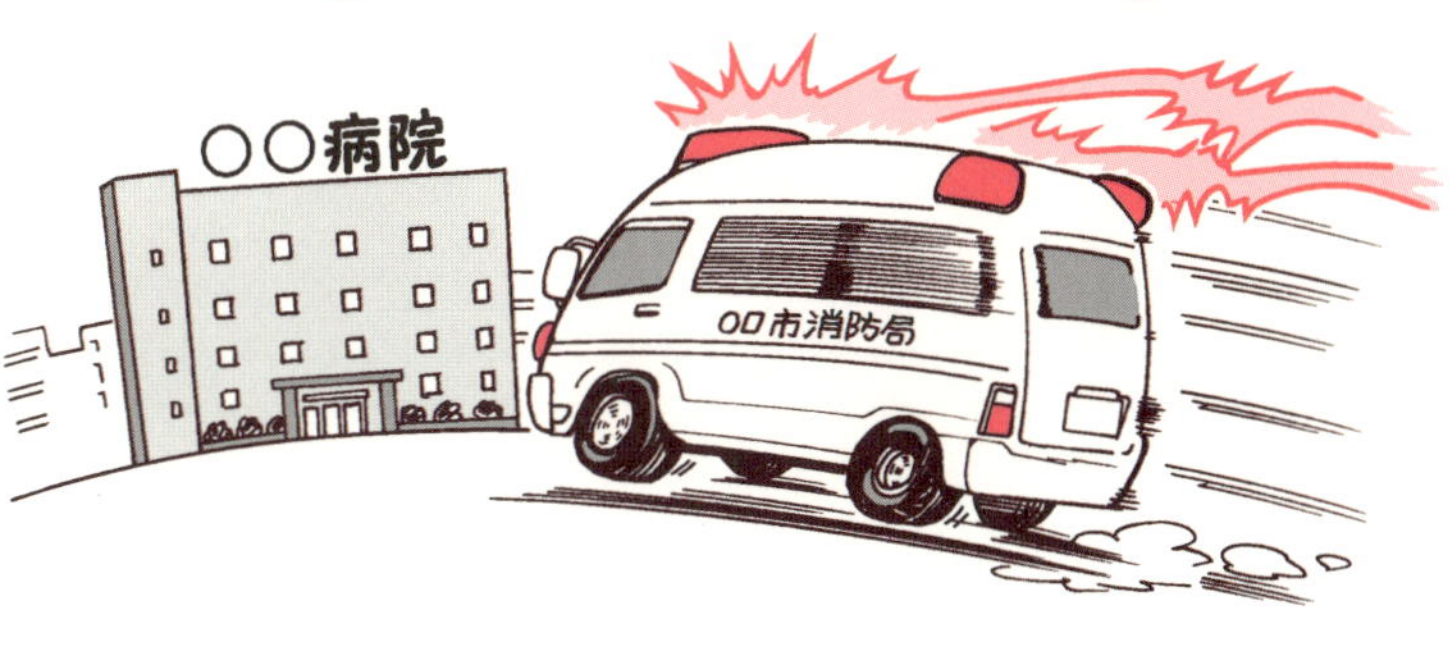

さっそくチェックしてみましょう！
しびれと痛みの簡単チェックシート

1. 最近、物をつかみにくいと感じますか？
2. 手首を掌側に曲げた時、指のしびれが強くなりますか？
3. 天井を見るように頭を上に向けた時、しびれが強くなりますか？
4. 肩に痛みがありますか？
5. 半身全体にしびれがありますか？
6. 手袋や靴下の着用部位で感覚が鈍っている部分はありますか？
7. 急に起きて数分で消えるしびれ、めまいなどはありますか？

以上のチェックで、1～4の項目のみにあてはまる人は、整形外科的疾患によるしびれの可能性があります。もし5～7の項目に一つでもあてはまったら、脳や糖尿病が関係している可能性があるので、大事を取って一度は医療機関で検査をした方がいいでしょう。

そのしびれはどこが原因？
簡単なチェックで見てみましょう。

しびれと一緒にこんな症状が出たら、すぐに医療機関で受診を！

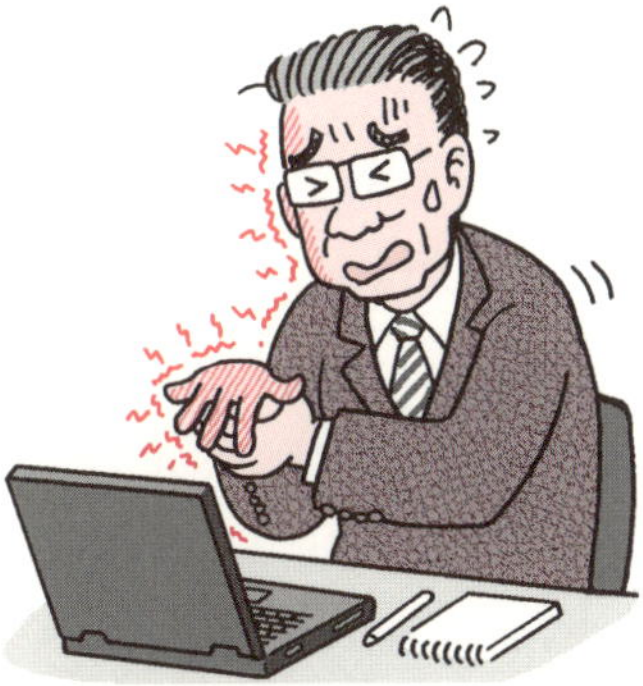

片側の手足・顔の片側に、
しびれ、麻痺が起こる

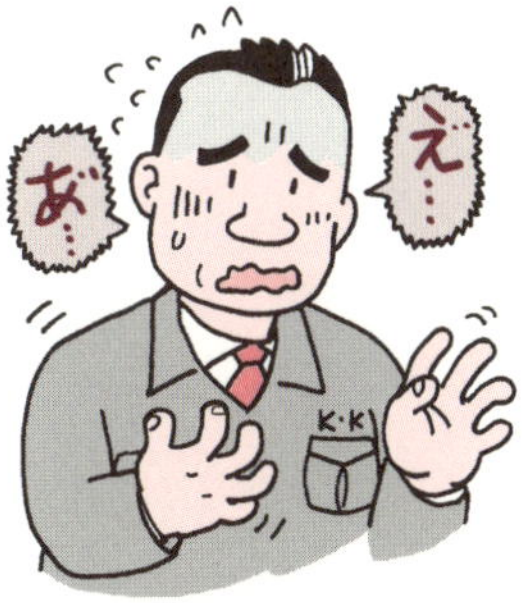

ろれつが回らない。人の言葉
が理解できない。話せない

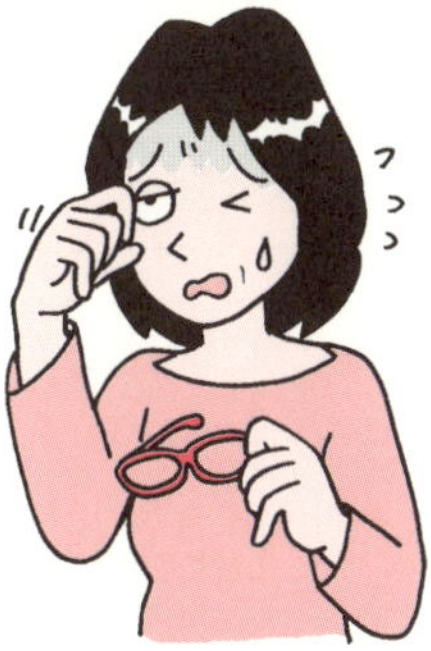

片目が見えない。
視野の半分が欠ける

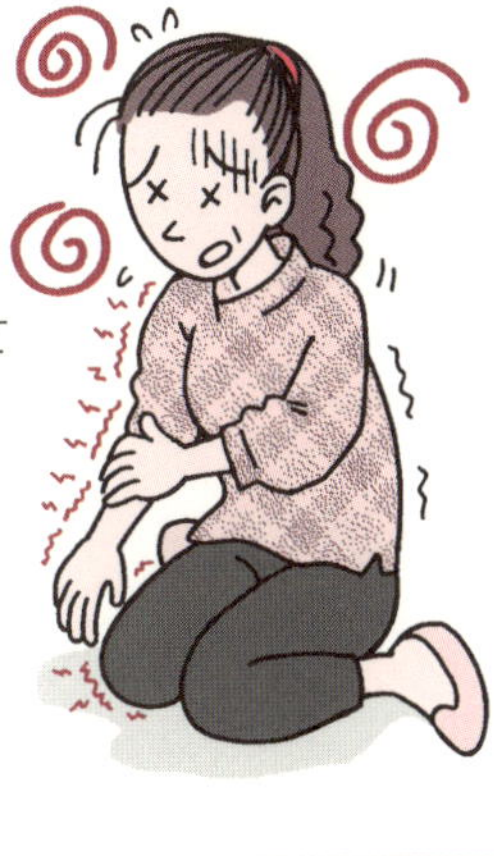

フラフラして
立てない、
歩けない

整形外科的疾患のしびれと決まれば、焦らずゆっくり治しましょう。

コラム1

長時間のスマホは健康の害になる

ここ数年スマートフォンは爆発的に普及してきました。

ハンディサイズのパソコンと言っていい利便性に、何かと手放せなくなっている人も多いのではないでしょうか。

スマホの普及率は今後も広がっていくと思いますが、それに伴う健康の弊害もしっかりと理解しておくことが望ましいでしょう。長時間ずっと掌を広げて重いスマホを保持していることは、手の腱を無理に引っ張って傷めているようなものです。

また画面を間近で覗き込むために、無意識に肩が上がる「いかり肩」にならざるを得ません。すると首から腕に繋がる神経が圧迫されて、常に首から肩腕にしびれが現れやすいという状態になってしまいます。

猫背も首の骨のならびを変化させ、しびれや肩こりや全身倦怠感などを助長する要因の一つとなります。

便利で楽しいスマホも、適度な時間内で使用しなければ、健康を害するものになってしまいます。

階段の下降時、駅のプラットホーム歩行時の使用は危険ですし、他人にも迷惑をかけます。

勿論、自転車や自動車運転時の使用は厳禁ですね。

第1章

しびれと痛みの関係

しびれと痛みの原因を、
まずは体の仕組みから紐解いていきましょう。

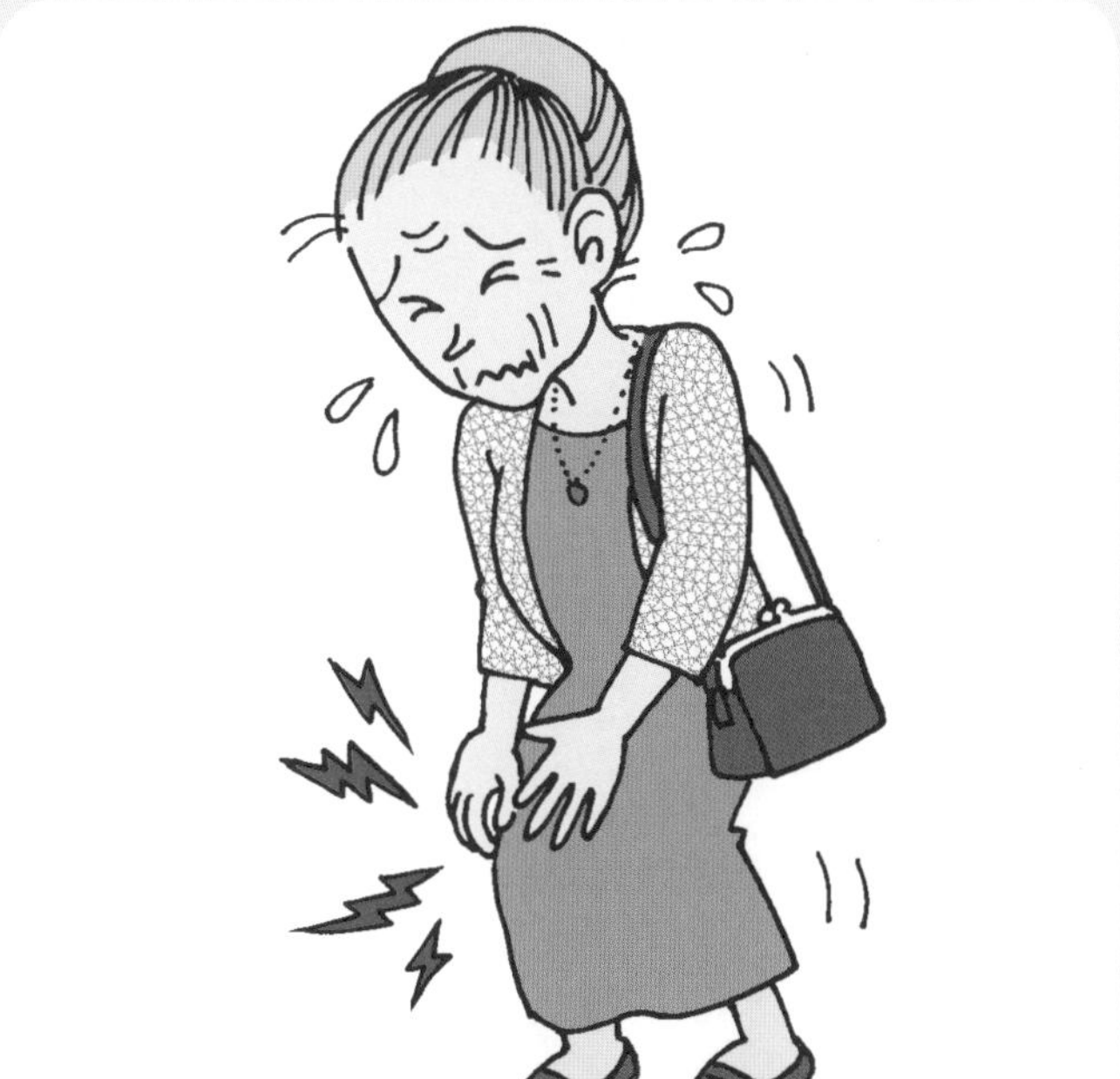

背骨と神経の仕組みを理解するとしびれや痛みの原因が見えてきます

一般的に背骨《せぼね》と呼ばれている脊柱《せきちゅう》は、首を構成する「頸椎《けいつい》」、胸部を構成する「胸椎《きょうつい》」、腰を構成する「腰椎《ようつい》」という全部で24個の骨で構成され、その下に大きな「仙骨《せんこつ》」が一つ、さらにその下に小さな「尾骨《びこつ》」がついています。

頸椎は7個の椎骨《ついこつ》で構成され、頭部を支えています。胸椎は12個の椎骨で構成され、各椎骨は左右一対の肋骨と繋がって胸郭を作っています。

腰椎は5個の椎骨で構成され、上半身を支えるため他の骨に比べて太く大きいのが特徴です。

これらの椎骨と椎骨をつなげて脊柱という体の支柱（バックボーン）を形づくり、しかも曲げ伸ばしの運動を可能にする役割をはたしているのが椎間板《ついかんばん》です。椎間板は丈夫な繊維質の軟骨です。その中心には弾力性のあるゼリー状の軟骨の一種（髄核《ずいかく》）が詰まっています。

背骨（脊柱）の仕組み

7個の椎骨からなる頸椎、12個の椎骨からなる胸椎、5個の椎骨からなる腰椎、全部で24個の椎骨からなるのが脊柱です。

椎骨の間で椎間板は、人体の動きに合わせて椎骨同士がぶつからないためのクッションの役割を果たしています。

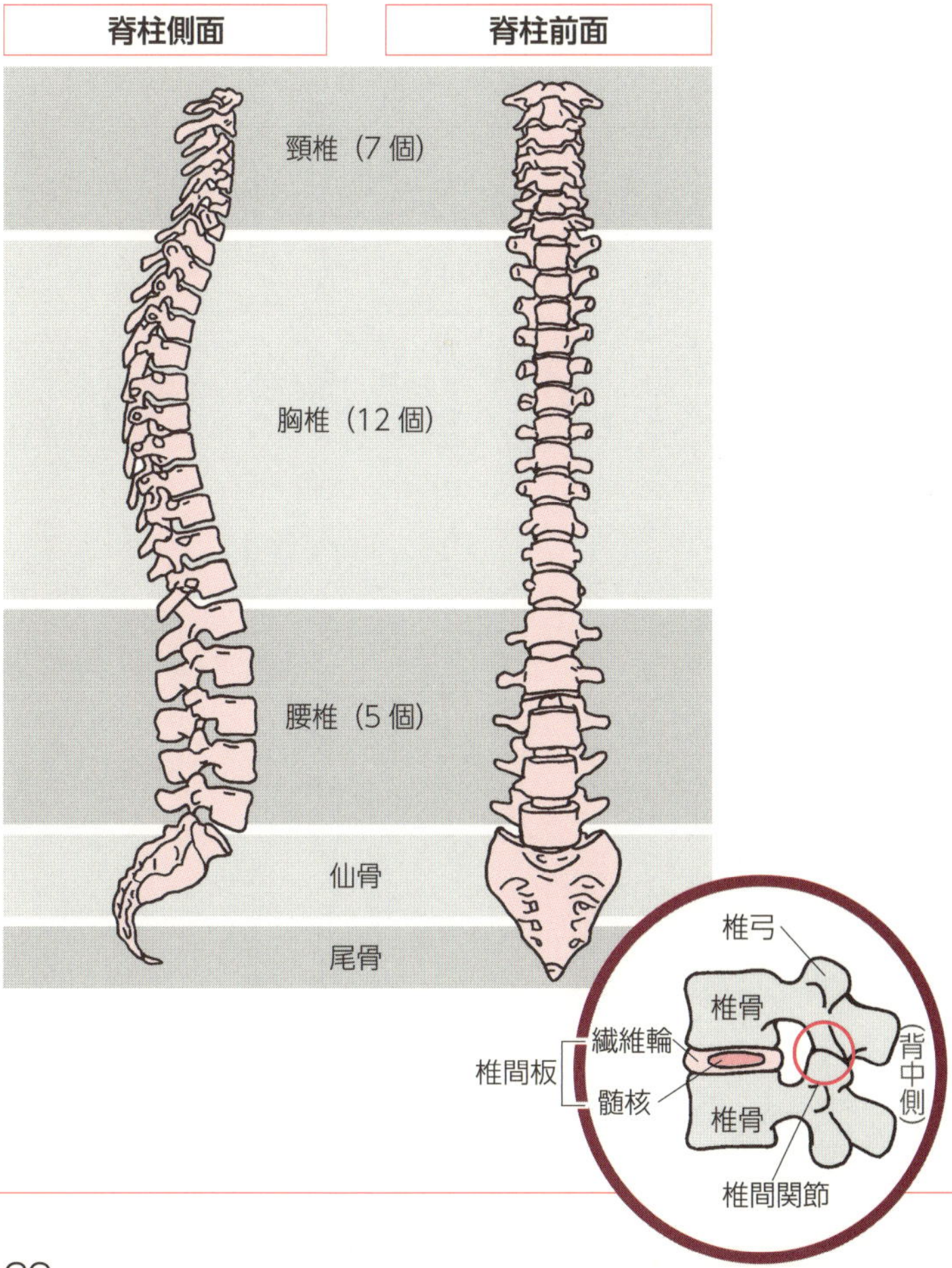

脊柱は頭と体を支え、動作の衝撃を和らげ、屈伸や回旋などを可能にする体の大黒柱です

脊柱《せきちゅう》は、横から見ると全体的に大きなS字の曲線を描くように椎骨《ついこつ》が連なっています。これによって頭や上半身の重みを支え、歩行や動作時に脳や体に加わる衝撃を効果的に吸収することができるのです。また、椎骨には中央に椎孔《ついこう》という穴が開いています。この中には、脳から全身を結ぶ中枢神経である脊髄《せきずい》が通り、枝を広げるように神経根が出て、末梢神経として全身に行き渡っています。そのため全身から送られる情報が脊髄を通って脳に届き、しびれや痛みなど、様々な感覚を感じるのです。同時に、脳から送られる運動系の指令を全身に伝えます。脊髄はいわば情報を伝える中継ケーブルのような役割を果たしています。脊髄も場所によって分けて、頸髄、胸髄、腰髄、仙髄と呼ばれます。頸髄からは腕や手に上腕神経叢《じょうわんしんけいそう》が伸び、胸髄からは肋間神経が、腰仙髄からは下半身の運動や排せつをつかさどる腰仙部神経が伸びています。

脳と全身を繋ぐ脊髄
椎骨はその脊髄が通るトンネルです

脊柱は、柔らかく壊れやすい脊髄や神経根を保護する大役を果たしているばかりか、階段の昇降や跳躍、歩行で脳や脊髄に加わる衝撃を和らげるなど、文字通り人体にとっての大黒柱です。

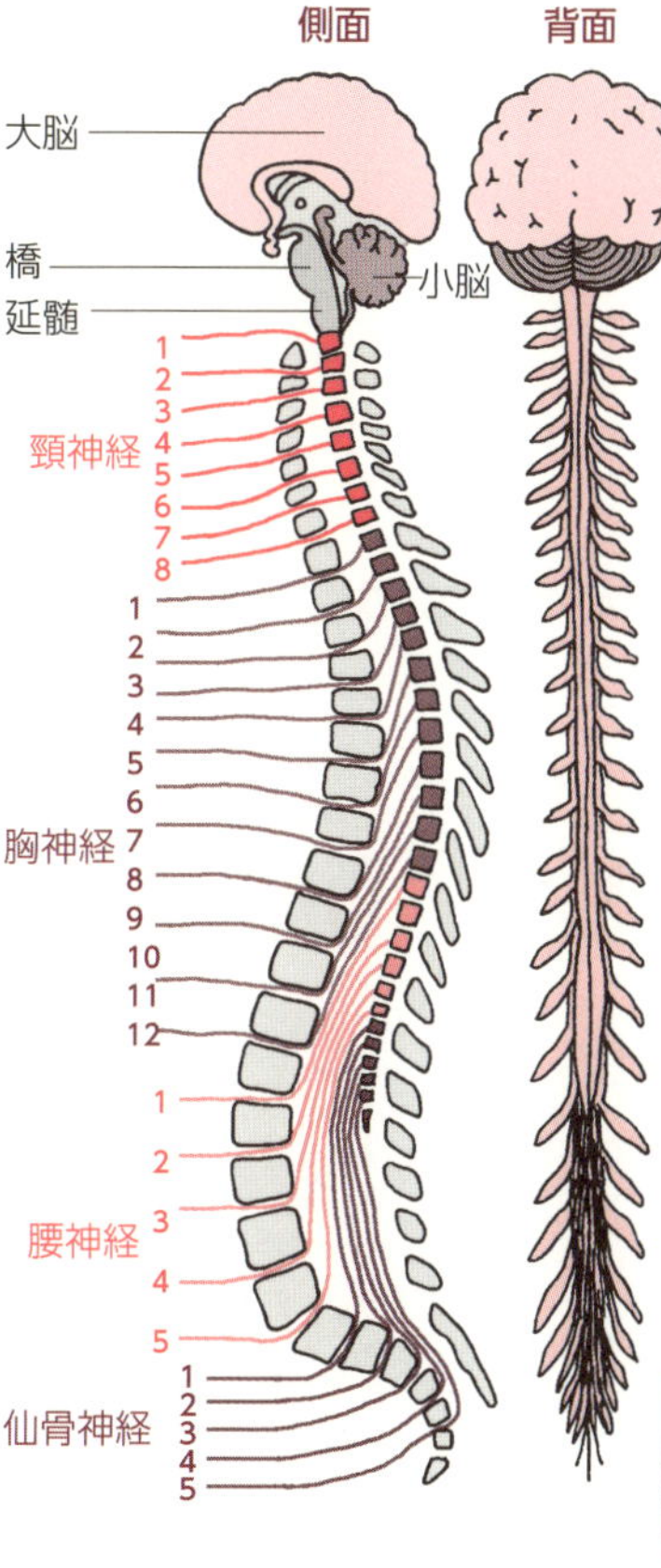

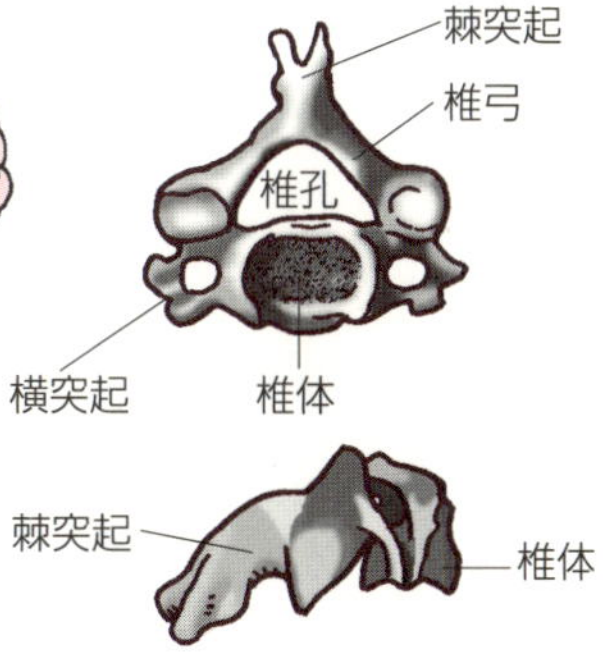

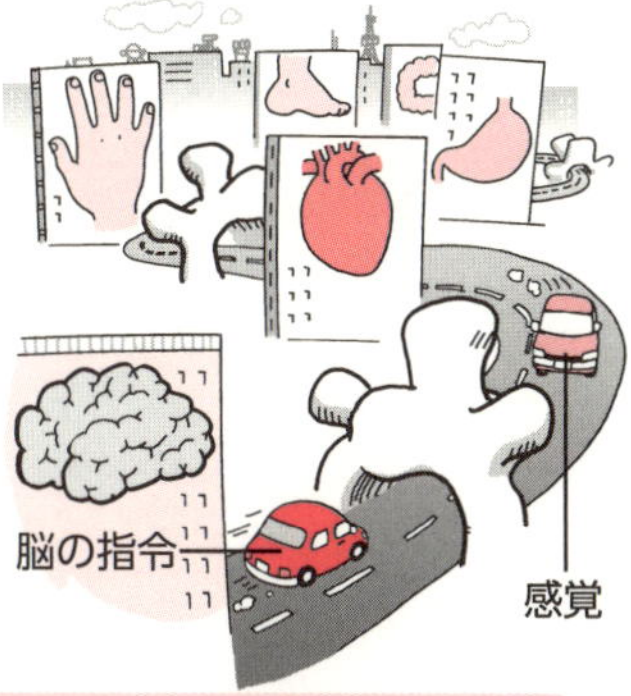

脳からの指令が全身へ、全身の感覚が脳へ、神経という道の上を常に行きかっています。

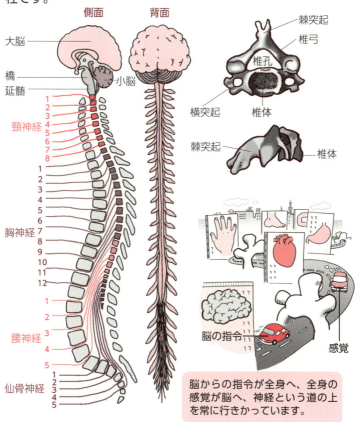

頸椎の仕組みと主な働きを知って、しびれの原因を理解しておきましょう

頸椎《けいつい》は7個の椎骨《ついこつ》で形成され、これらの一つ一つが関節の役割をすることにより、首を動かすことが可能になります。「脊柱《せきちゅう》」と呼ばれる背骨の中で一番上の部分になり、最も運動性（可動域）が大きい部分です。

これらの椎骨は、筒状の椎体の後方両側に一対の椎弓《ついきゅう》、横突起《おうとっき》が伸び、椎体後方に接して脊髄《せきずい》が通る椎孔《ついこう》という穴を形成しています。後方背側には棘突起《きょくとっき》と呼ばれる棘のような突起が突出しています。この場所の椎骨や椎間板が年齢を重ねることにより、変性したり変形することで、様々な困った症状が出てきます。

頸椎から出る神経根は、腕や手などの上肢に伸びる「上腕神経叢《じょうわんしんけいそう》」に繋がっています。首を痛めると、肩や腕にも影響があるのはそのためです。

また、脳から繋がる脊髄の起始部《きしぶ》（＊）であるだけに、頸椎に起こる異常は、上肢以下の全身に影響してしまうのです。

＊**起始部**…始まりの場所

頸椎の働きと仕組みを知っておきましょう

背骨の中で最も可動域が大きいのが頸椎です。

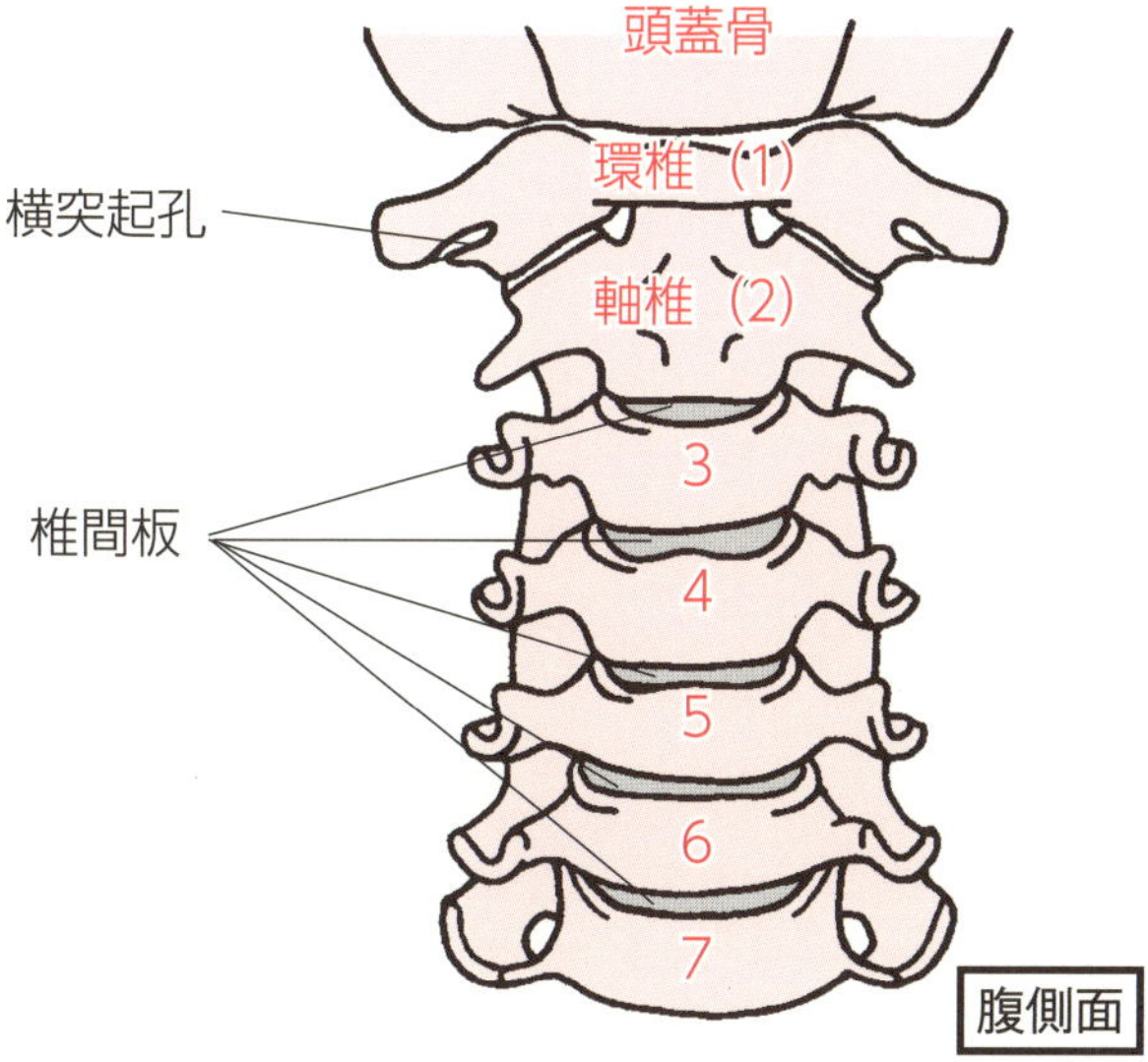

《 頸椎の位置 》

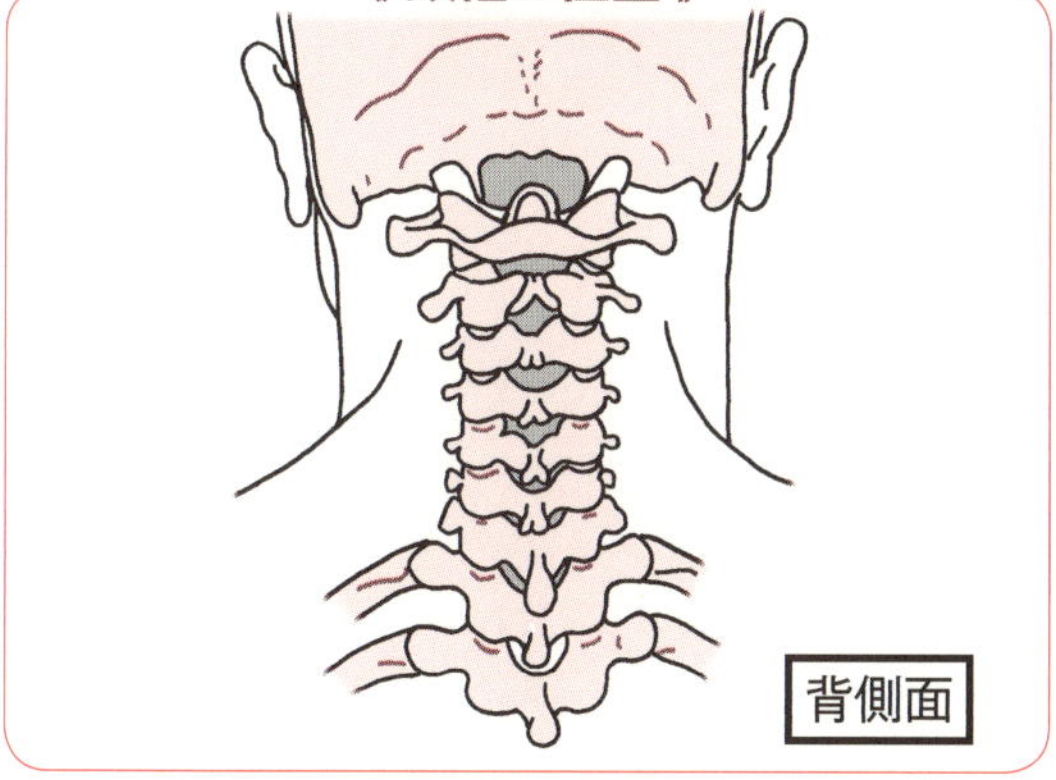

胸椎の主な仕組みと働きを知れば、しびれの原因を理解できます

胸椎《きょうつい》は頸椎《けいつい》の下、背中の部分を形成しています。

胸椎は12個の椎骨《ついこつ》が連なっており、横から見ると後ろへ丸みを帯びた曲線を描いています。

左右12対の肋骨《ろっこつ》と繫がっており、肋骨と連結するための肋骨《ろっこつ》窩《か》という関節面を持っています。

胸椎は脊髄《せきずい》の保護はもちろん、肋骨と連携して心臓・肺などの内臓を守る、上半身を支える、という役目を持っています。

胸椎は、肋骨、そして肋骨を前面で支える胸骨と連結して内臓を守る胸郭を形成しているため、あまり大きな動きはしません。

このように安定した部分であるため、椎間板は頸部や腰部に比べて薄い造りになっています。

胸椎の働きと仕組みを知っておきましょう

背骨の中で最も可動域が小さいのが胸椎です。

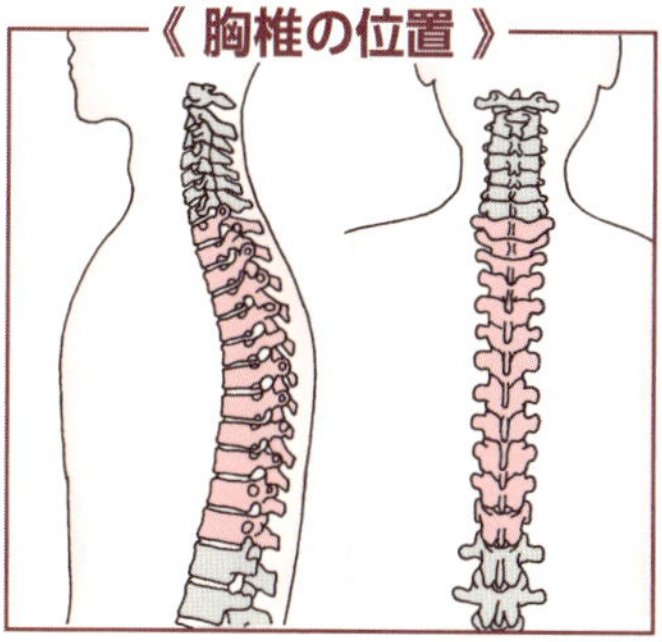

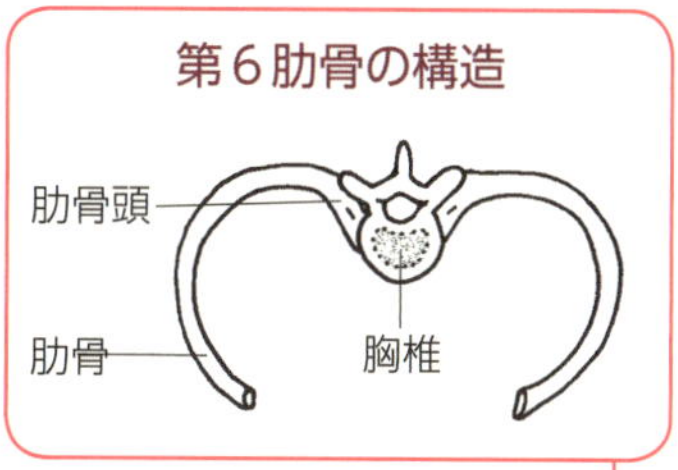

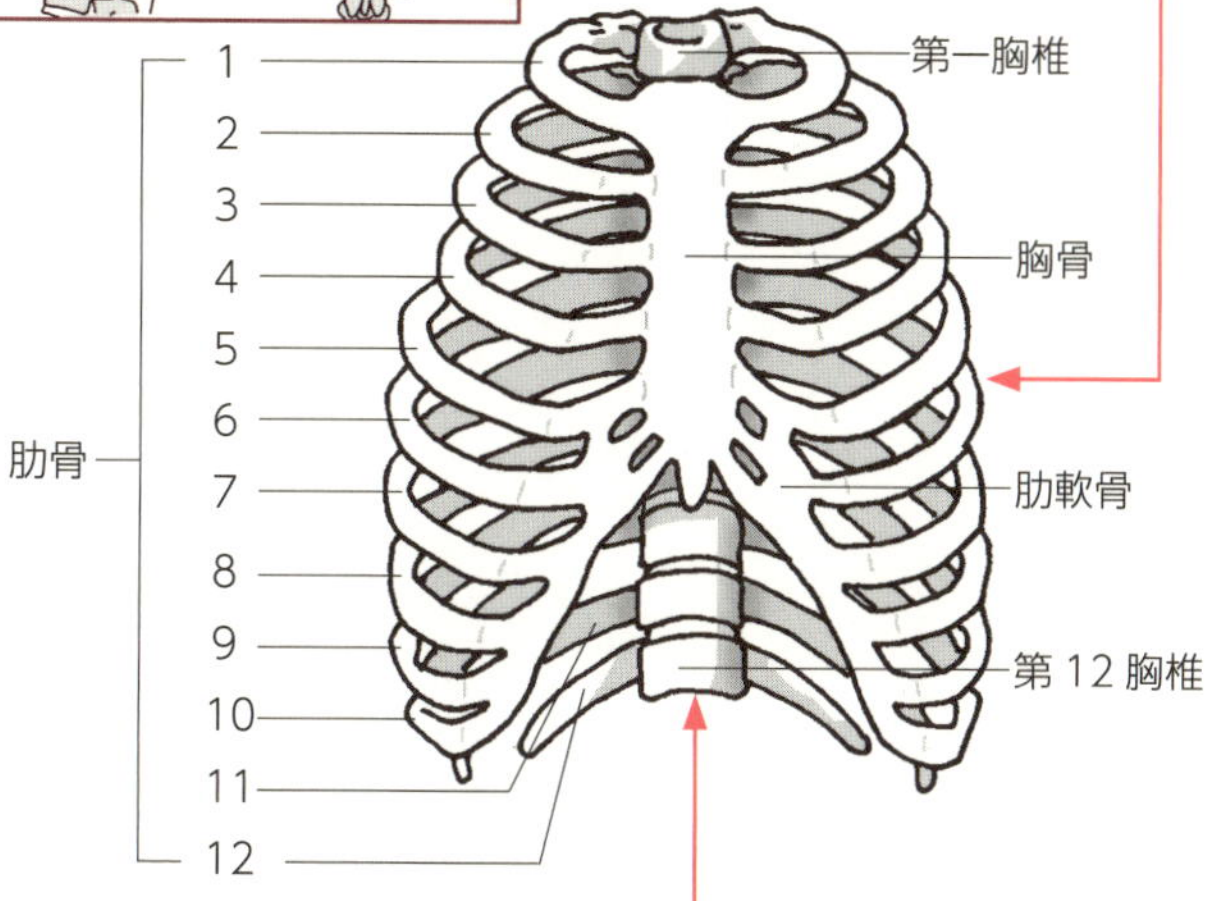

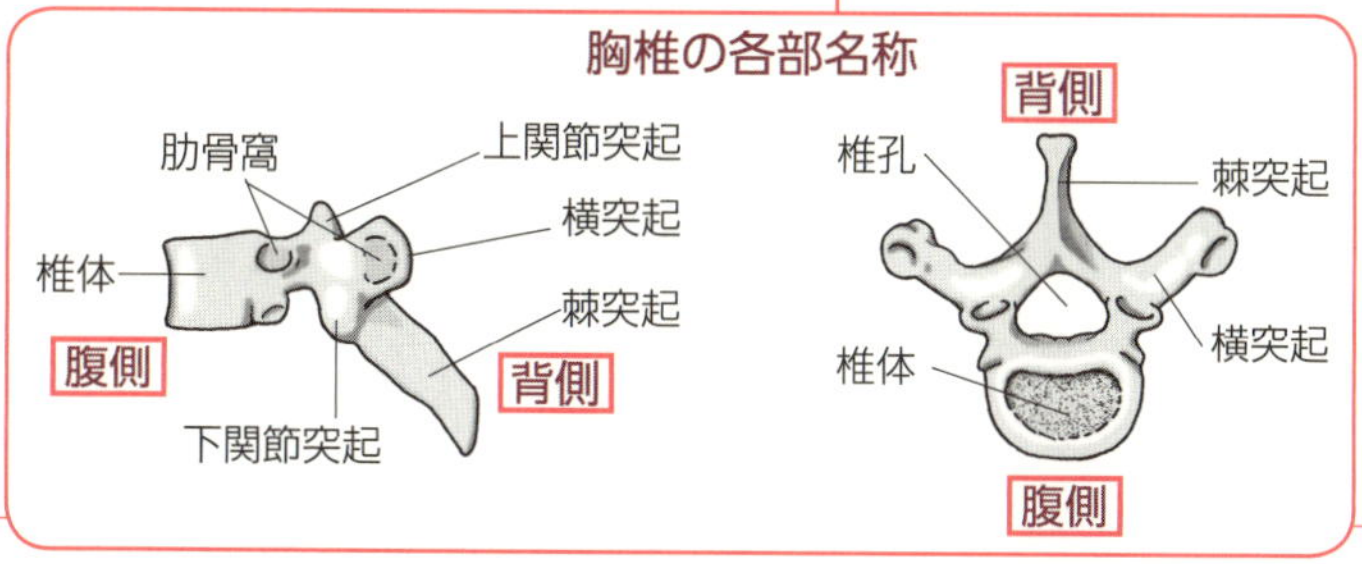

腰椎の主な仕組みと働きを知って、しびれの原因を理解しましょう

腰椎《ようつい》は胸椎《きょうつい》の下、腰とお尻の上部を形成しています。5個の椎骨《ついこつ》が骨盤の背面を形成する一つの仙骨《せんこつ》と尾骨《びこつ》に支えられ、頸椎《けいつい》と同じように、前弯のカーブを描いています。上体を支えると同時に、運動時に骨盤以下の下半身から伝わる衝撃を吸収する役目も果たしています。

腰は月「にくづきへん」に要「かなめ」と書くだけに、人体が動作をするうえで大変重要な部分であり、体を曲げたり伸ばしたり、捻ったりできるのは、腰椎が健康であってこそなのです。脊柱《せきちゅう》の中を通る脊髄《せきずい》のうち、腰の部分を腰仙髄《ようせんずい》と呼び、そこから馬尾神経となり、さらに5対の腰神経《ようしんけい》と仙骨神経が下半身の足先まで伸びています。足のしびれや痛み、それらによる歩行障害の原因が腰にあることが多いのは、このためです。また、内臓に何らかの疾患がある場合、骨盤内部の神経を障害し、腰痛が出る可能性があります。

腰椎の働きと仕組みを知っておきましょう。

内臓の疾患による場合は、腰椎の動きや負担の有無にかかわらずしびれや痛みを感じるのが特徴です。

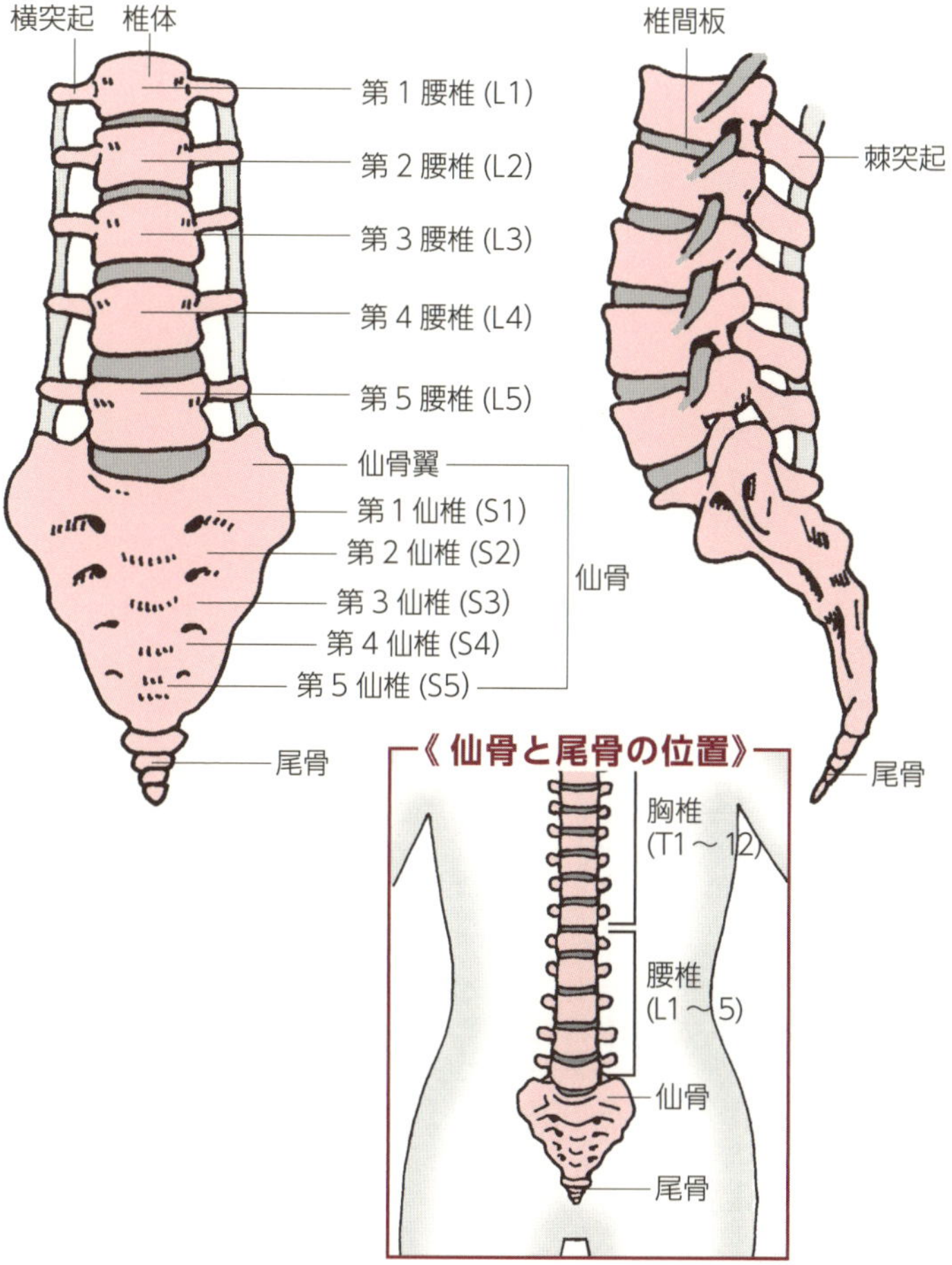

しびれ、痛みを放っておくと大変!?
放置しておくと意外な病気が進んでいるかも！

しびれは日常生活において、意外と軽視されがちな症状です。しびれの延長のようなピリピリした痛みも同じでしょう。

「気のせいかもしれない」「いつかは自然に治るだろう」などと放っておいた結果、いつの間にか病気が進行して、もっと強い痛みに変わってしまったり、知覚の鈍さに進行したり、運動機能に問題が生じてしまったりすることもあります。しびれをひき起こす原因となる病気は、実は意外と多いのです。

まだピリピリやジンジンといった感覚だけで治まっているうちに、しびれや少しの痛みの背後に隠れている病気の種類と、その特徴をよく知って、早期に適切な対処をしておきましょう。

次のページから、体の部位別によって出現するしびれから、考えられる病気をご紹介します。

しびれや痛みの背後には、様々な病気が !?

ほんの少しの症状の陰に、重い病気が隠れているかもしれません。まずは医療機関に相談を！

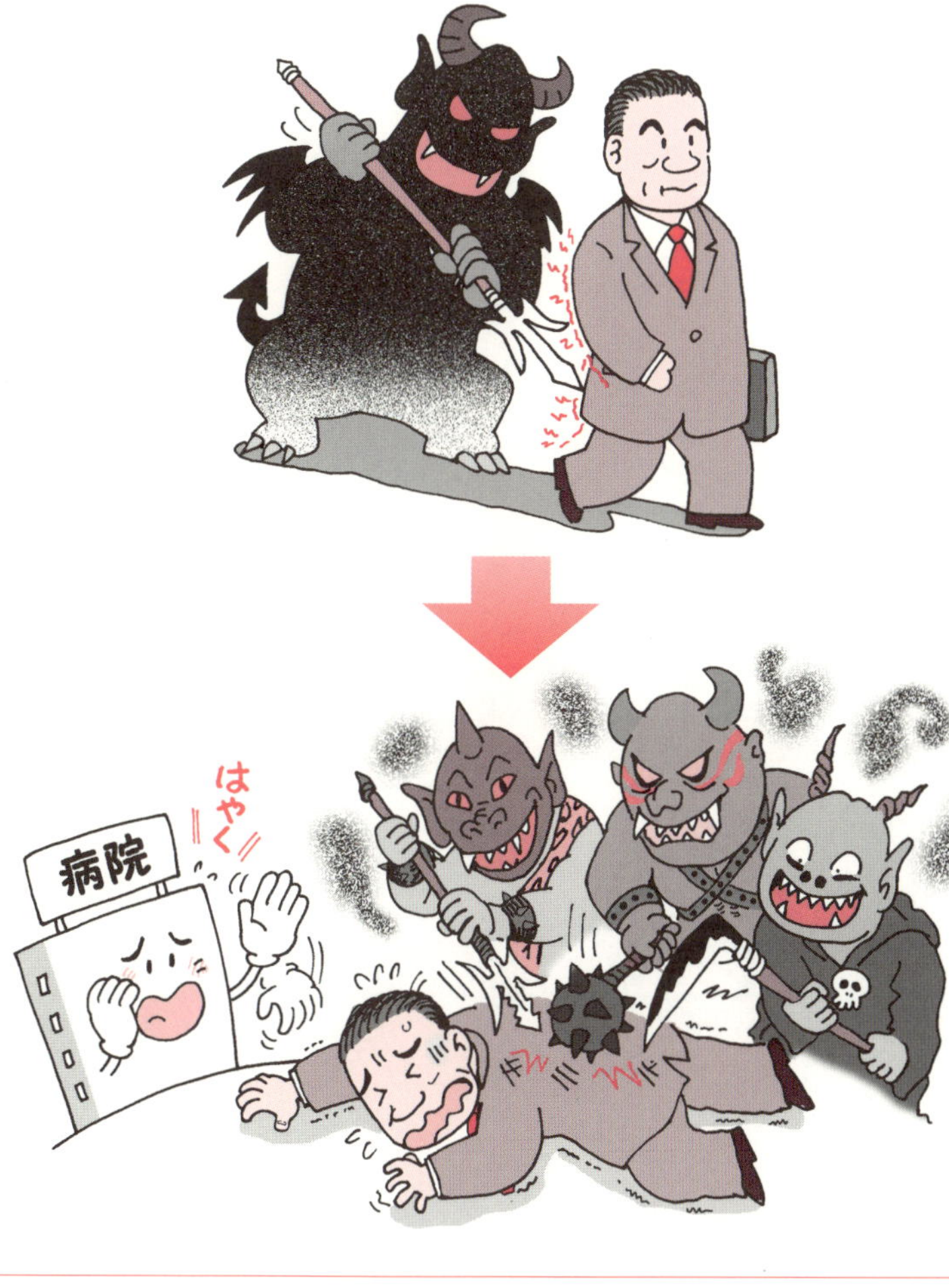

後頭部の片側に激しい頭痛がある場合は危険な兆候かもしれません

後頭部に痛みが見られる場合、いろいろな疾患の可能性があります。

後頭部片側に激しい頭痛があり、さらに手足にしびれ、吐き気が伴う場合は、くも膜下出血や脳梗塞《のうこうそく》のおそれがあるので注意してください。

特に、手足にしびれが出て短時間で治まるような症状ならば、迷わず病院へ行った方がいいでしょう。

首から腕にかけてしびれが起こる場合は、腕から指先まで伸びている上腕神経が、頸椎《けいつい》の部分で圧迫されている可能性があります。

詳しいことは後のページでそれぞれ解説していきますが、後頭部から首、上肢にかけてのしびれで一般的に多く見られる代表的なものとしては、頸椎椎間板《けいついついかんばん》ヘルニア（＊1）、頸部変形性脊椎症《けいぶへんけいせいせきついしょう》（＊2）、頸部脊柱管狭窄症《けいぶせきちゅうかんきょうさくしょう》（＊3）などが考えられます。

＊1 **頸椎椎間板ヘルニア**…54ページ参照
＊2 **頸部変形性脊椎症**…56ページ参照
＊3 **頸部脊柱管狭窄症**…58ページ参照

後頭部の痛みは安全なものとそうでないものとがあります

痛みを伴わない違和感も、片頭痛の一種。しかし、片側の頭痛と半身のしびれは、脳出血や脳梗塞の危険も！

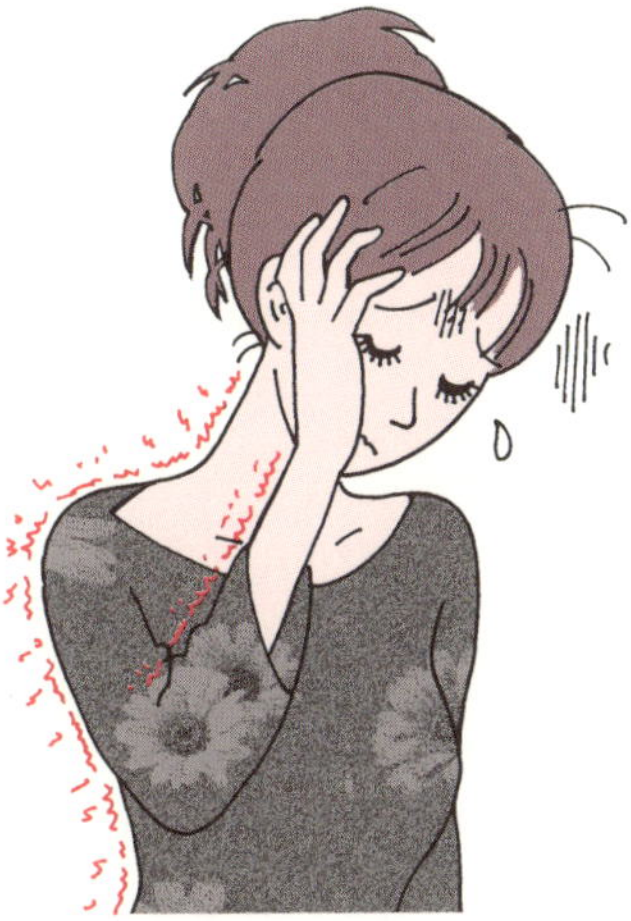

後頭部から首、上肢にかけてのしびれは、頸椎椎間板ヘルニアなどのおそれがあります。

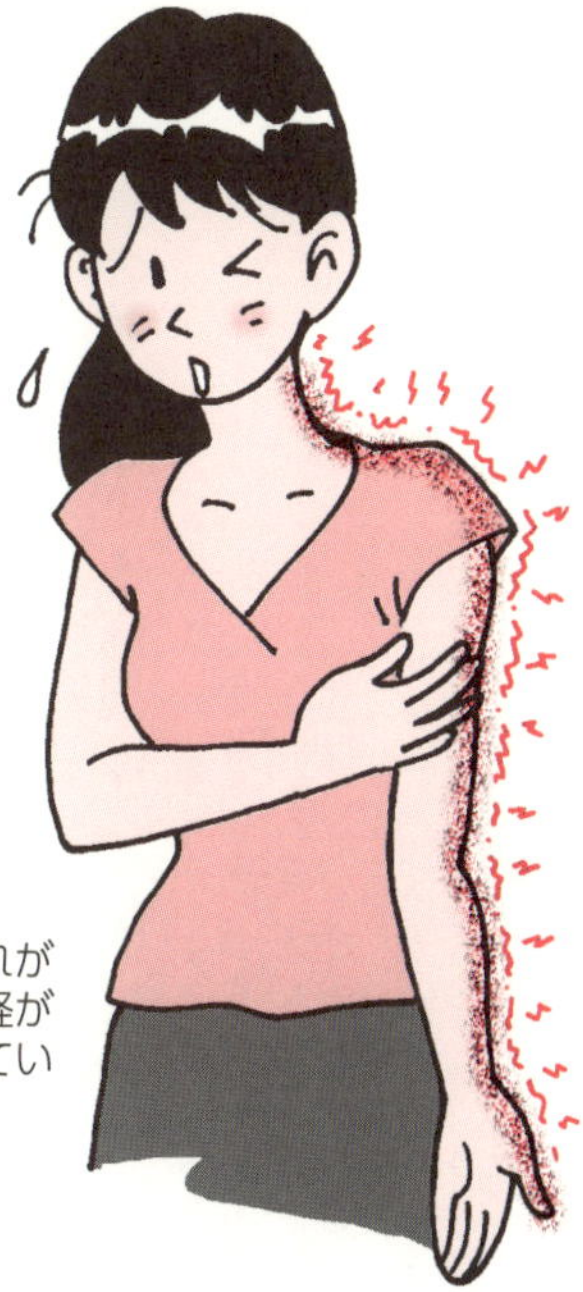

首から腕にかけてしびれが起こる場合は、上腕神経が頸椎の部分で圧迫されている可能性があります。

肩のしびれの原因が首にあることも！
意外な部分に本当の原因がある？

肩のしびれ、痛みといえば肩こりが連想され、肩に原因があると思われがちですが、実際には首の疾患が原因で起こります。中高年者で首に原因がある場合は頸部《けいぶ》変形性脊椎症《へんけいせいせきついしょう》です。肩の上部から二の腕にかけてのしびれも起こります。

実際に肩そのものに原因がある場合は、肩関節を動かすことによって痛みが増すという特徴があります（四十肩、五十肩（＊1））。それら以外で肩から背中にかけてのしびれやこりの大半は、姿勢の悪さによる筋肉のこわばりや体動不足が原因です。

整体と称した無理なストレッチや運動は、かえって首に負担が掛かり、上肢のしびれの原因になることもあります。

主な病気としては、頸部変形性脊椎症（＊2）、胸郭《きょうかく》出《で》口症候群《ぐちしょうこうぐん》（＊3）、頸肩《けいけん》腕症候群《わんしょうこうぐん》（＊4）、などがあります。

＊1 **四十肩、五十肩**…96ページ参照
＊2 **頸部変形性脊椎症**…56ページ参照

本当の原因は、しびれを実際に感じている部分以外にあるかも！？

実際にしびれを感じる部分以外に、本当の原因が隠れている！

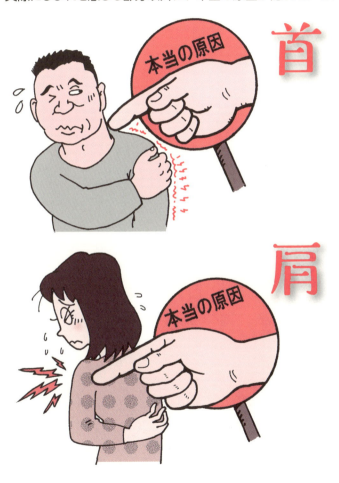

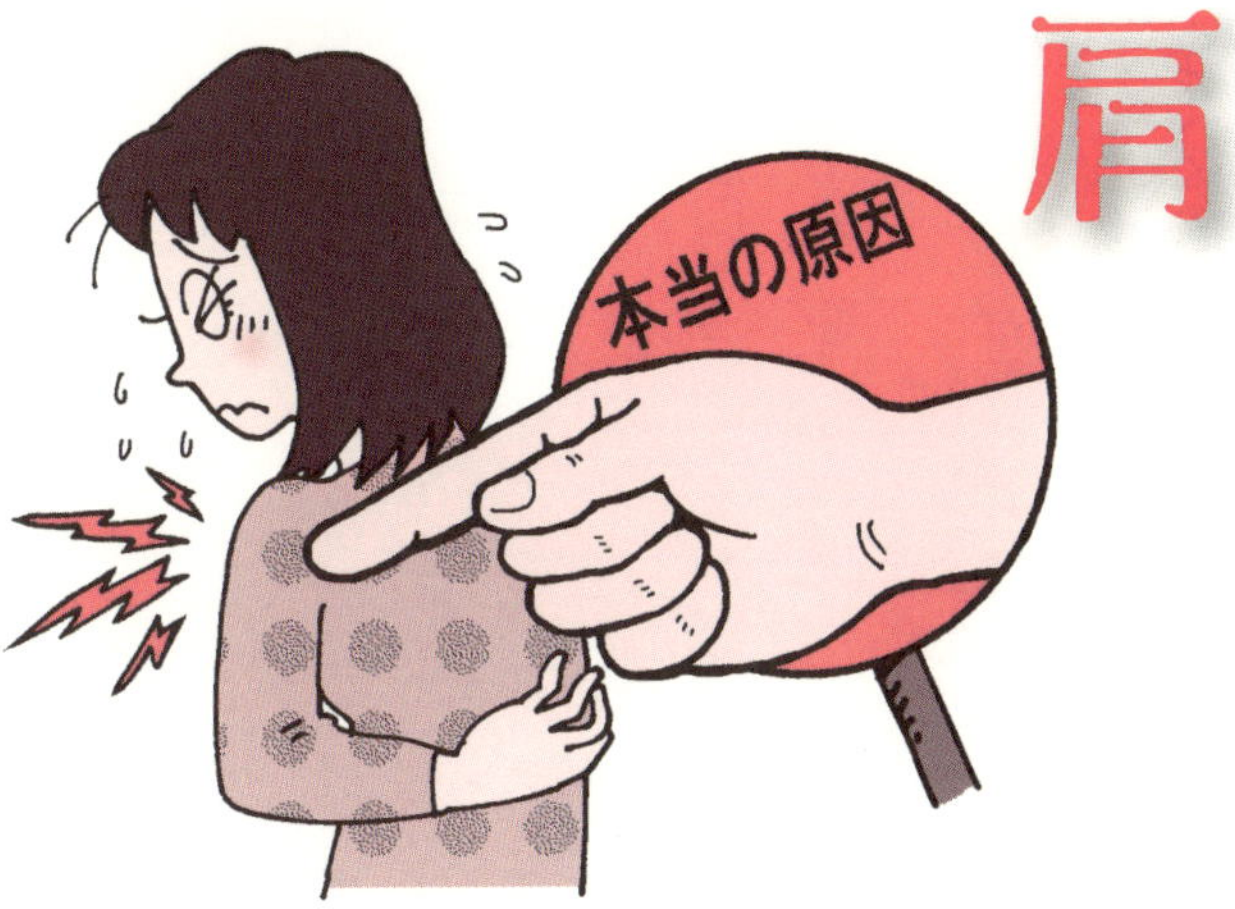

＊3 胸郭出口症候群…82ページ参照
＊4 頸肩腕症候群…84ページ参照

腰から臀部、脚にかけてのしびれの代表「坐骨神経痛」には、様々な要因があった！

腰から臀部にかけてのしびれ、痛みといえば、すぐに浮かぶのは坐骨神経痛《ざこつしんけいつう》ではないでしょうか。坐骨神経は腰から太もも、ひざ、ふくらはぎ、足底に達する非常に長い神経で、川の流れのように途中で幾つもの神経に枝分かれしてそれぞれ名前がついています。それらは腰から下肢の後ろを通り、腰から臀部、下肢全体にかけての症状が広く現れます。これほどに広い範囲を支配する神経なのです。障害を受けた部位によって現れる症状の程度も、軽いしびれから歩くことができない運動障害まで様々です。

その主な原因としては、腰椎椎間板《ようついついかんばん》ヘルニア（＊1）、腰《よう》部《ぶ》脊柱管狭窄症《せきちゅうかんきょうさくしょう》（＊2）、腰《よう》部《ぶ》変形性脊椎症《へんけいせいせきついしょう》（＊3）、などが考えられます。

この他にも、腰椎や骨盤周辺にできた腫瘍が原因となることもあり得ますので、早期に原因を突き止めておいた方がいいでしょう。

＊1 腰椎椎間板ヘルニア…70ページ参照
＊2 腰部脊柱管狭窄症…76ページ参照
＊3 腰部変形性脊椎症…72ページ参照

坐骨神経が支配している範囲は、お尻だけじゃない！

坐骨神経は腰から足底にまで達する長い神経なので、障害を受けた部位によって現れる症状は様々です。

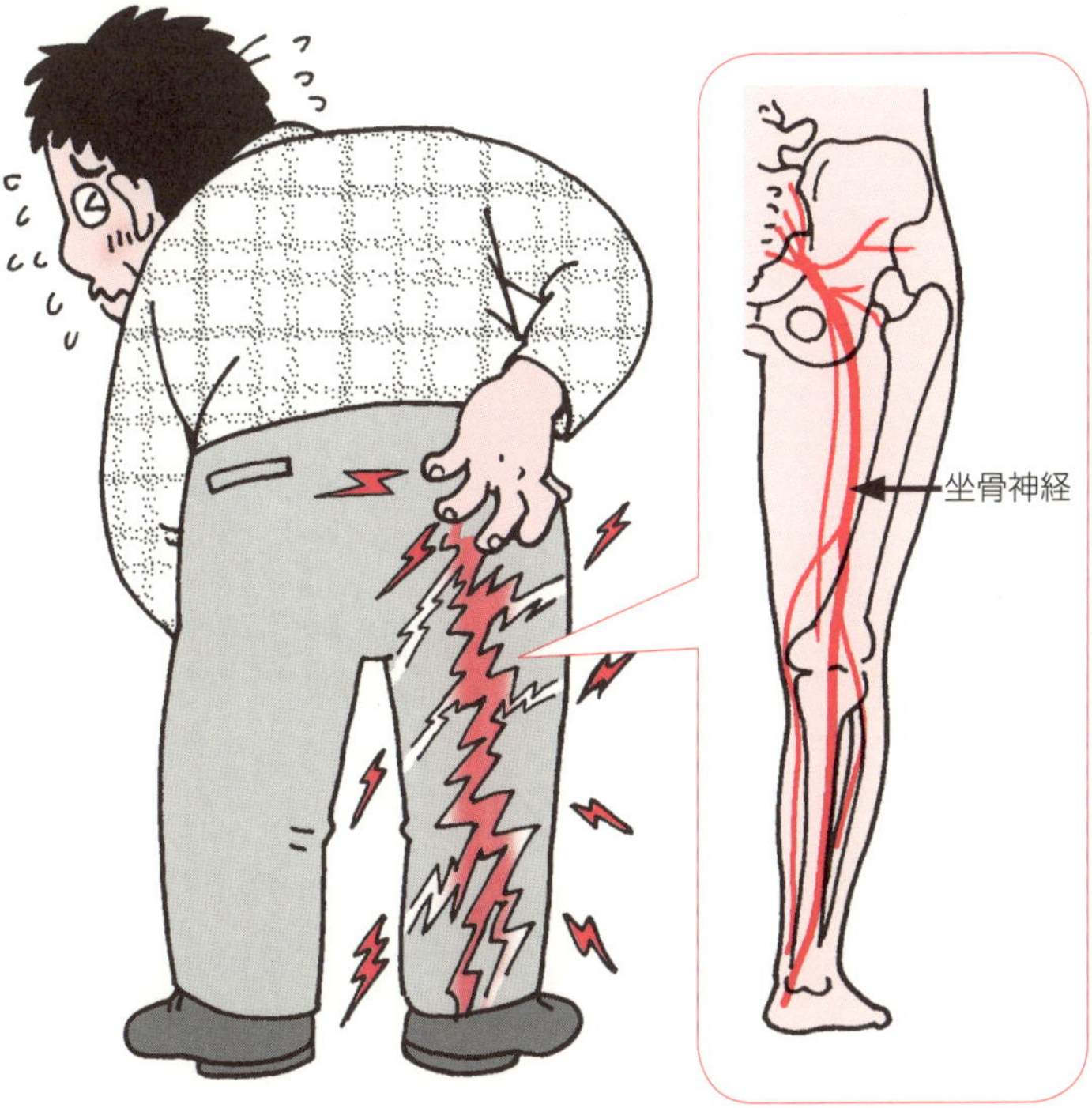

しびれの部位をしっかりと見極めること
それが診断の決め手の一つになります

手足に起こるしびれは、片側か、両側同時に起こるのかが、診断の決め手の一つになります。しびれの場所を特定することで、各神経の障害なのか、全身的な内科疾患なのかが、おおよそ特定できるからです。さらに各神経の障害ならば、どの部分の神経が障害されているのかが分かります。片手のみであれば、胸郭《きょうかく》出《で》口《ぐち》症候群《しょうこうぐん》や椎間板《ついかんばん》ヘルニアなどの神経圧迫が原因です。両手が同時にしびれる場合は、内科的な代謝疾患などが考えられます。これは足も同じことで、両足がしびれる時には、糖尿病や薬剤の副作用などの内科的な疾患の可能性があります。

足のしびれは、歩行時に起こるものか、安静時にも起こるものかを自覚しましょう。歩行時にしびれを感じるのであれば、脊柱管狭窄症《せきちゅうかんきょうさくしょう》や、動脈硬《どうみゃくこう》化《か》症《しょう》など脊髄《せきずい》や下肢の血流障害の可能性があります。安静時にもしびれを感じるのであれば、ヘルニアや脊髄腫瘍などによる神経障害の可能性が大きいでしょう。

しびれが起こるのはどこですか？ 何をしている時ですか？

しびれの出る部位、動作などをよく注意して知っておくと、どこの診療科に行けば良いのか分かります。

また、片側の手と足がしびれている場合には、脳の障害によるものもあり、要注意といえます。

片手のみ	神経圧迫（手根管症候群＊1、胸郭出口症候群＊2、頸肩腕症候群＊3、椎間板ヘルニア＊4 など）
両手が同時	内科的疾患（糖尿病＊5 など）
歩行時	血流障害（脊柱管狭窄症＊6、動脈硬化症＊7 など）
安静時にも出現する	神経障害（脊髄腫瘍＊8 など）

＊ 1 **手根管症候群**…92 ページ参照
＊ 2 **胸郭出口症候群**…82 ページ参照
＊ 3 **頸肩腕症候群**…84 ページ参照
＊ 4 **椎間板ヘルニア**…54,70 ページ参照
＊ 5 **糖尿病**…100 ページ参照
＊ 6 **脊柱管狭窄症**…58,76 ページ参照
＊ 7 **動脈硬化症**…動脈の内側が狭く硬くなり、血流が滞る症状。糖尿病や高血圧、喫煙などが原因。

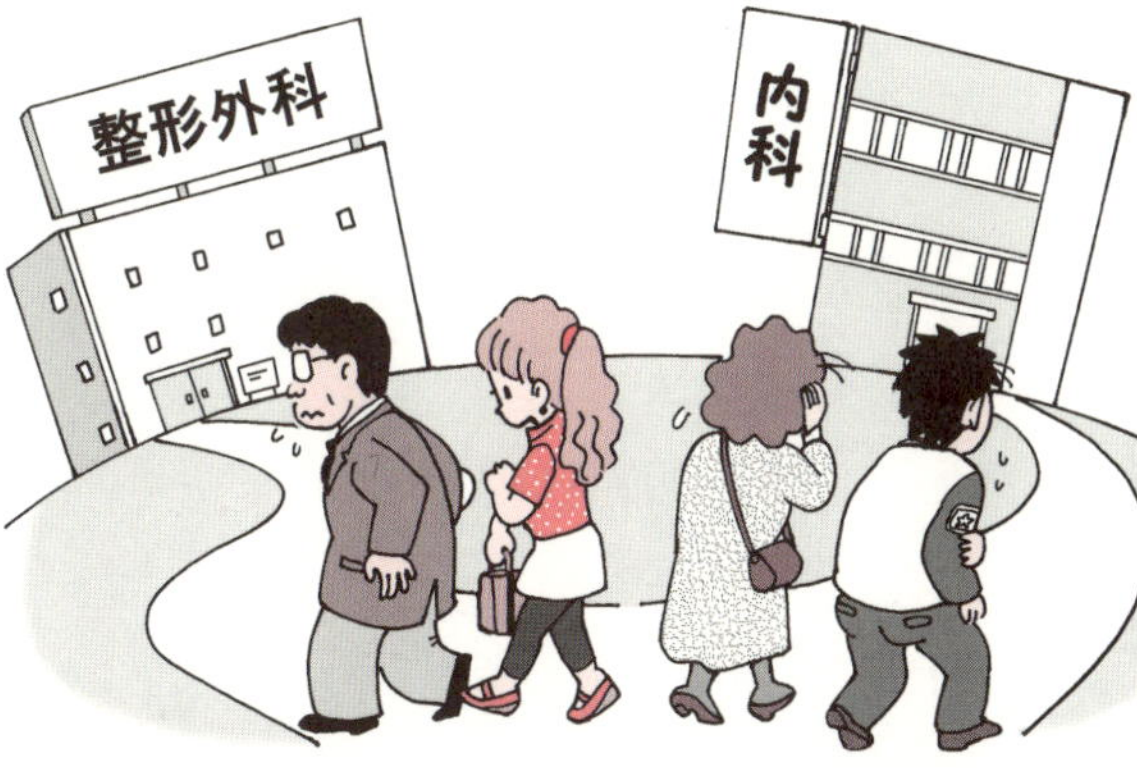

＊ 8 **脊髄腫瘍**…脊髄およびその周辺の組織にできる腫瘍

骨を支えるクッションの椎間板が、年齢とともに弱くなると様々な疾患の原因に……

脊柱《せきちゅう》を構成する椎骨《ついこつ》と椎骨を接続し、そしてスムーズに屈伸したり、クッションの役割も果たしているのが椎間板《ついかんばん》です。椎間板は、中央にある柔らかなゲル状の「髄核《ずいかく》」を、コラーゲン繊維が何層にも重なって作られた丈夫な「線維《せんい》輪《りん》」で囲んでいる形をしています。

この椎間板は体重や体の動作による大きな負担を常に受けており、加齢やストレスから髄核の中の水分が徐々に減少して弾力性を失い、やがてつぶれて薄く変形してしまいます。その結果、身長も低くなります。

クッションがなくなったことで椎骨と椎骨がぶつかり合い、失った弾力性を補おうとしてできた骨棘《こつきょく》（＊1）が痛みやしびれを引き起こします。

年を取ると、四肢の関節痛やそれに伴う随伴症状《ずいはんしょうじょう》（＊2）で悩まされるのは、この椎間板の老化や椎間関節の変形と同じような原因によると言えます。

＊1 **骨棘**…反応性に骨にできてしまう余分な棘。椎体縁にできた棘は椎間の動きを抑制する効果を持つ。

＊2 **随伴症状**…一つの症状が起きると、それに伴うように同時か遅れて様々に起きてしまう症状。

椎間板のしくみと、痛くてイヤな骨棘

常に負担を受けている椎間板が障害されると、それを補おうと骨の棘（骨棘）が形成されてしまうのです。

椎骨の骨棘

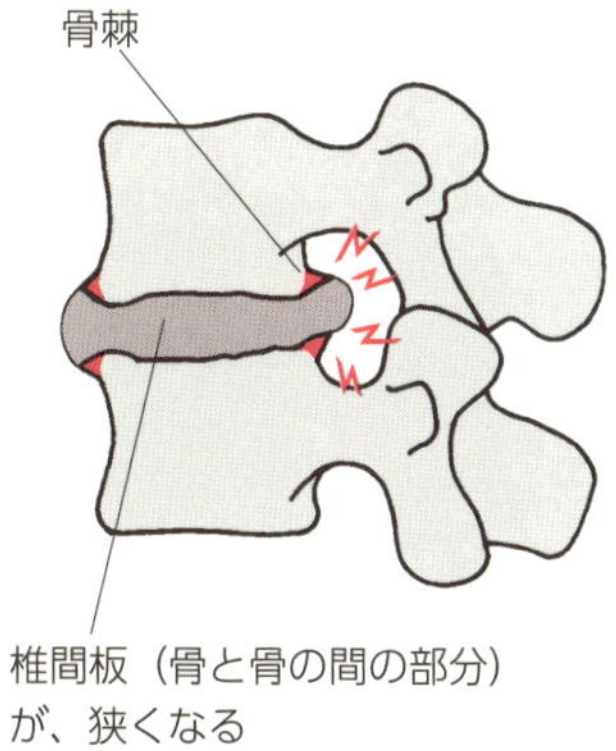

椎間板の構造

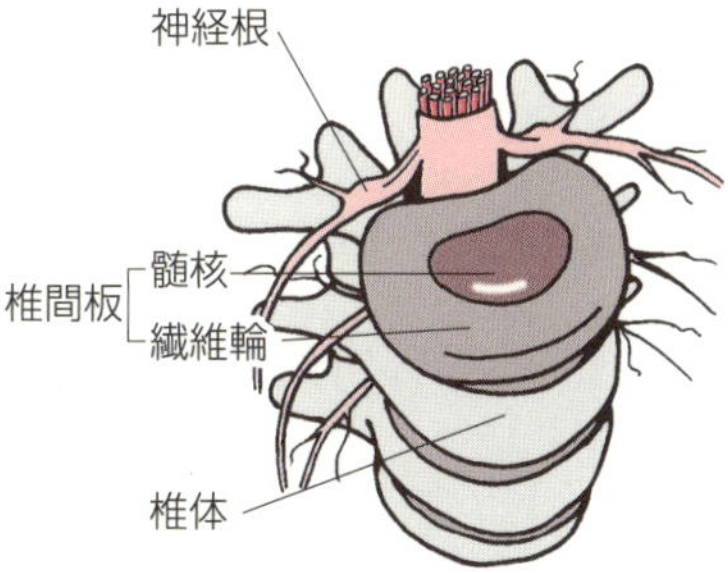

膝関節の骨棘

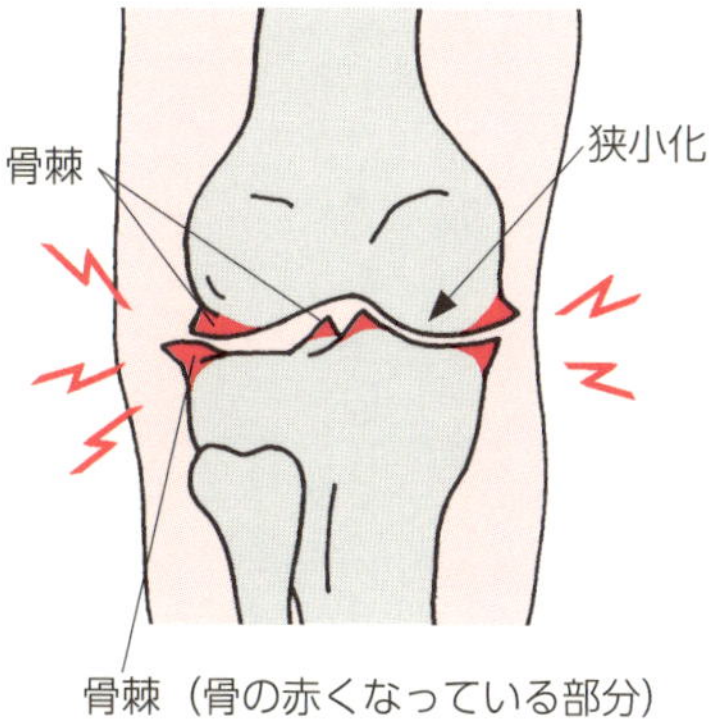

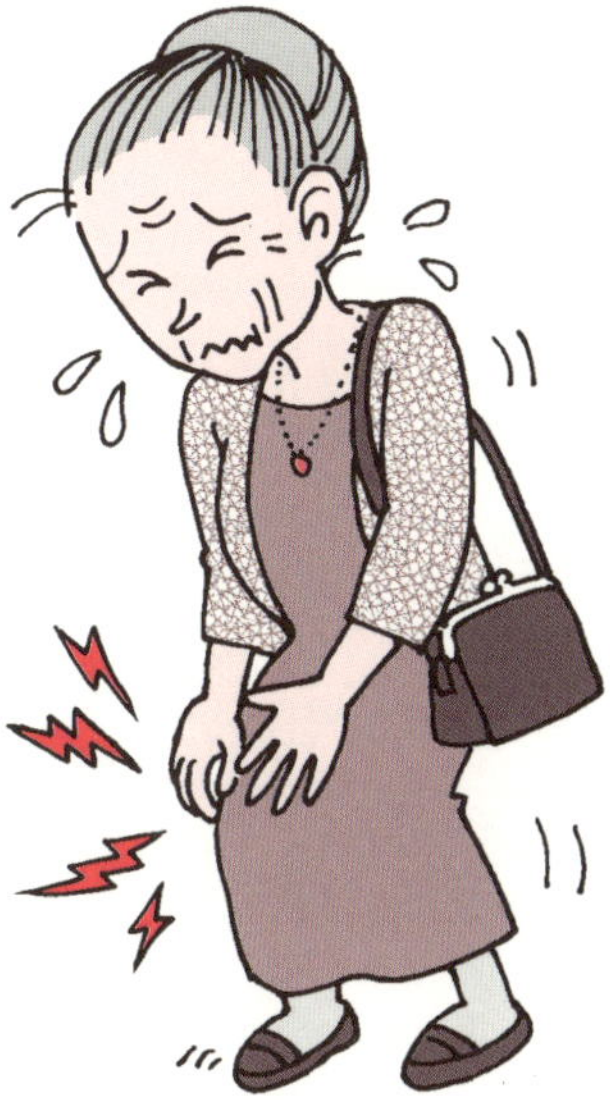

老化による骨の変化は、骨粗鬆症をはじめ多くの疾患をもたらします

　老化に伴い椎間板《ついかんばん》の変形が起こることは、前のページでお話ししました。機能の衰えを補うために骨が変形し、骨棘《こつきょく》というものを形成して、それが神経を刺激することでしびれや痛みを引き起こすのです。また、骨と骨が擦れ合うことで椎間関節にも炎症が起こり、慢性的な腰痛や頸部痛など様々な症状を起こします。骨にもまた椎間板と同じように、加齢により様々な問題が起こるのです。その代表は骨粗鬆症《こつそしょうしょう》です。骨が老化によりもろくなり、骨折しやすくなります。その大きな原因には女性ホルモンの分泌の低下があります。骨の再生を行う細胞の働きが弱まり、骨を作っているカルシウム分が血中に流れ出してしまうのです。そのため、骨粗鬆症は圧倒的に60歳代以降の女性に多く見られるのです。

　骨密度という単語がポピュラーになりましたが、老化により骨密度は徐々に減少し、強度が失われ、骨折しやすくなっていくのは避けられません。

正常な骨と骨粗鬆症の骨は、こんなに違う！

骨粗鬆症の大きな原因は、女性ホルモンの減少にあります。

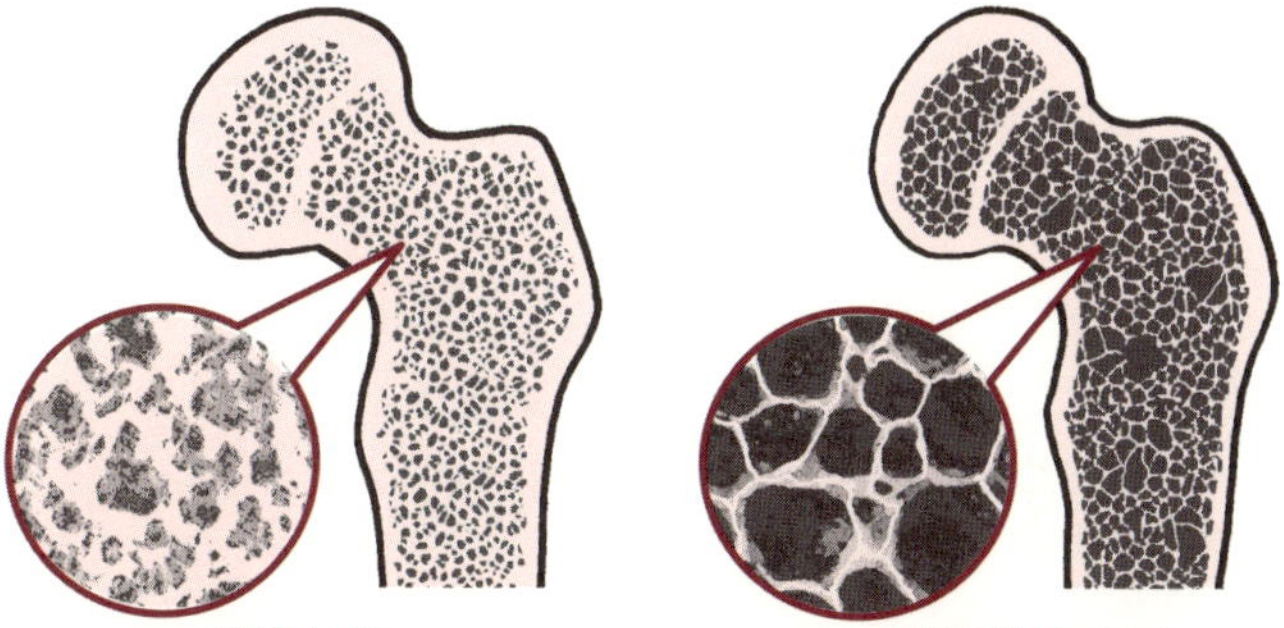

正常な骨　　骨粗鬆症の骨

骨粗鬆症の骨では、女性ホルモンが減少することにより骨密度が低くなり、内部がもろく、弱くなってしまう

骨粗鬆症の骨折は、このような場面で多く見られます。

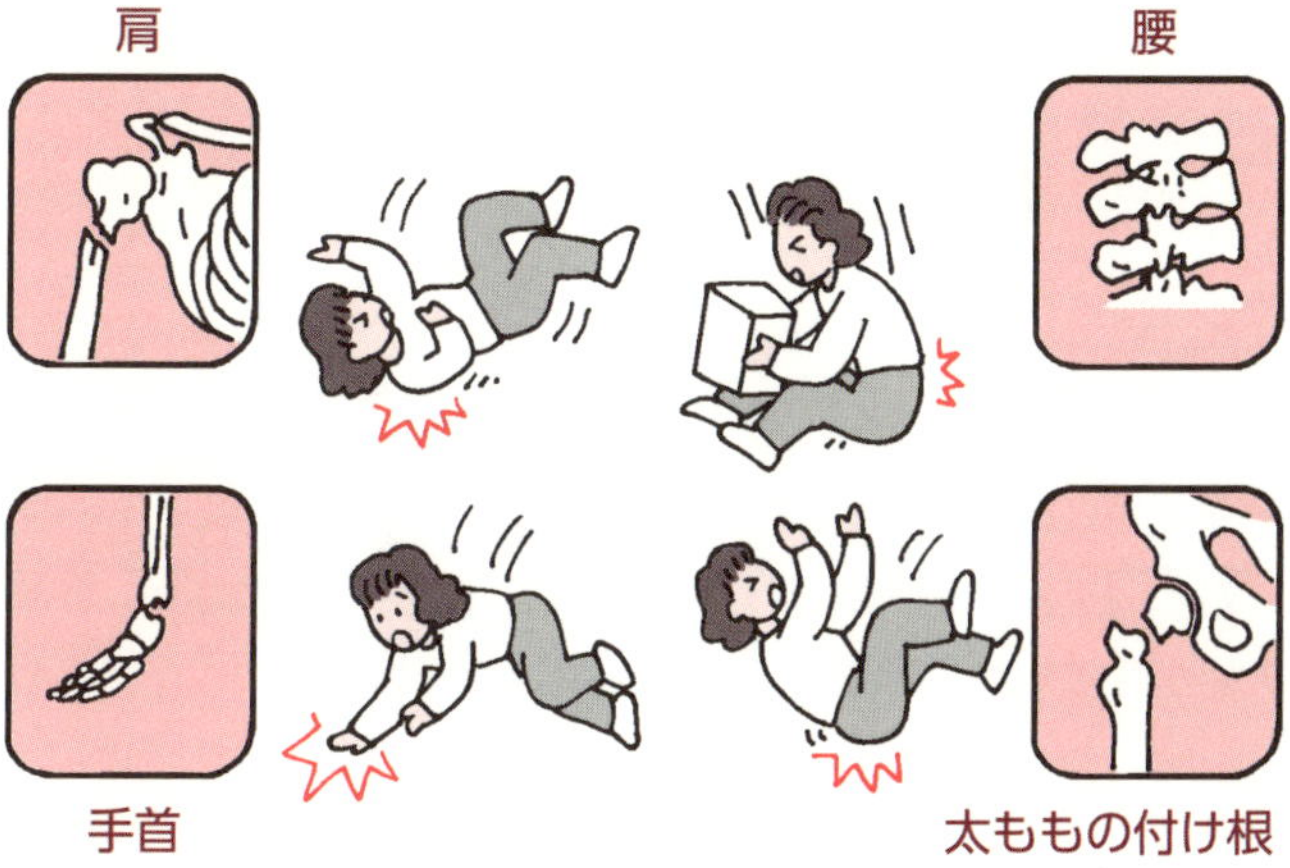

コラム２

骨の老化には予防的に対処しよう

骨の老化は皮膚のように目に見える部分ではないだけに、なかなか気付くことができません。まだまだ若いつもりで無理をした結果、関節を痛めたり、わずかなつまずきや転倒で骨折してしまうことが多いのです。骨の老化の原因の一つに骨密度の低下があります。

骨を構成しているカルシウム成分が少なくなることで、骨がもろく折れやすくなるのです。この現象にはホルモン分泌の影響が大きくかかわっていますが、中年以降の女性ではエストロゲンと呼ばれる女性ホルモンの低下が考えられます。

エストロゲンの分泌量が低下することにより、骨の再生を行う細胞が働けなくなるのです。

これを改善するためにエストロゲンを注射したり、カルシウムの働きを促すビタミンＤを摂取したりする治療法はありましたが、低下傾向を食い止める程度でした。

しかし最近では骨密度や骨の強度を改善する効果のある薬剤が使われるようになってきました。

骨の老化は避けられませんが、骨折する前に予防的に対処することが大切です。

第2章

頸椎の病気

しびれや痛みをひき起こす首（頸椎）の
病気の種類を見ていきましょう。

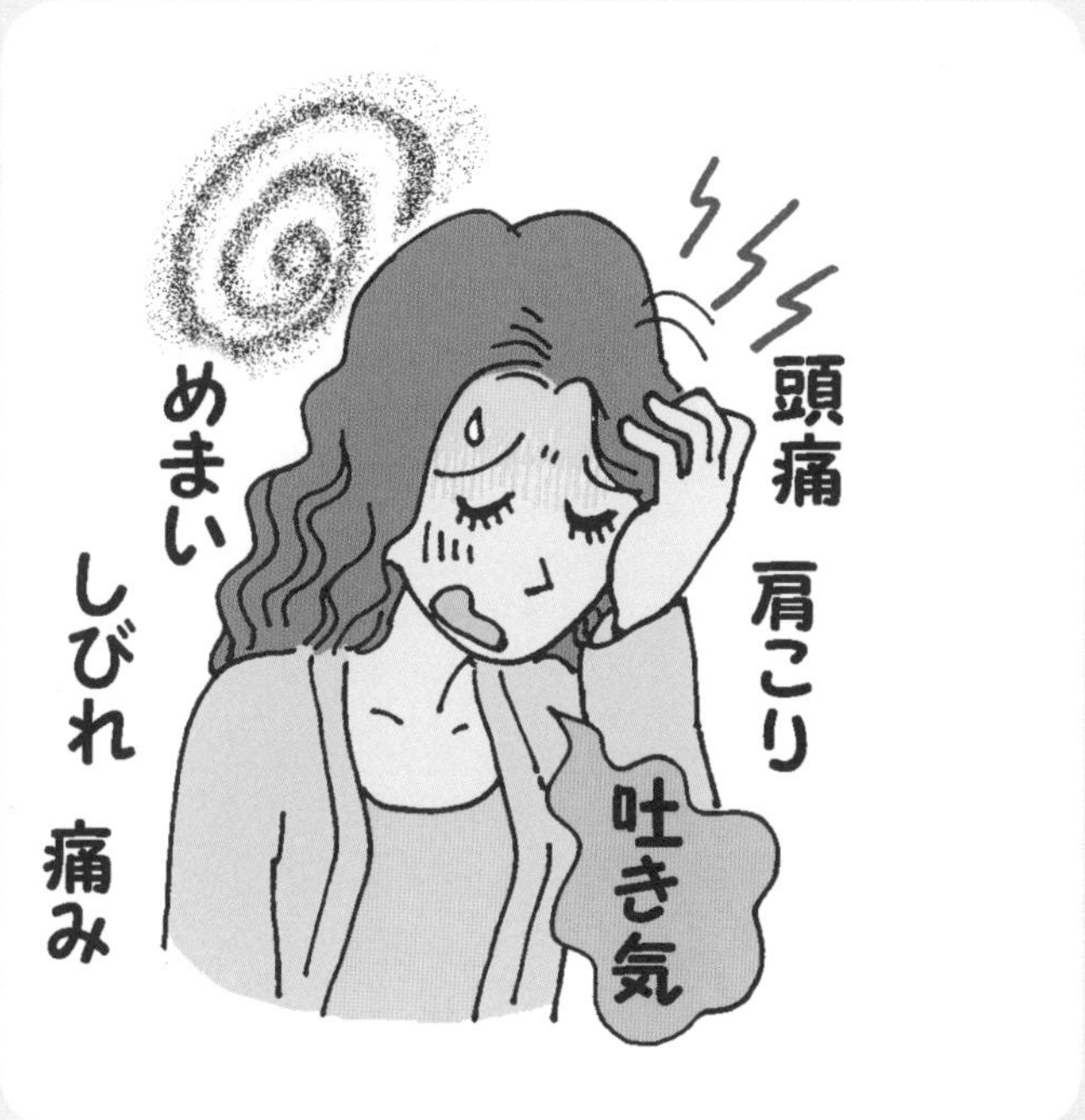

しびれを放っておくと歩行困難に!? 中年以降は頸椎椎間板ヘルニアに注意

頭を後ろに倒したり横に傾けたりする時に、肩から腕にかけてしびれが走りませんか？　あるいは痛みが走ることはありませんか？　同時に、指の感覚が鈍くなったり、手や腕の力を出しにくいということはあるでしょうか？　天井を見上げたり、くしゃみや咳をする時などに、しびれや痛みが強くなることはありませんか？　あるとしたら、頸椎椎間板《けいついついかんばん》ヘルニアの疑いがあります。ヘルニアとは「飛び出す」という意味であるように、椎骨《ついこつ》と椎骨の間にある椎間板が加齢や姿勢の悪さによって変形し、椎間板から髄核《ずいかく》の一部が飛び出して脊髄《せきずい》や神経根が圧迫されて生じる症状です。この症状が出やすいのは中年以降であり、特別思い当たるような原因がなくとも発症します。放っておくと症状が進み、ペンを握ることや服のボタンを留めることさえままならなくなり、時には足が前に出にくくなる歩行障害が起きることもあります。

こんな時、こんな症状が現われたら 頸椎椎間板ヘルニアを疑ってみましょう

中年以降に多く、特別な原因がなくとも発症するのが椎間板ヘルニアの特徴です。
こんな動作をした時に、しびれや痛みの症状が出たら注意しましょう。

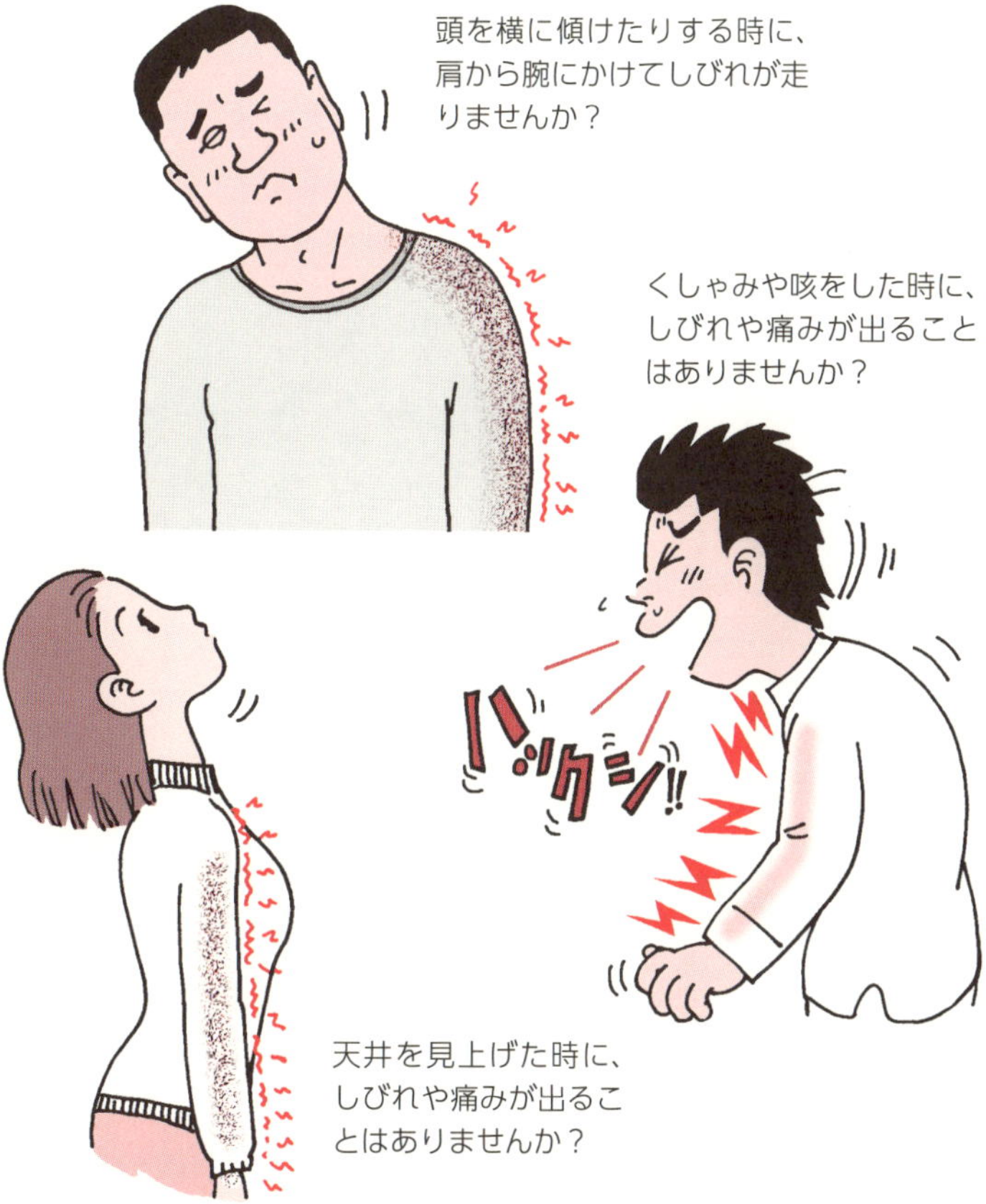
頭を横に傾けたりする時に、肩から腕にかけてしびれが走りませんか？
くしゃみや咳をした時に、しびれや痛みが出ることはありませんか？
ハックション!!
天井を見上げた時に、しびれや痛みが出ることはありませんか？

頸部変形性脊椎症は、年を取れば誰にでも起こり得る疾患です。焦らず治しましょう

頸《けい》部《ぶ》変《へん》形《けい》性《せい》脊《せき》椎《つい》症《しょう》は、加齢によって椎間板の水分が失われ、椎骨《ついこつ》と椎骨の間でクッションの役割を果たせなくなってきた時に起こる疾患です。椎間板に支えられなくなった椎骨が、その機能を補おうとして椎間板の周囲に骨棘《こつきょく》という小さな支えを作ることにより頸椎《けいつい》全体が広範囲に変形します。それが変形した椎間板とともに首を動かした時に神経を刺激し、肩から手指にかけてしびれや鈍い痛みを感じるようになるのです。

主には首を動かす作業時や運動時などに症状を感じ、そのため首を動かす範囲が次第に狭くなってきます。この場合には手の指にまでジンジン、ピリピリとしたしびれや痛みを感じるでしょう。この疾患では激痛が起こるようなことは多くありませんが、首のしびれや痛み、ひどい肩こりなどが慢性的に現れ、再発をくり返しやすいという特徴があります。

激しい症状はない代わりに、なかなか治らない頸部変形性脊椎症

加齢により誰にでも起こり得る疾患なので、あまり大げさにとらえる必要はありませんが、逆に一生付き合う症状ともなりうるので、治療法について専門医によく相談することは大切といえます。

頸部変形性脊椎症の原因

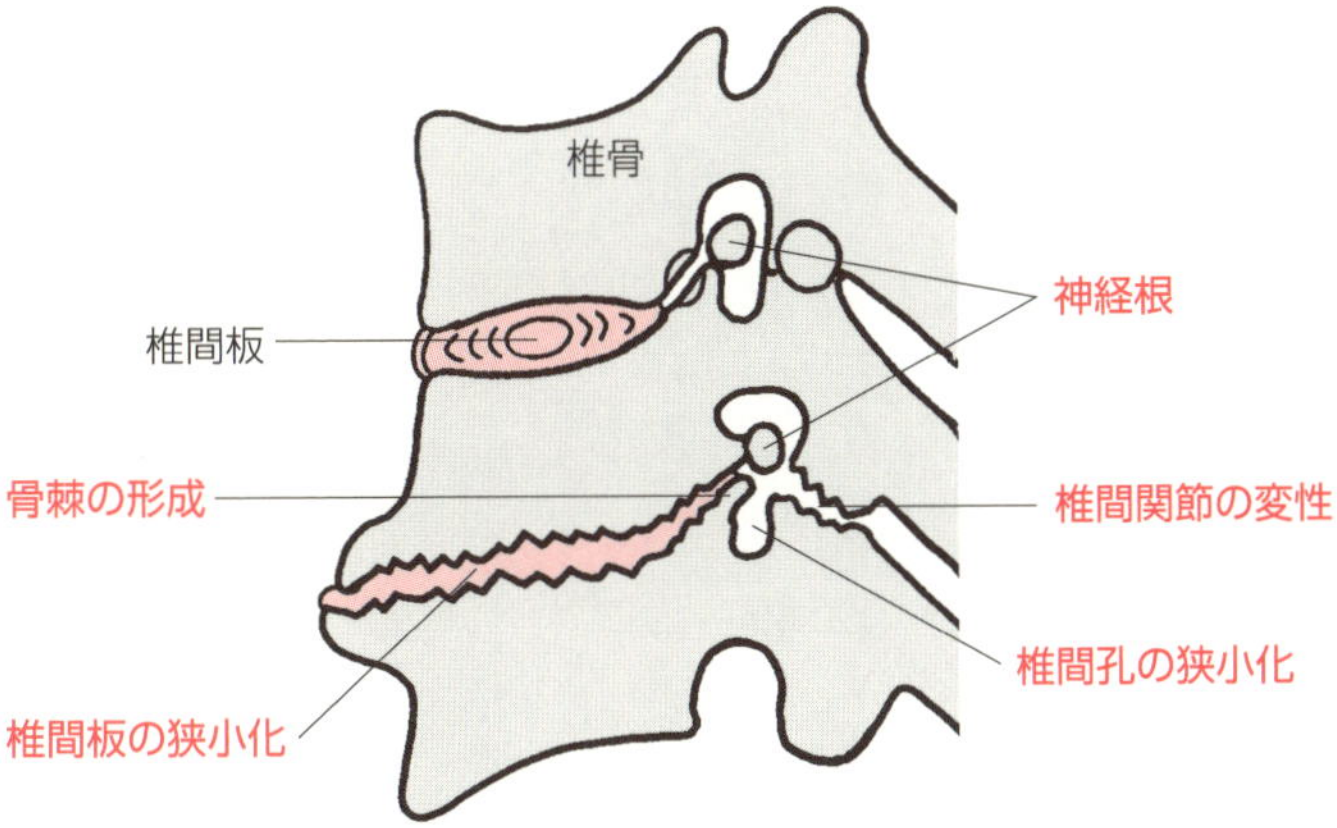

首を動かすたびに症状が起きるので厄介ですが、あまり悲観的にならずイライラもせず、医師と相談しながら対処していきましょう。

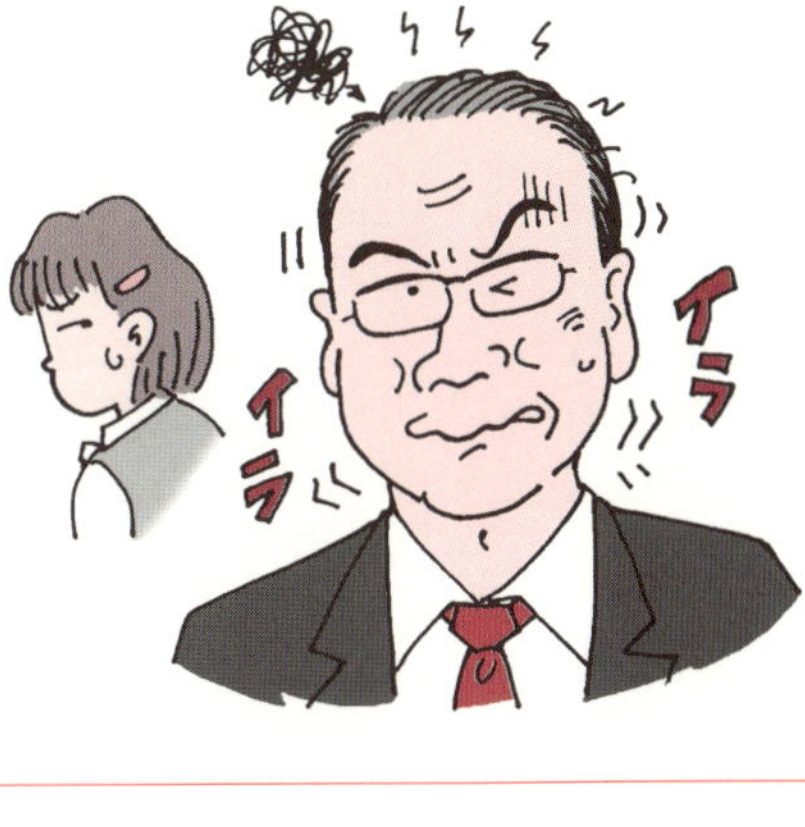

症状はヘルニアや頸椎症に似ていますが、脊柱管の狭さが原因となる頸部脊柱管狭窄症

脊柱管狭窄症《せきちゅうかんきょうさくしょう》というと、腰部で起こるものという印象が強いかもしれませんが、頸部の脊柱管が狭くなることで脊髄《せきずい》や神経根を圧迫する症状が出る頸部《けいぶ》脊柱《せきちゅう》管狭窄症《かんきょうさくしょう》も存在します。脊椎《せきつい》の仕組みでお話ししたように、脊髄と神経根が通っている脊柱管というトンネルがあります。頸椎部の、このトンネルが狭くなってしまったために神経の圧迫症状が起こる疾患を、頸部脊柱管狭窄症というのです。原因は様々で、先天性、後天性（加齢や後縦靭帯《こうじゅうじんたい》の肥厚や骨化、外傷などによる変形）があります。例えば加齢による脊柱管狭窄症の場合、加齢により椎間板がクッションとしての機能を果たさなくなると、椎骨が骨棘《こつきょく》を作って椎間板の機能を補おうとします。その骨棘や、はみ出した椎間板の後部、それに肥厚した黄色靭帯が脊柱管に入り込むなどして神経が圧迫されるため、いろいろな症状が起こるのです。

頸部脊柱管狭窄症には先天性、後天性があります。

頸部脊柱管狭窄症の症状としては、まず首や肩の筋肉に強いコリが感じられます。やがて首から指先にかけてしびれが現れ、下肢の動作まで困難になってきます。先天性の狭窄は、生まれつき脊柱管の前後径が小さくスペースが狭い場合です。後天性の狭窄は、椎体後縁の骨棘、後縦靭帯の肥厚、骨化などにより脊柱管のスペースが狭められたものをいいます。

<頸部脊柱管狭窄症とは>

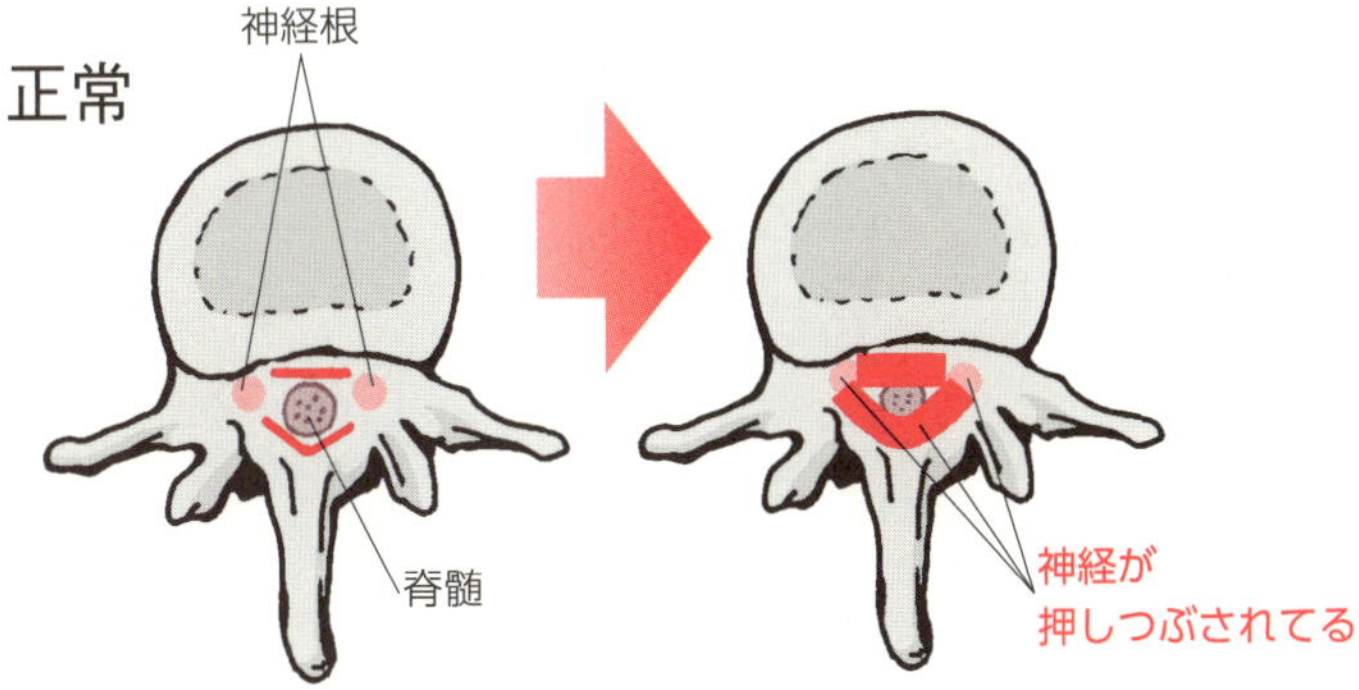

<先天性と後天性>

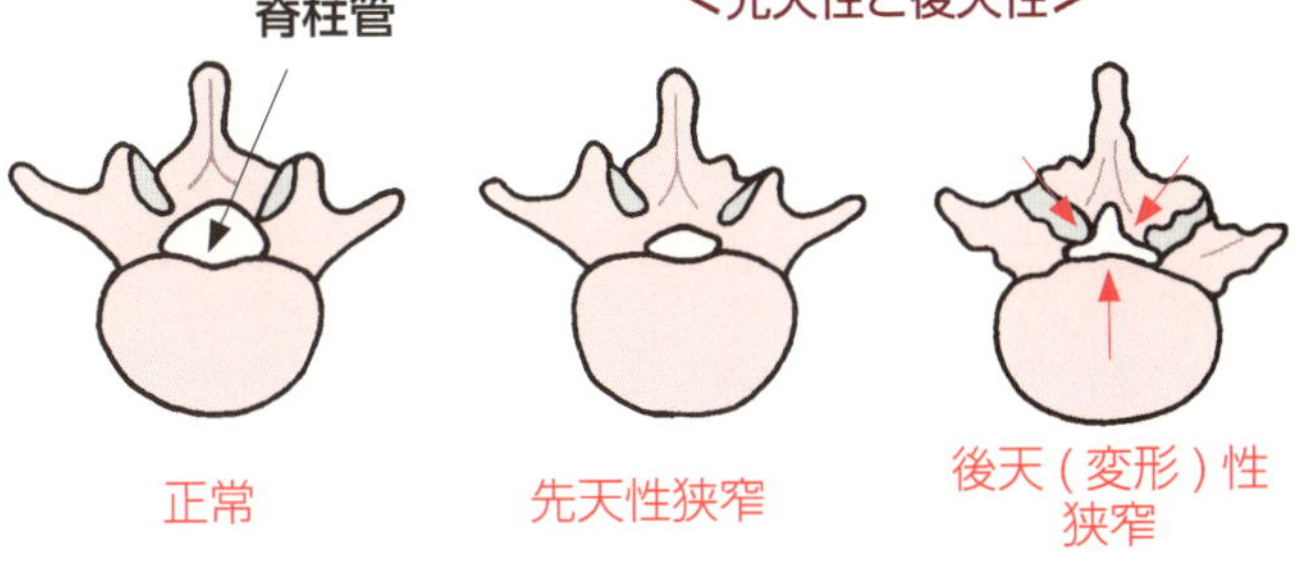

脊柱管の内側の靭帯が肥厚して骨のように硬くなり、脊髄を圧迫する脊柱靭帯骨化症

脊椎《せきつい》の中には脊柱管という、脊髄《せきずい》や神経根を通す管のような部分が作られています。脊髄は脳と連結して、脳から体へ、体から脳へ、膨大な情報を中継している人体の要といえる神経です。その大事な脊髄が通る脊柱管の内側には、脊髄を守るように後縦靭帯《こうじゅうじんたい》と黄色靭帯《おうしょくじんたい》が縦に張っています。

主に中年以降から、これらの二つの靭帯が何らかの理由で肥厚して骨のように硬く変化する「骨化」という現象を起こすことがあります。これによって、脊髄が徐々に圧迫されて、しびれを起こしてしまうのです。これを脊柱靭帯骨化《せきちゅうじんたいこっか》症《しょう》と総称しています。

なぜこのようなことが起こるのか、ホルモン異常、遺伝的素因、糖尿病など要因は様々に考えられていますが、残念ながらはっきりとした原因は特定されていません。症状が重く進行していく場合は、手術が必要になる難病です。

靭帯骨化症の原因として考えられている要因は様々ありますが、まだはっきりとしていません

遺伝的要因、ホルモンの異常代謝など、様々な原因が考えられています。

ホルモンの代謝異常

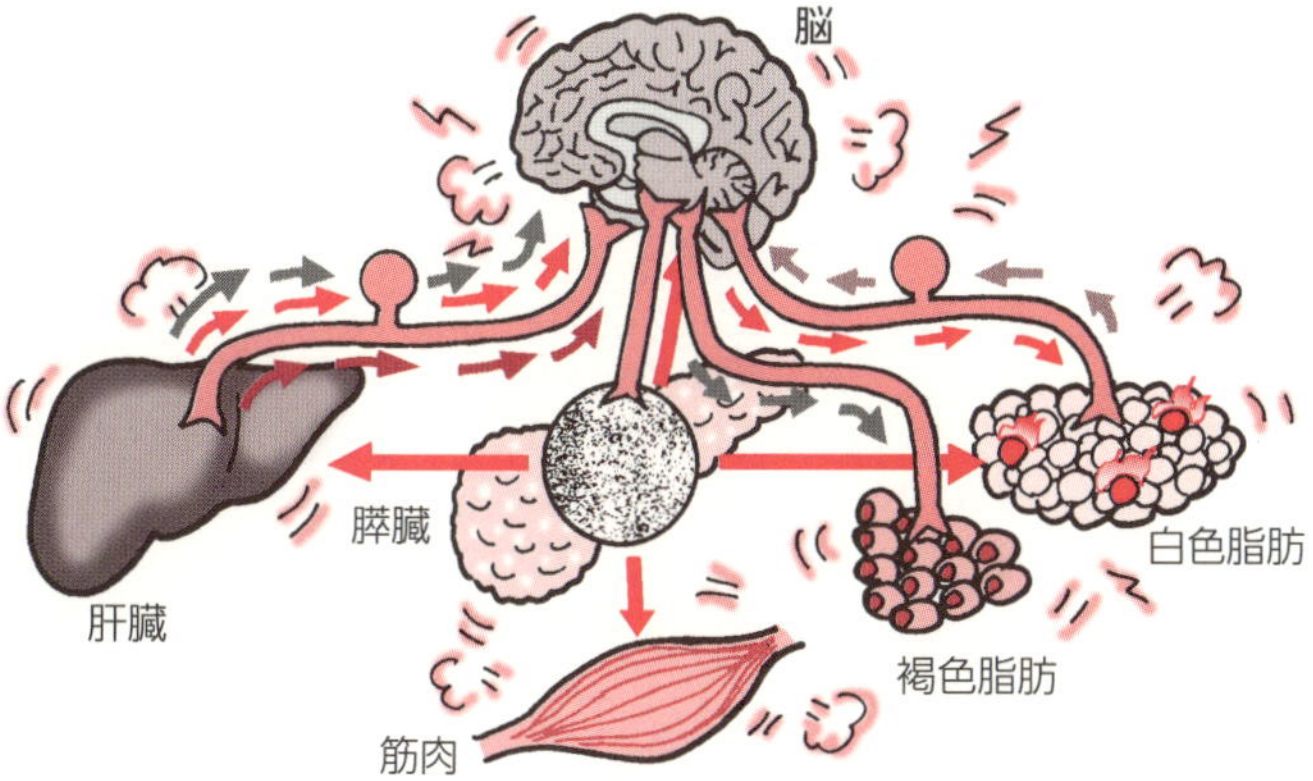

原因の一つには、様々なホルモンの代謝異常も考えられています。

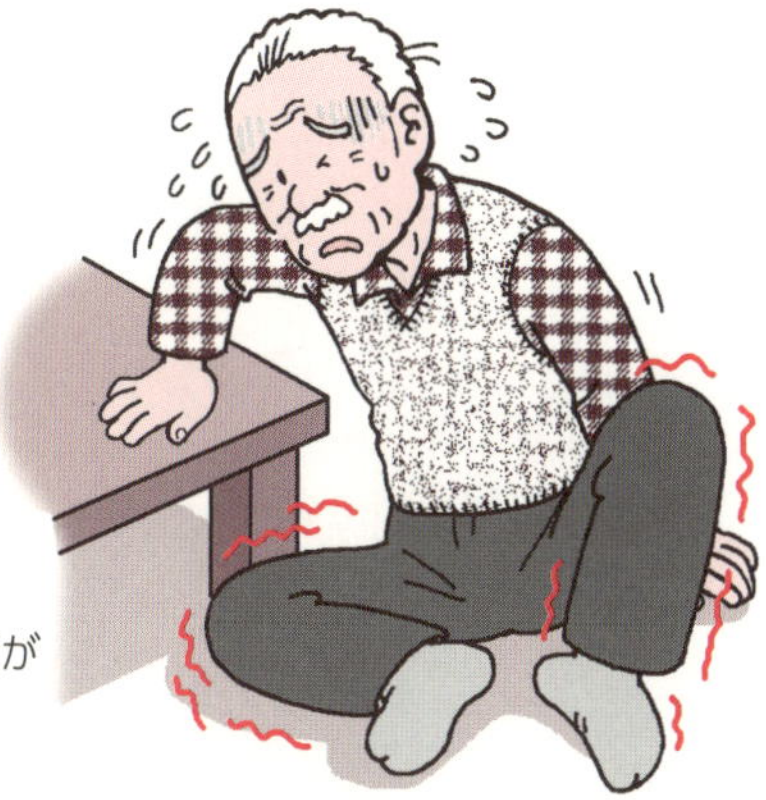

症状が進行すると手術が必要になります。

原因が特定されない難病、脊柱靭帯骨化症の一つ「後縦靭帯骨化症」

脊柱管の前方、椎体の後側には後縦靭帯《こうじゅうじんたい》という靭帯があり、頸椎《けいつい》を縦に支えています。この靭帯が何らかの原因により厚みを増し、骨のように硬くなり、脊髄《せきずい》が徐々に圧迫される疾患を後縦靭帯骨化症《こうじゅんじんたいこつかしょう》と呼びます。ただし、CTやMRIなどで後縦靭帯の骨化が認められた場合でも、必ずしも症状が出るわけではありません。骨化と症状が一致して出現して、初めて疾病として確定します。最初に自覚する症状は、首筋の痛みや指先のしびれです。やがて両手指の動きが徐々に鈍くなり、指先のしびれの範囲が広がっていき、両足から体幹までしびれて歩くことが困難になることもあります。この病気は進行具合が人によって様々で、しびれのみが長年持続する場合もあれば、数カ月のうちに手足が動きにくくなってしまう場合もあります。頸椎での後縦靭帯骨化症の場合は、首を大きく動かしたり、転倒したりすることで一気に症状が悪化する危険性があるので注意が必要です。

CTやMRIなどの画像で骨化が認められ、それが原因でしびれの症状が出ると、後縦靭帯骨化症という診断が下されます

まず首筋の痛みや指先のしびれが出て、両手の動きが鈍くなり、しびれが両足、体幹へと広がっていきます。

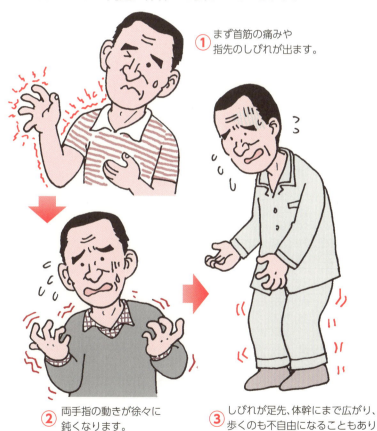

① まず首筋の痛みや指先のしびれが出ます。

② 両手指の動きが徐々に鈍くなります。

③ しびれが足先、体幹にまで広がり、歩くのも不自由になることもあります。

後縦靭帯骨化症と合併して発症することが多い黄色靭帯骨化症

黄色靭帯骨化症《おうしょくじんたいこつかしょう》は、前ページの後縦靭帯骨化症《こうじゅうじんたいこつかしょう》と違って、脊柱管の後方にある黄色靭帯《おうしょくじんたい》が厚くなって骨のように硬くなることで脊髄《せきずい》が圧迫される疾患です。やはり原因ははっきりと特定されていませんが、体質による部分が大きいとされています。後縦靭帯骨化症は頸椎《けいつい》と胸椎に起こることが多いのですが、黄色靭帯骨化症は胸椎と腰椎に起こることが多いのです。脊髄を保護するように囲んでいる靭帯が硬くなり、脊髄を圧迫してしまうという現象は同じなので、症状も同じように手足のしびれや歩行困難が見られます。ただし骨化が起こる部位によって症状の範囲も異なります。胸椎や腰椎に起こりやすい黄色靭帯骨化症の場合は、肋間神経痛や胸のしびれや痛みなどが伴うこともあります。後縦靭帯骨化症の発症後に、黄色靭帯骨化症を合併して発症することが多いのも特徴なので、注意が必要とされています。

後縦靭帯骨化症が発症したら、黄色靭帯骨化症にも注意！

原因は様々ですが、体質によるところが大きいとされています。

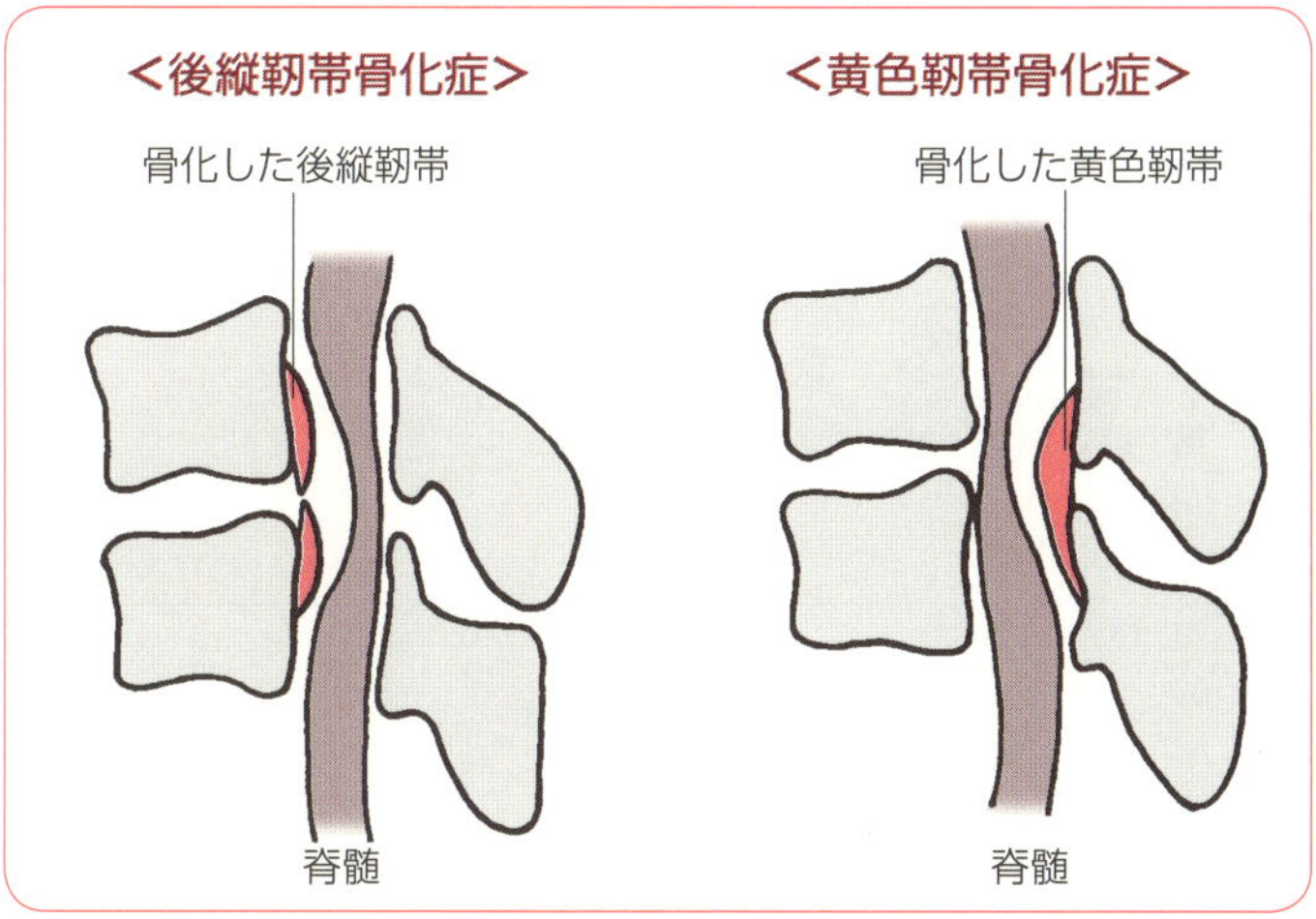

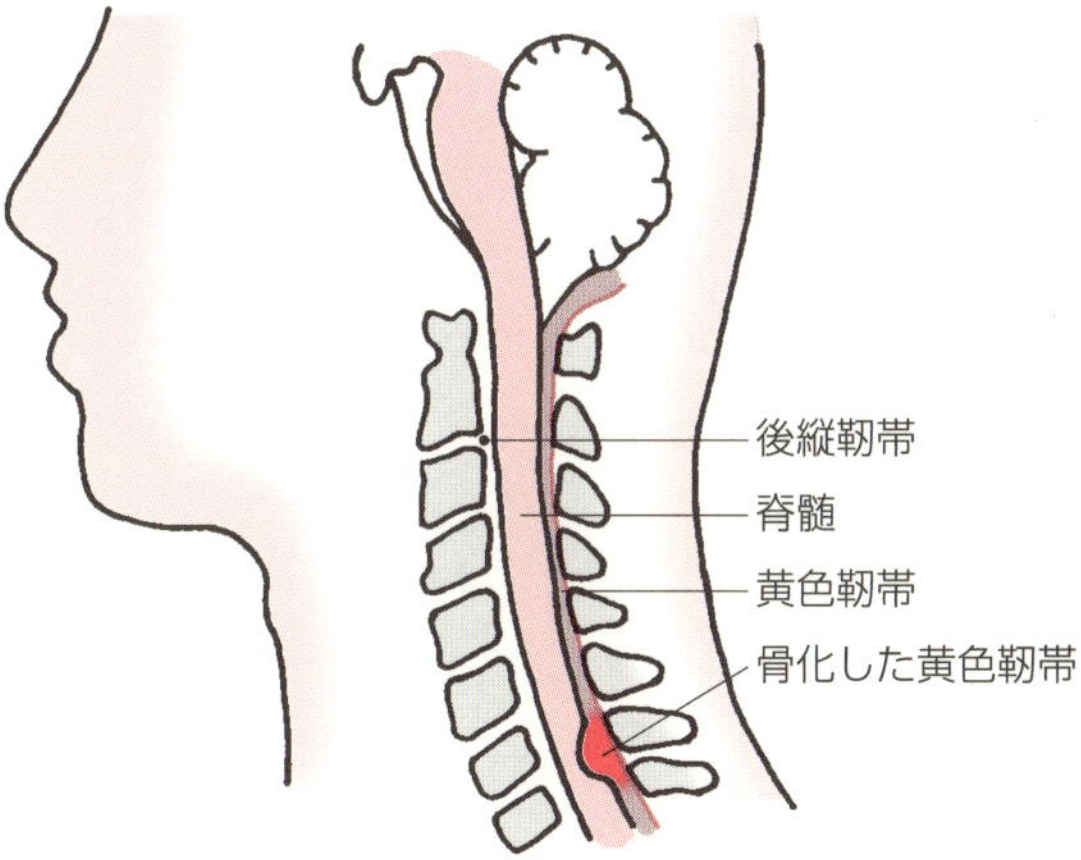

むち打ちで歩行困難!?
排せつの機能までが損なわれてしまう？

車の追突事故で起こりやすい疾患として以前から有名な「むち打ち損傷」は、正式には外傷性《がいしょうせい》頸《けい》部《ぶ》症候群《しょうこうぐん》ということもありますが、要は頸部の捻挫にすぎないことがほとんどなのです。

主な症状としては、捻挫症状として首から背中、時には腰にも痛みがあります。首を動かすと痛みが出たり増強したりします。腕から指にしびれや痛み、脱力などが伴うこともあります。

軽い捻挫であれば、数週間で自然に治りますが、まれに半年を過ぎても症状が回復しない場合もあります。頸椎《けいつい》が脱臼するなどして、脊髄《せきずい》までが障害されてしまっている時は頸髄損傷であり、肩から指先までのしびれとともに、歩行が困難になったり、膀胱や直腸の障害が起こったりします。しかし、これは単なる軽い追突事故では決して起こりません。

たかがむち打ち、されどむち打ち。

「たかがむち打ち」と侮っていると後々に様々な症状が出てくるとも言われますが、頸椎捻挫は決して重度の怪我ではないので、過度な心配は不要です。

首にもっと大きな力が加わる遊園地でのゴーカートの衝突やスポーツでの接触や転倒によって、症状が慢性難治化することはまずないことからも分かると思います。

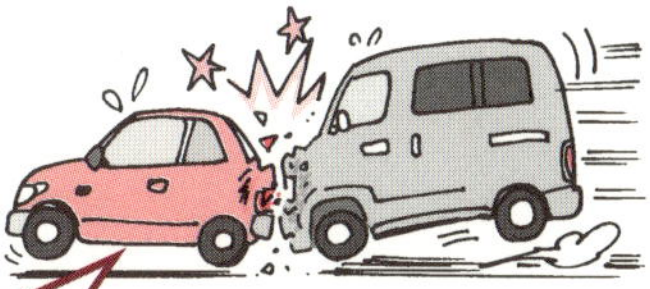

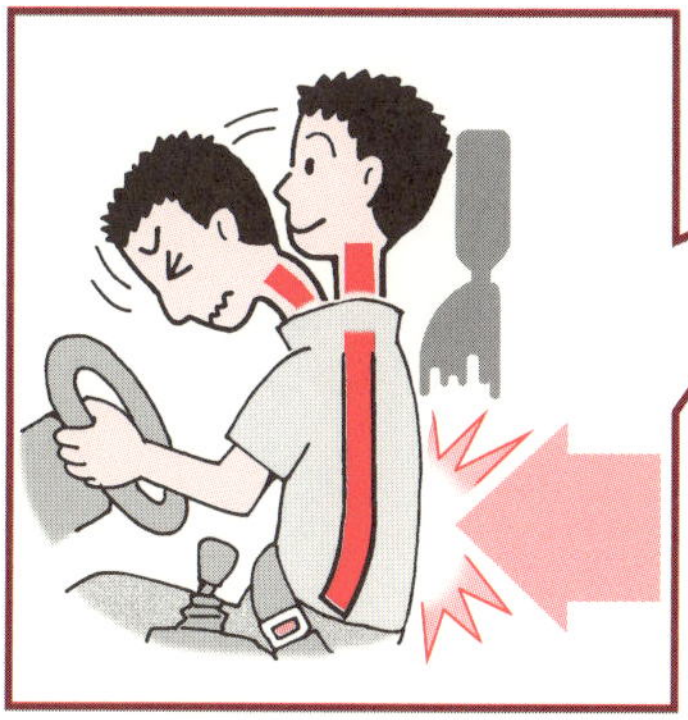

受傷後しばらくは、雨の日に痛みが強くなったり、めまいや頭痛や吐き気などを伴うこともありますが、間もなく良くなることがほとんどです。

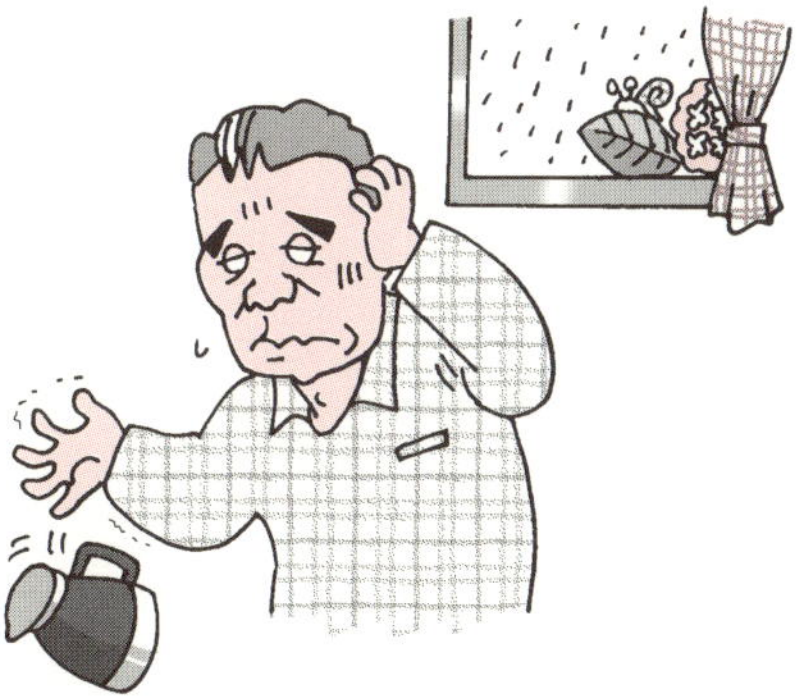

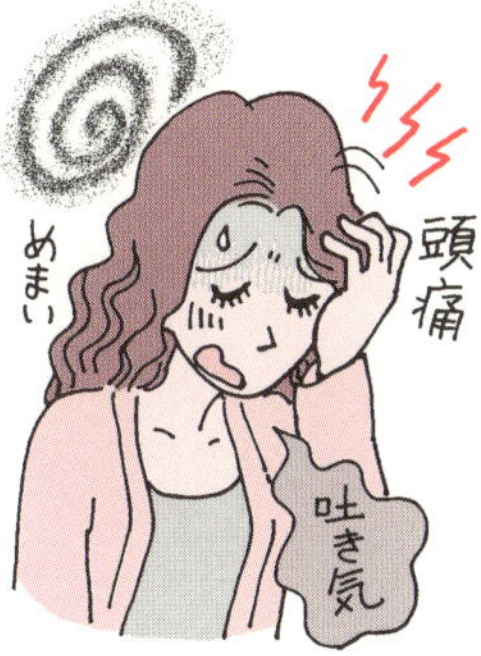

コラム3

枕は全身の健康のためにも厳選しましょう

頸椎《けいつい》の悪い人のほとんどが「横になると楽になる」と言いますが、それは頭の重さという負担から解放され、首を安静に保つことによって過敏になった神経が鎮静化し、症状の増悪を防ぐからです。

その「横になる」時に、合わない枕を使っていると、首周辺の筋肉に負担を掛けたり、頸椎の配列を悪くすることによって、これまでの症状を更に悪くする可能性があります。頸部の痛み、こりなどが現れるのは勿論ですが、頸椎を通る動脈が刺激されることで脳への血流が阻害され、めまいや頭痛などが出てくるおそれもあります。

首だけでなく、腕や手のしびれ、更には下肢の脱力やしびれなどの原因にもなりかねません。

正しい枕の高さは男性で 4 ～ 3.5 ㎝、女性で 3 ～ 2.5 ㎝と言われていますが、背骨の S 字カーブが崩れないことが第一条件としか言えません。仰臥位《ぎょうがい》（＊1）か側臥位《そくがい》（＊2）か、で頭と床との距離は違ってきますし、睡眠中じっと同じ寝方をしていることはないからです。頭の位置を安定させるには、柔らかすぎるよりも、そばがら程度の硬めのものがお勧めです。できるだけ実際にいろいろな枕で硬さや高さの試し寝をしてみるといいでしょう。

＊1 **仰臥位**…あお向けのこと
＊2 **側臥位**…横向きのこと

第3章

腰椎の病気

しびれや痛みをひき起こす腰（腰椎）の
病気の種類を見ていきましょう。

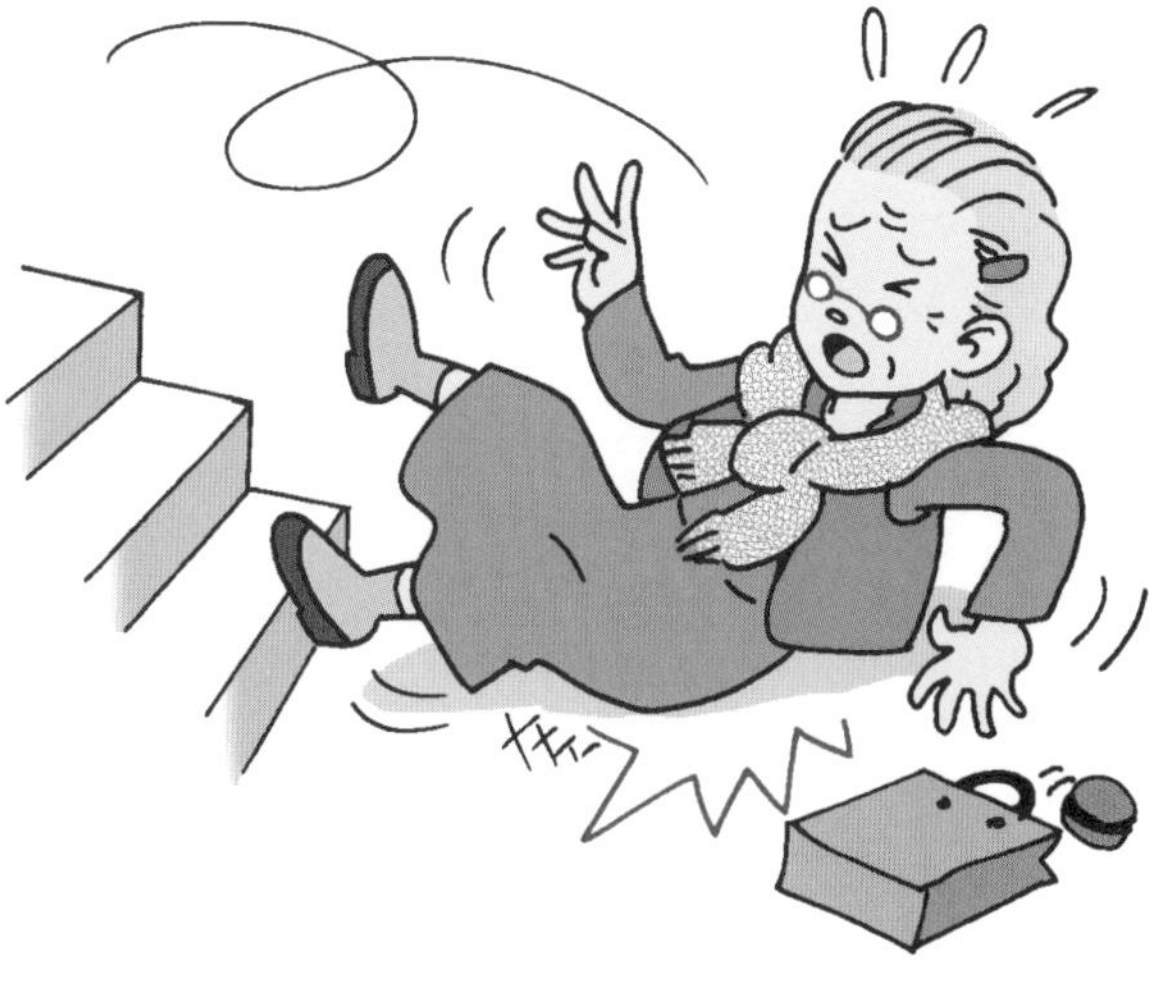

腰椎椎間板ヘルニアは、あお向けになって足をもち上げるだけでチェックできます

腰椎椎間板《ようついついかんばん》ヘルニアは、椎間板に亀裂が走り、内部の髄核《ずいかく》が時に繊維輪も伴って後ろに飛び出し、神経根を圧迫するために起こる疾患です。腰椎は全脊柱《せきちゅう》の中で体の重さのかかり方が最も大きく、日常動作による負担が掛かりやすいため、椎間板が最も障害を起こしやすい部分なのです。症状は、腰痛と下肢のしびれや痛みです。お尻の片側からつま先にかけて、電気が走るようなしびれと痛みが出現し、時には歩くことも困難になります。前に屈むと痛みが強くなり、咳やくしゃみをするだけでも症状が強く出るのが特徴です。

簡単な自己チェック法としては、あお向けになり、膝を伸ばして片足を上げていくという方法があります。腰椎にヘルニアがある場合は、少し上げただけで下肢に激痛（坐骨神経痛）が走るので、自分でも診断がつきます。好発年齢（＊）は20～50歳代と、比較的若年層に見られる疾患です。

＊**好発年齢**…病気や症状が発症しやすい年齢

ヘルニアの中でも最もポピュラーな腰椎椎間板ヘルニア

腰椎は体の重さのかかり方が最も大きく、日常動作による負担も大きいため、椎間板が最も障害を起こしやすい部分です。

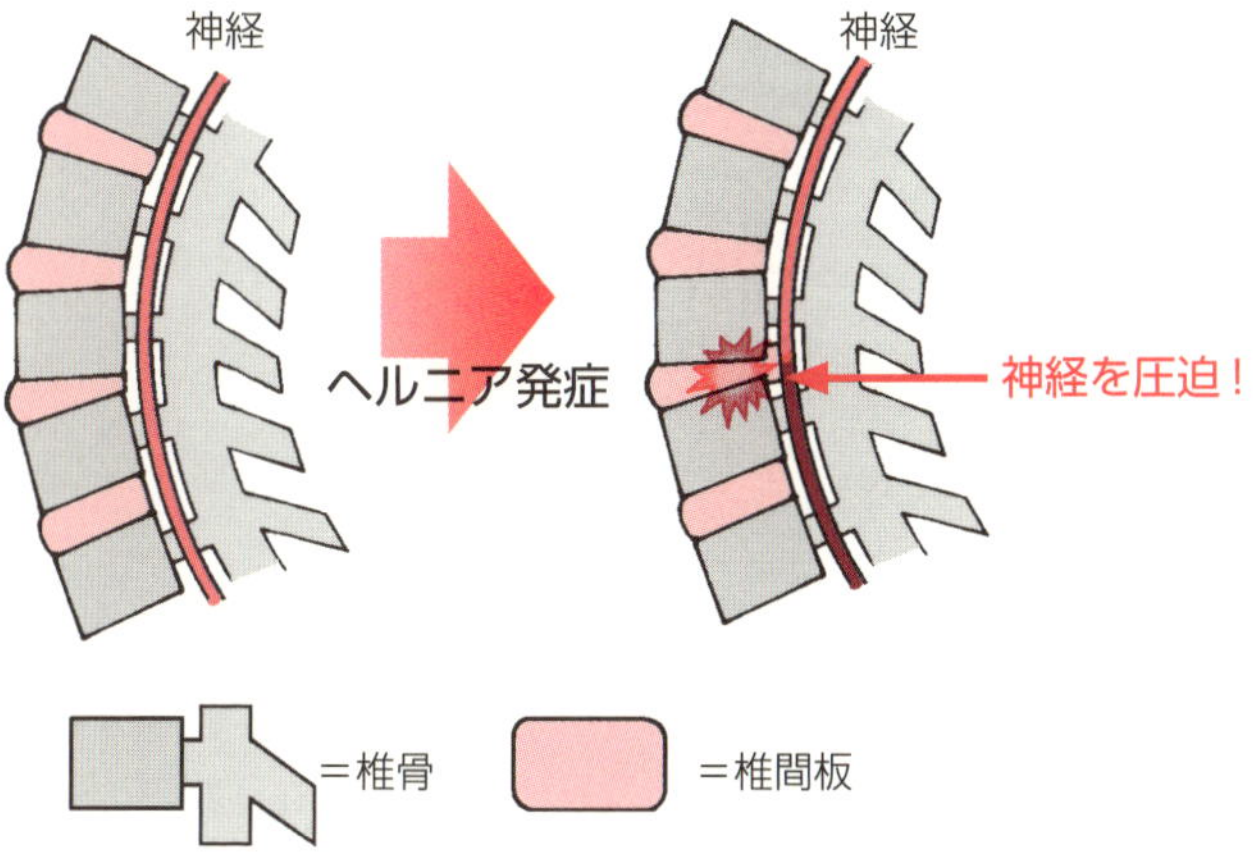

<チェック>

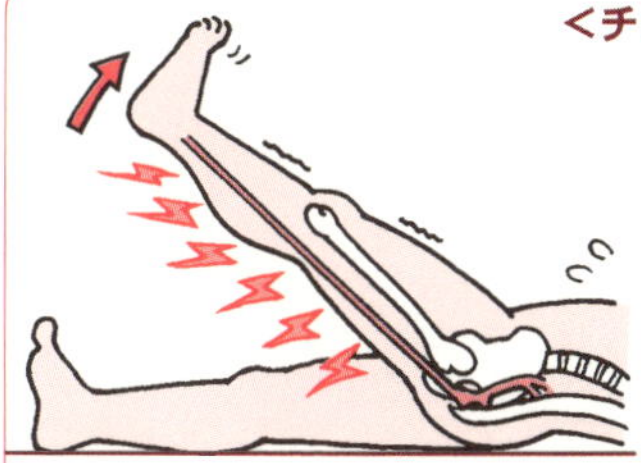

脚を伸ばしたまま片脚を上げると、腰から下肢の裏側にかけて痛みが走ります。

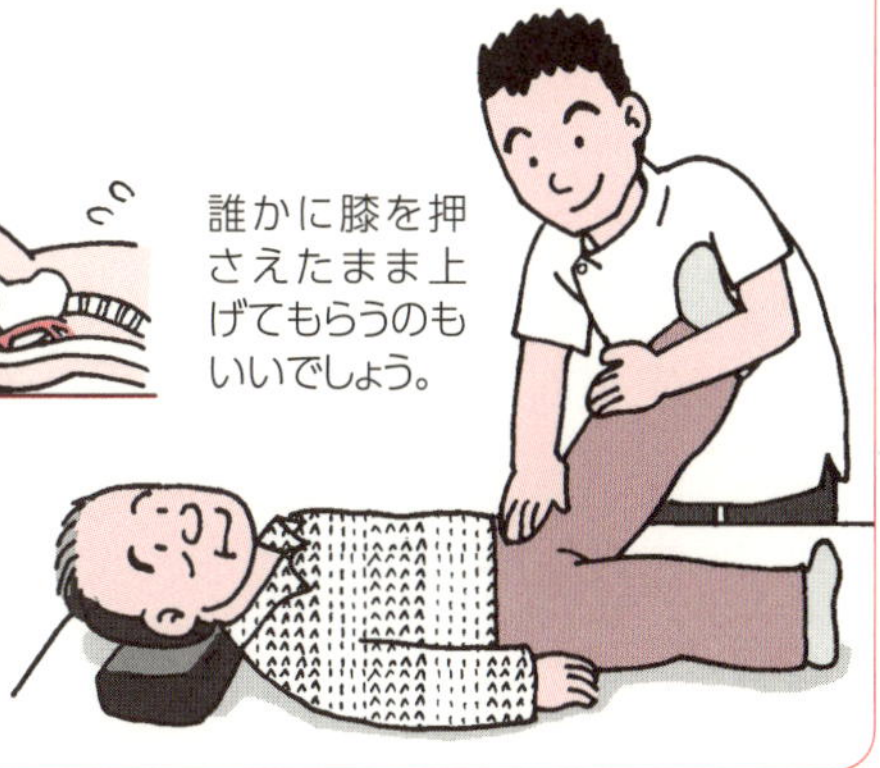

誰かに膝を押さえたまま上げてもらうのもいいでしょう。

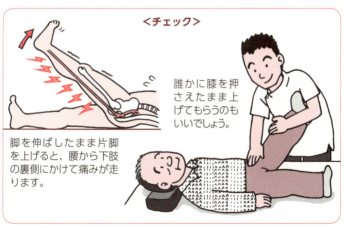

腰部変形性脊椎症の症状は、動きはじめに強く、徐々に和らぐのが特徴です

加齢により椎間板が劣化し、クッションの役目を果たさなくなってくると、それを補うため椎骨《ついこつ》が骨棘《こつきょく》というものを作り出して、互いに支え合おうとします。しかし、それが逆に周囲の神経を刺激して、しびれや痛みを発生させてしまうのが変形性脊椎症《へんけいせいせきついしょう》です。

変形性脊椎症が、頸椎《けいつい》で起こるものを頸部変形性脊椎症《けいぶへんけいせいせきついしょう》、そして腰部で起こるものを腰部変形性脊椎症《ようぶへんけいせいせきついしょう》と呼びます。腰部では、立ち上がる時など動作のはじめに腰に強い痛みを感じますが、動き続けているとその痛みが徐々に和らいでくるのが特徴です。また、腰から下肢にかけて、しびれや冷感、重だるさを感じることがあります。しびれや痛みは腰からお尻にかけて広い範囲に感じ、症状のある箇所を聞かれると、局所的にはっきりとは示すことは難しいようですが、「この辺」と曖昧に示すことはできますので、診断の助けになります。

動き続けていることで徐々に痛みが和らいでくる腰部変形性脊椎症

動きはじめの動作時に強い痛みがあるのが特徴です。

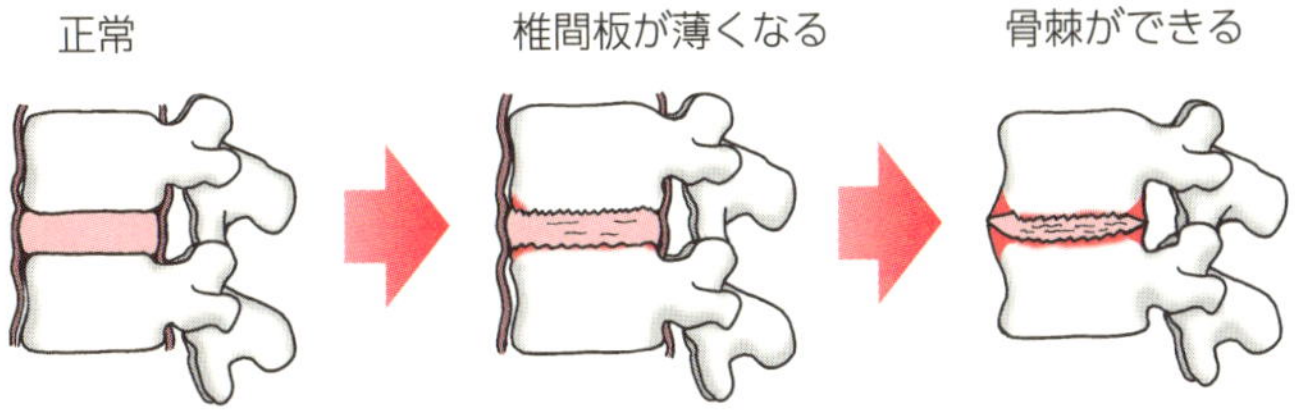

腰部変形性脊椎症とは？

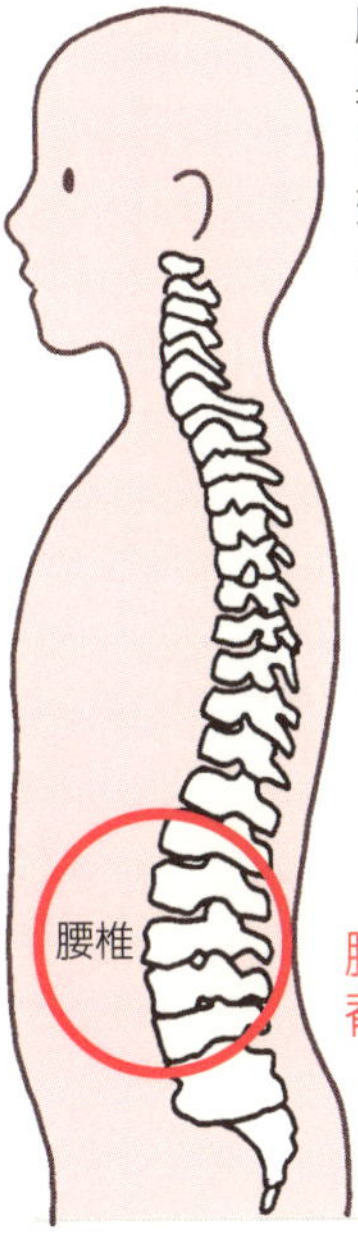

腰は腰椎から骨盤までの間を指します。腰椎が上半身の重みを支え、体全体の移動を可能にしています。「腰部変形性脊椎症」は加齢などによって椎間板が薄くなったり、骨棘ができ、それらによって発症する病気をいいます。

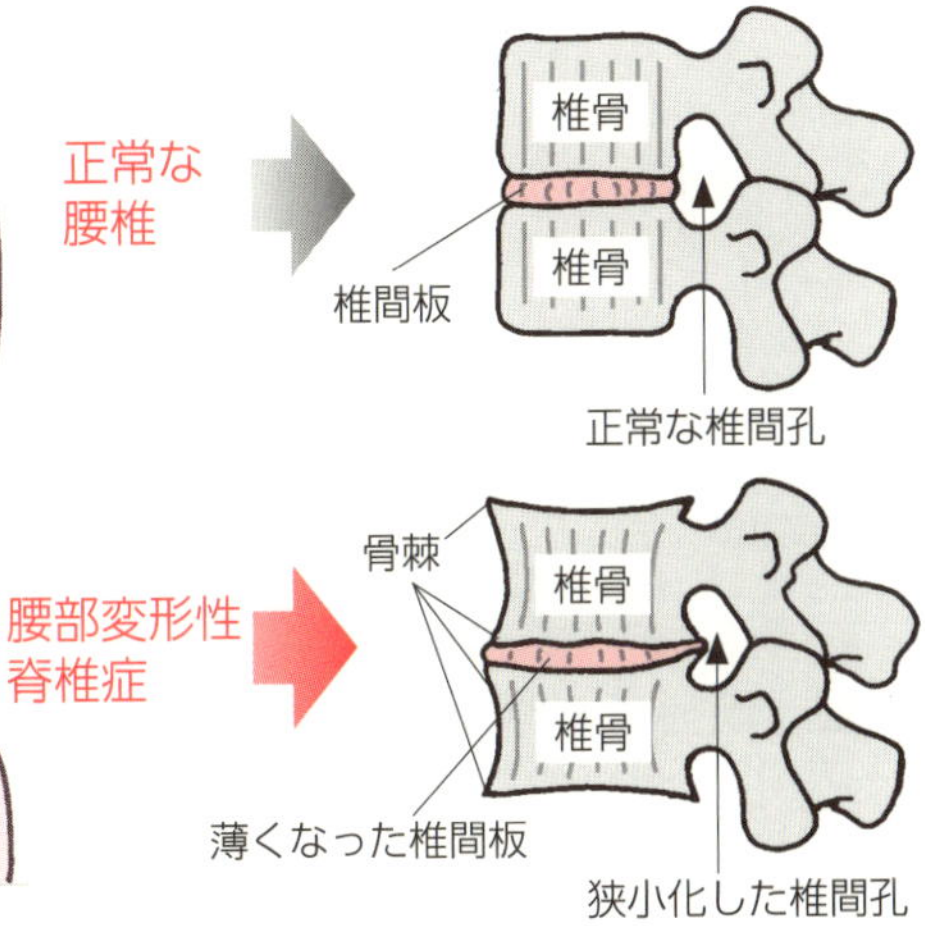

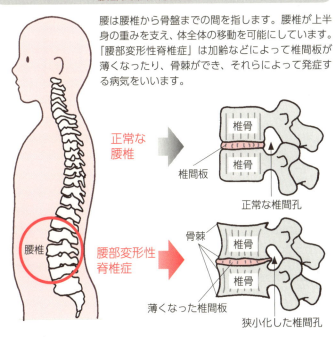

脊椎分離すべり症は、分離症とすべり症の二段階に分けられる疾患です

脊椎《せきつい》分離《ぶんり》すべり症は、分離症とすべり症の二段階に分けられる疾患で、どちらも腰に見られます。分離症は腰椎の関節突起間部が分離する病気で、激しいスポーツなどでの疲労骨折が原因と言われています。すべり症は脊椎分離、さらに力学的なストレスや加齢による椎間板の異常が加わった結果、分離した上位の椎骨が前方にすべってしまう病気です。分離症の場合は、腰を曲げたり反ったりする時に腰痛を感じることがありますが、骨が分離している部分の痛みに限定され、下肢のしびれなどの症状が見られるのはまれです。分離があっても無症状であることも多く、スポーツや労働を激しく行った場合にだけ症状を発症するのがほとんどです。しかし、すべり症に進行した場合は、比較的強い腰痛に加えて下肢のしびれや痛みなどの症状を伴います。安静時には症状は出ませんが、動作時や立っている時に痛みやしびれが強くなるのが特徴です。

下肢にしびれを伴うのは主にすべり症です

分離症では無症状であることも多いのですが、すべり症に進行した場合は、腰痛に加えて下肢のしびれや痛みなどの症状を伴います。

脊椎分離症

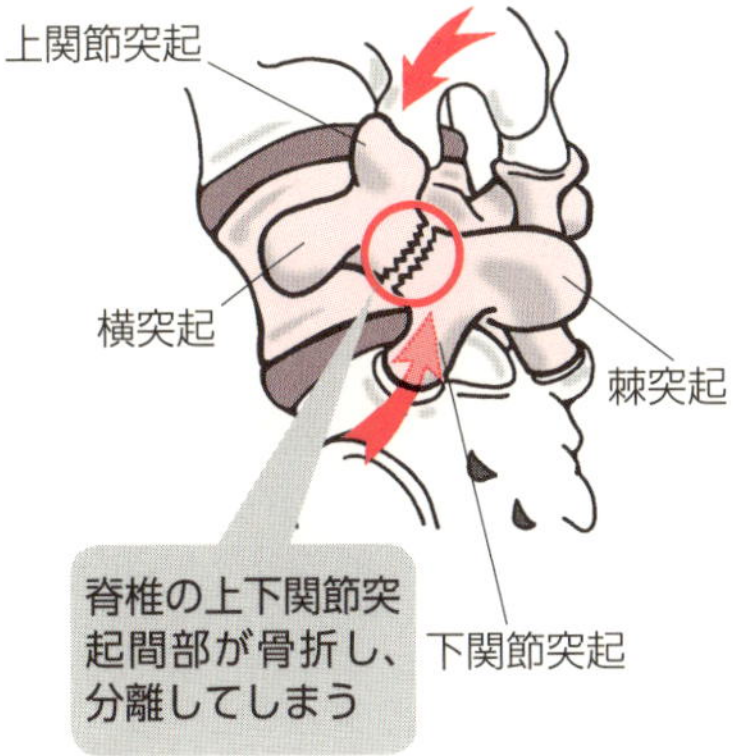

脊椎分離すべり症

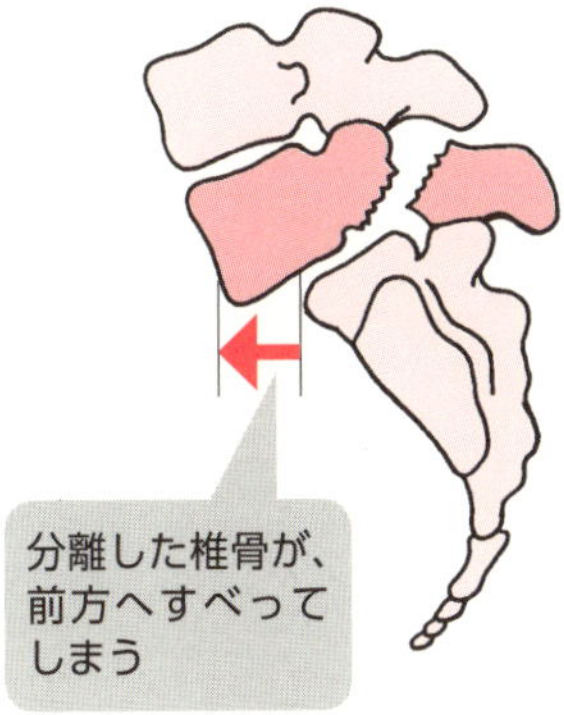

＜こんな時に症状が出ます＞

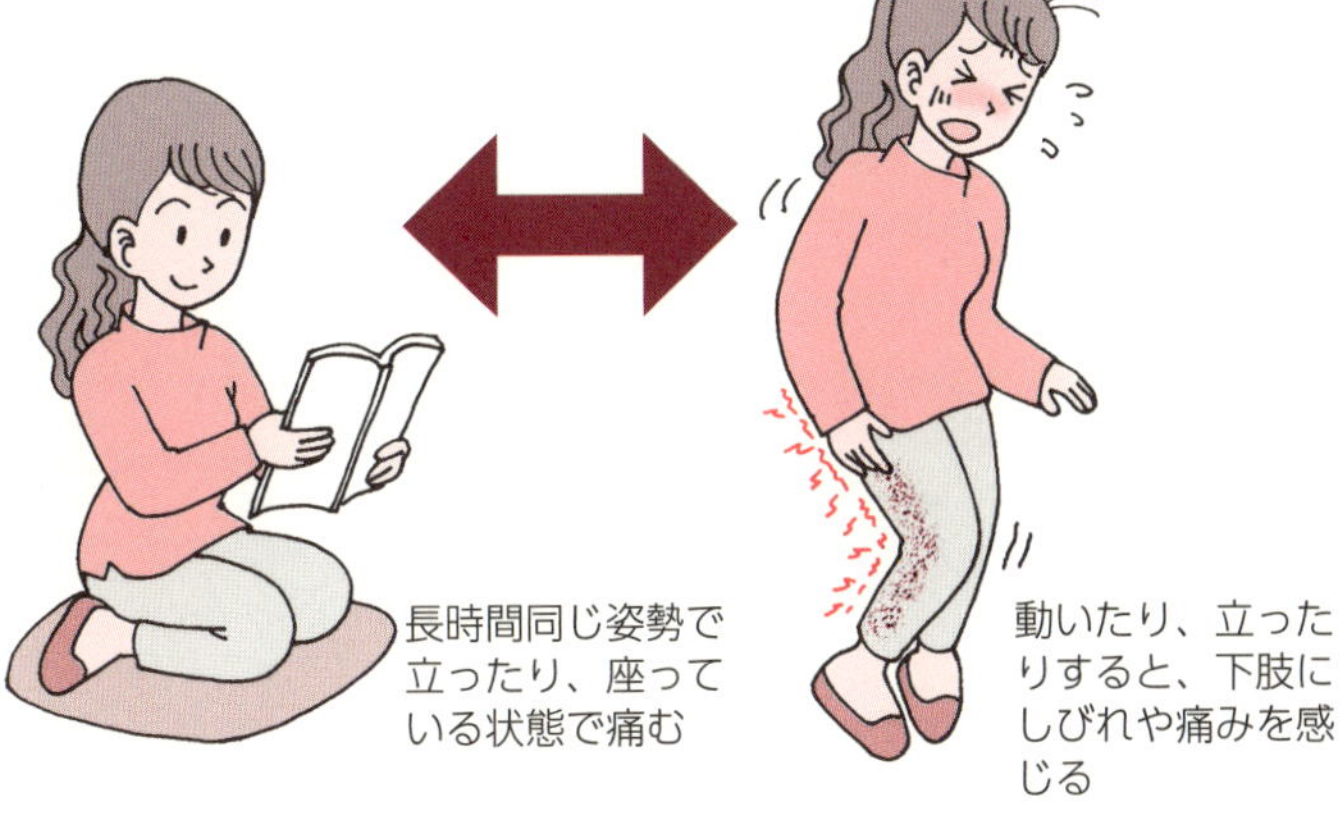
長時間同じ姿勢で立ったり、座っている状態で痛む
動いたり、立ったりすると、下肢にしびれや痛みを感じる

歩行時にしびれを感じ、前に屈むと治まれば腰部脊柱管狭窄症です

脊柱管狭窄症《せきちゅうかんきょうさくしょう》は、様々な要因によって脊柱管が狭くなり、そこを通る神経が圧迫されてしびれや痛みなどの症状を引き起こす疾患です。これが腰部に起こると、腰《よう》部《ぶ》脊柱管狭窄症《せきちゅうかんきょうさくしょう》と呼ばれます。

腰部では変形性脊椎症や変性すべり症を基盤として生じる狭窄症が圧倒的に多く、高齢化社会の今、手術患者が増えています。

事実、下肢のしびれや痛みによる間欠性《かんけつせい》跛《は》行《こう》が日常生活を脅かすようになり、除圧手術（＊）を要することが多くなりつつあります。「歩行不能→寝たきり生活への進行」を予防するためです。

代表的な症状の間欠性跛行とは、歩いていると下肢にしびれや痛みを感じ、少し腰を折り曲げたり、座ったりして休むと症状は消えて、また歩けるようになる症状をいいます。こうして休み休みならば長道も結構歩けます。

＊**除圧手術**…神経の圧迫を取り除く手術

間欠性跛行が特徴的な腰部脊柱管狭窄症

反り気味の姿勢で立っていることで脊柱管はよけいに狭くなります。その姿勢が長時間に及ぶと神経への血行が妨げられるため、ついに発症に至ります。
しかし、腰を前に曲げると脊柱管がやや広がるため、神経や血管が解放されて症状が消失します。安静にしている時にも、あまり症状は出ません。とは言え、重篤化していくことによって歩ける距離はしだいに短くなり、やがて立ち上がるだけでも症状が出るようになってしまいます。間欠性跛行はこの疾患の特徴的な症状なので、すぐに気付くことができるでしょう。

しばらく歩くと下肢のしびれや痛みのため、思うように歩けなくなりますが、前かがみで立ち止まったりベンチに座ったりしてしばらく休むと再び歩けるようになります（間欠性跛行）。

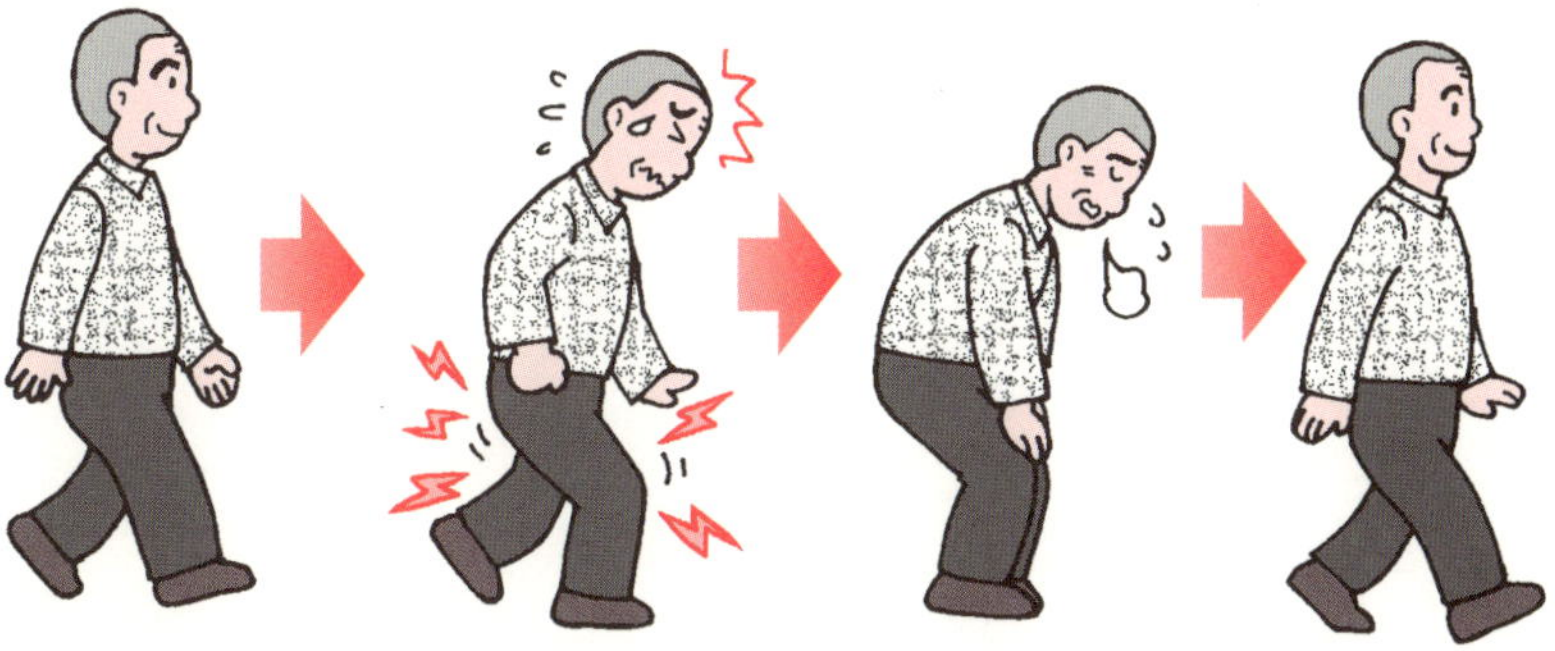

歩きはじめは普通

しばらくすると、下肢にしびれや痛みが出て歩きづらくなり

前かがみで休んだり座ったりすると、再び歩けるようになります

骨粗鬆症が原因となり、少しの衝撃でつぶれてしまう胸・腰椎圧迫骨折

胸腰椎圧迫骨折《きょうようついあっぱくこっせつ》は、脊椎《せきつい》を作っている椎骨《ついこつ》が骨折してつぶれてしまう疾患です。無理な姿勢を続けたり、少しの転倒や尻もち程度の衝撃でも起こります。

圧倒的に多いのは女性の高齢者で、加齢とともに骨がもろくなる骨粗鬆症《こつそしょうしょう》が原因です。骨折部位は、主に胸椎の下位のあたりから上位の腰椎あたりの椎骨に多いので、胸腰椎圧迫骨折と呼ばれます。症状としては背腰部から臀部までに強い痛みが現れ、骨折のしかたによっては下肢に分布する神経を圧迫し、下肢のしびれや歩行困難が起こります。骨折の度合いによっては下半身に強い麻痺を起こしたり、排せつが困難になったり失禁する可能性もあるので、注意しなければなりません。

手術をして治療をすれば患部は治りますが、骨粗鬆症が進んでいる場合などは、少しの衝撃で他の椎骨に別の骨折が起こらないとも限りません。

まずは骨粗鬆症の予防に努めましょう！

食べ物や薬などによる骨粗鬆症の予防が最重要です。

足元に自信がなくなってきたら杖を使うなどして怪我の予防に心掛ける必要があります。

また、体動、運動は筋肉を鍛えるだけではなく、骨の強化にも重要です！

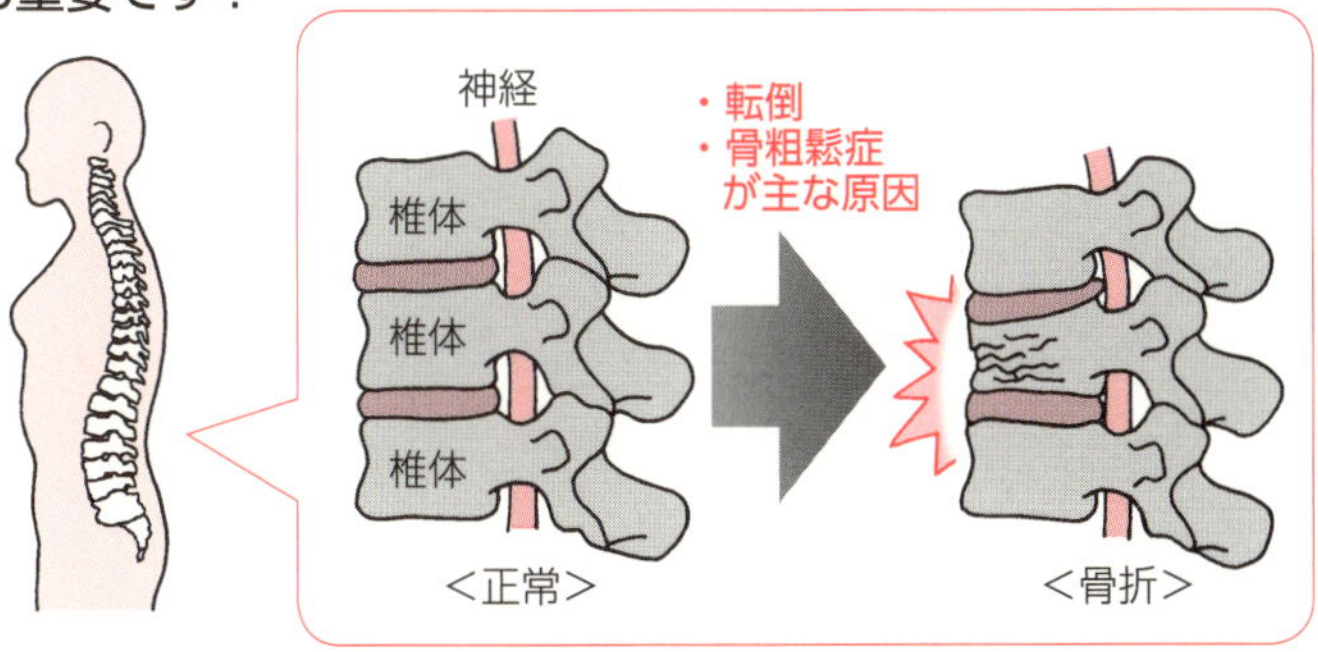

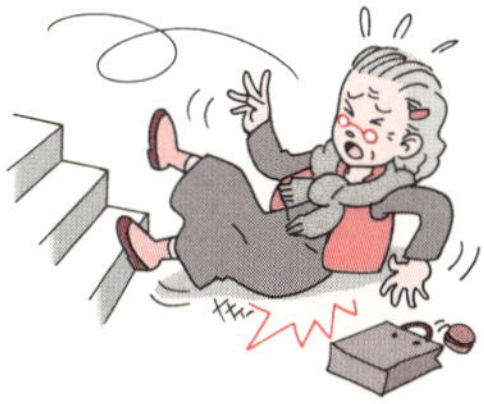

体動、運動は筋肉を鍛えるだけではなく、骨の強化にも有効です！

●骨粗鬆症予防のためのカルシウム、ビタミン類摂取目標量

栄養素	摂取目標量(1日)	含有量が多い食品
カルシウム	800 mg以上	牛乳、乳製品、小魚、チンゲン菜、大豆など
ビタミンD	400 ～ 800IU (10 ～ 20μg)	サーモン、ウナギ、サンマ、イサキなど
ビタミンK	250 ～ 300μg	卵、ほうれん草、納豆、キャベツなど

コラム４

舌にも様々な要因でしびれが起こる

「舌のしびれ」というものがあります。

ジンジンとしたしびれ、火傷したようなピリピリとするしびれ、擦れたようなヒリヒリとしたしびれなど、感じ方も様々です。

考えられる原因は、鉄分不足、亜鉛欠乏症、糖尿病、ウイルス感染、顔面神経痛、舌痛症などがあります。鉄分や亜鉛の不足が理由の場合、鉄分不足では貧血や動悸、めまい、亜鉛不足の場合は脱毛や皮膚の変色や味覚異常など、他にも身体的症状が現れます。

「糖尿病」では、合併症による神経障害症状の一つです。

「顔面神経痛」は、顔の知覚を担っている三叉神経が帯状疱疹ウイルスなどにより障害されて起こる症状で、舌のしびれもその中に含まれます。

「舌痛症」は原因不明で舌がしびれる疾患です。検査しても何の異常も認められないまま症状のみが続くため、現在のところ心身症の類に含まれています。

第4章

肩から腕にかけての病気

この章では、肩から腕にかけてしびれを起こす病気と
その他の病気の原因を見ていきましょう。

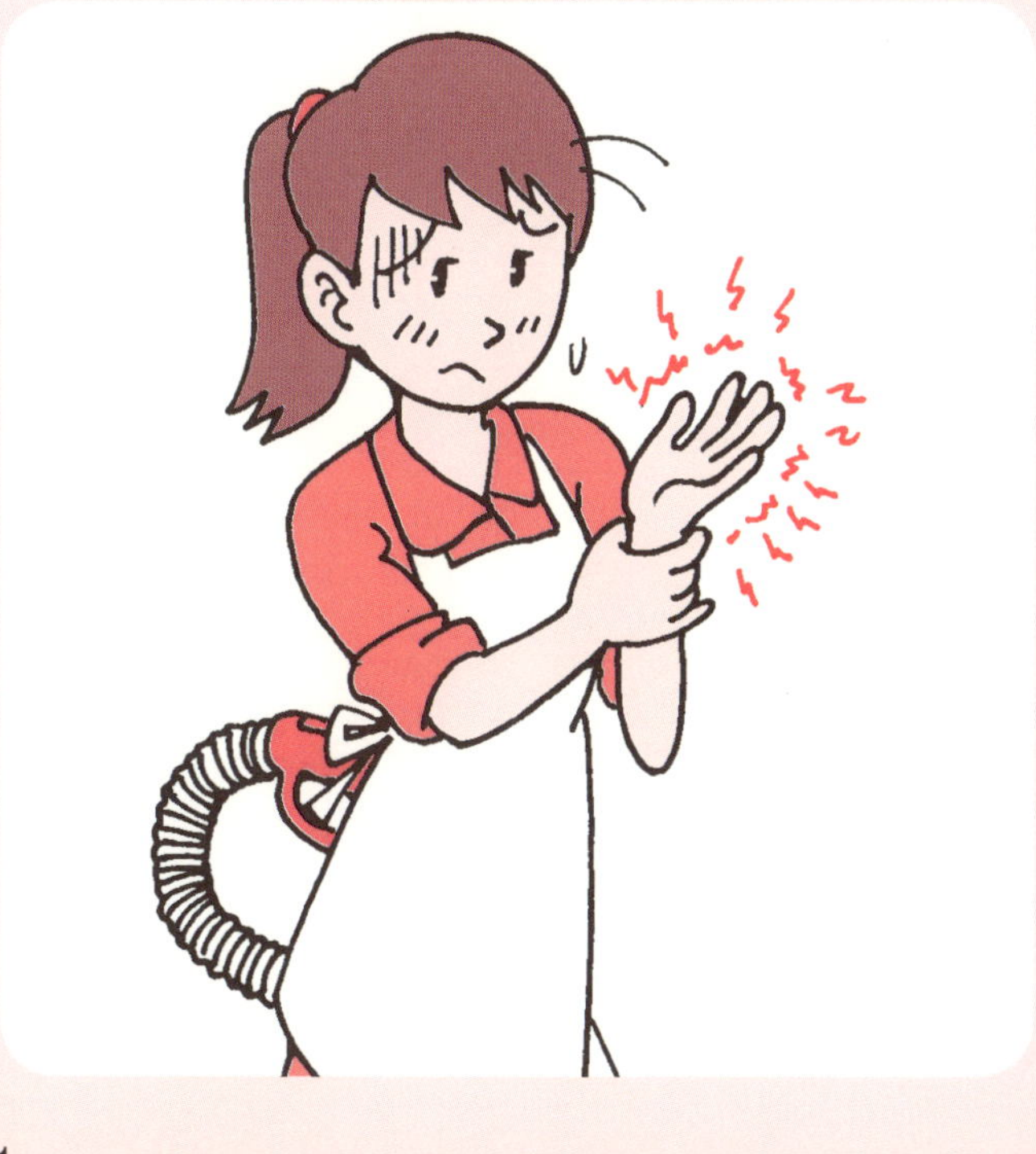

様々な原因で起こる胸郭出口症候群では、腕を長く上げていると掌が変色することも

胸郭《きょうかく》出《で》口《ぐち》症候群《しょうこうぐん》は、第一肋骨の奇形（頸肋《けいろく》）によることもありますが、主には首から肩の付け根にある前斜角筋と中斜角筋、そしてもっと先で、鎖骨の下にある小胸筋が何らかの原因で緊張を起こし、その間を通っている腕の神経や血管を圧迫することで、腕のしびれや痛みを引き起こす疾患です。

その他にも、悪い姿勢により鎖骨の位置が下がり、それが腕の神経を過度に引っ張り、症状を起こしている場合もあります。

最初は腕にしびれやだるさを感じる程度ですが、やがて首や肩に痛みやこりが現れます。

まれには、肘を曲げて腕を上げるような動作をするだけでも激しい痛みを感じるようになったり、その姿勢を長く保持していると、腕や手の色が蒼白から紫色に変化してくることもあります。

筋肉が神経を圧迫し、吊り革につかまるのもつらくなる？

首が長く、なで肩の女性に多く見られる症状です。

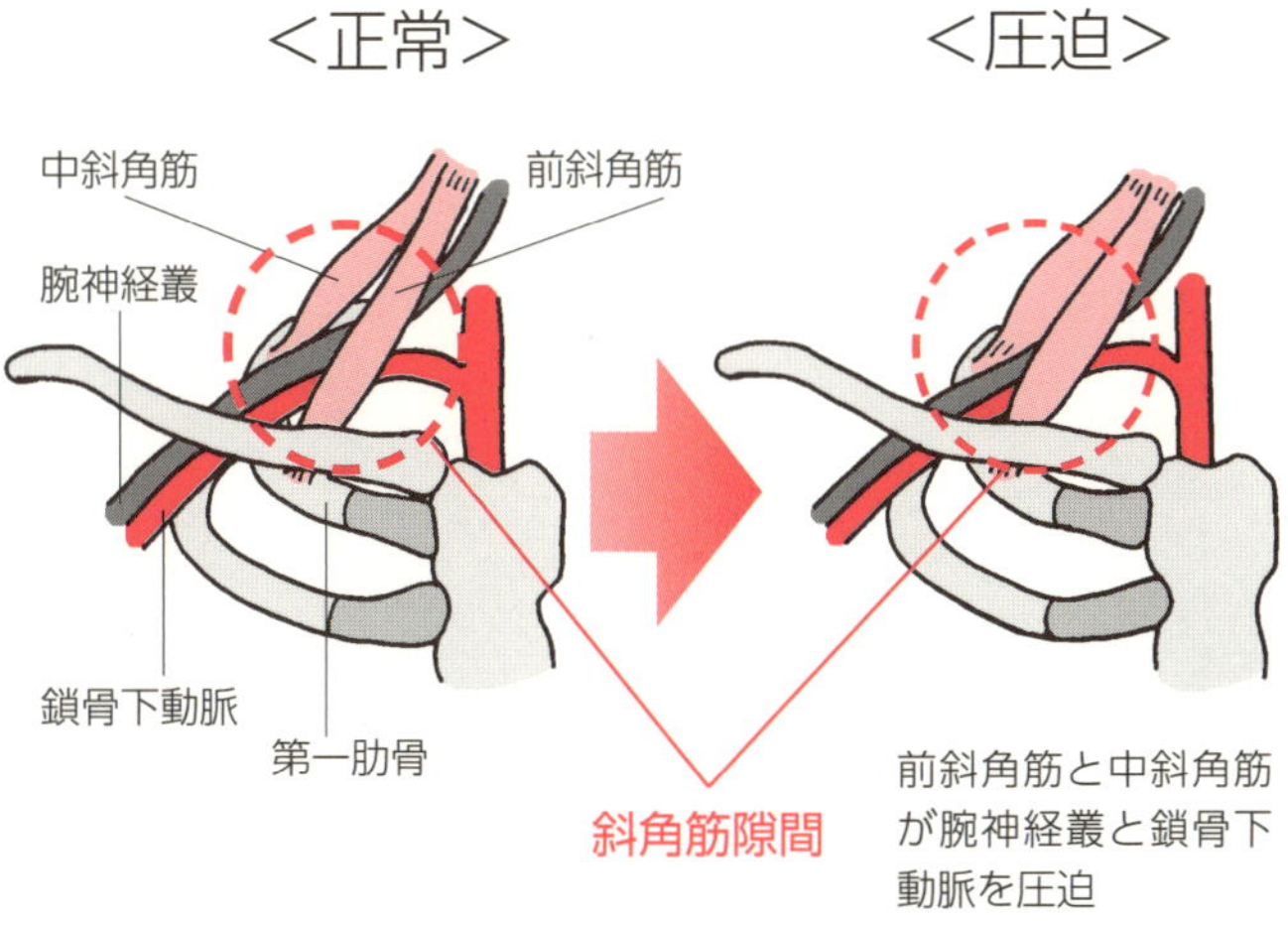

前斜角筋と中斜角筋が腕神経叢と鎖骨下動脈を圧迫

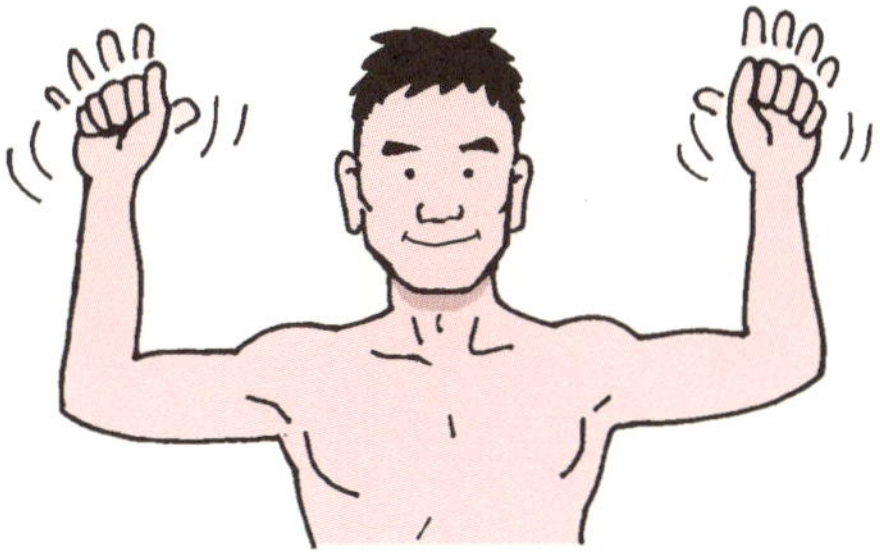

＜チェック＞

両肘を曲げて手を上げ、両手を結んだり開いたりしてみましょう。
その最中に首や肩や腕に痛みが出たら注意！

病名のつかないしびれ、痛み、こりなど全てが含まれる頸肩腕症候群

頸肩腕症候群《けいけんわんしょうこうぐん》は、なにやら重々しげな病名ですが、実際には首、肩、腕にしびれや痛みなどの症状があるものの、原因がはっきりとわからずに診断がつきにくい症候群の総称です。

つまり他の整形外科的な疾患である頸部の変形性脊椎症《へんけいせいせきついしょう》、椎間板ヘルニア、脊《せき》柱靭帯骨化症《ちゅうじんたいこつかしょう》などを除いたその他の疾患で起こる肩こり、痛み、しびれ、筋肉痛などが全てあてはまります。これはデスクワークの仕事をしている人に極めて多く見られる疾患です。つまり一定の姿勢を保持したまま長時間作業をしていることで筋肉などが過労状態に陥って発症するのです。一般的な症状としては、上肢のしびれ、痛み、肩こりなどが見られますが、酷くなると頭痛、めまい、冷えなどに加え、手指が白くなってしまうレイノー現象や、睡眠障害や抑うつなどの精神症状にも及びます。

原因を特定するのが難しい頸肩腕症候群

肩こり、腕や手の痛み、しびれ、筋肉痛、腱炎などが全てあてはまるため、多くの人が悩まされている症状でしょう。

抜け出せない悪循環

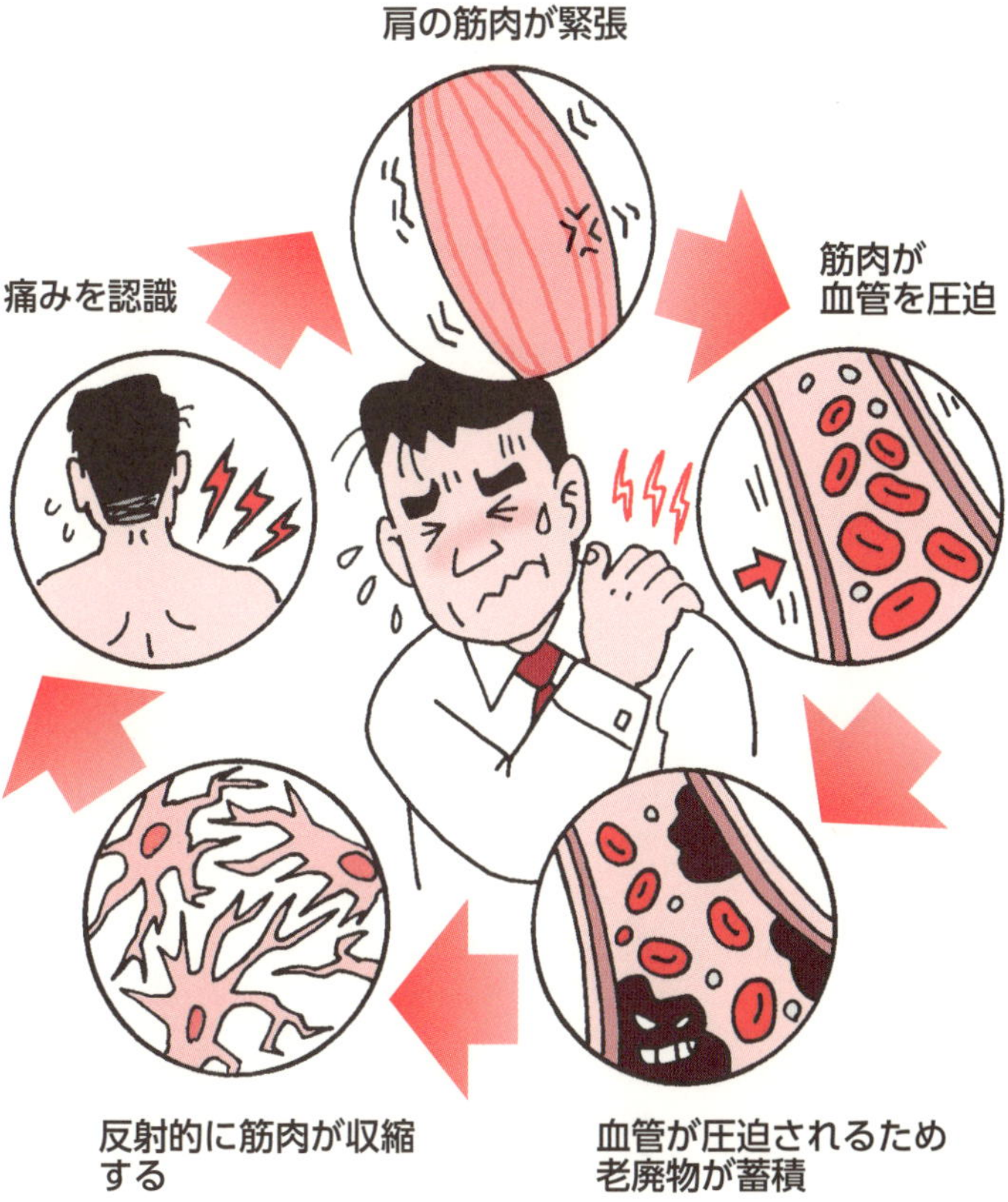
肩の筋肉が緊張
筋肉が
血管を圧迫
血管が圧迫されるため
老廃物が蓄積
反射的に筋肉が収縮
する
痛みを認識

頑固な頸肩腕症候群の肩こりには、生活習慣や身の回りの環境を改善！

頸肩腕症候群《けいけんわんしょうこうぐん》での肩こりは、慢性的かつ長期にわたって改善が見られない重度の肩こりと言えます。つまりは生活習慣病なのです。家事やデスクワークなどの日常生活だけでも、首や肩甲骨周辺は長時間にわたって重い頭を支え続け、指先の細かい作業を続けなければなりません。そのためにしっかりと脇を固めている必要があります。まして現在はスマートフォンの普及で、ほとんどの人が一日中猫背になって、体を動かすことなく肩に負担を掛け続けています。これでは肩がこらない方が不思議と言えます。

肩こりの改善方法として温めたり首を牽引する物理療法、ストレッチやヨガなどの運動療法、酷い時には非ステロイド性消炎鎮痛薬やトリガーポイント注射などの薬物療法、様々な方法がありますが、これらの治療法だけでは効果が持続しない場合には、生活習慣を変えて予防に努めましょう。

日常的な姿勢に気を付けて、根本的な解消を目指しましょう

肩こりがなかなか治らない理由は、生活の中で自ずと肩こりを強くするような行動をしているからです。人間本来の動物に立ちかえり、体全体を動かし、緊張しつづけてこった筋肉をほぐし、血液の循環を良くすることが大切です。

仕事では適宜休み時間を設けたり、寒さ対策や夏の過冷房を避けることなど、生活のパターンや身の回りの家具などにも改善の目を向けます。先に挙げた治療法だけでは根本的な解決策にはならないからです。

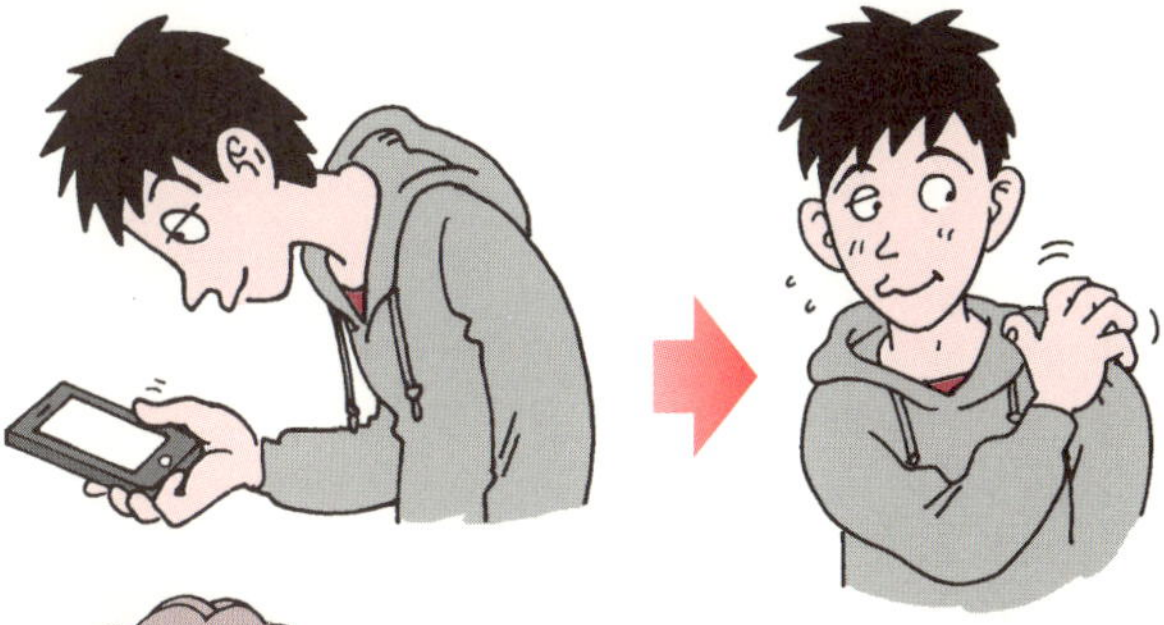

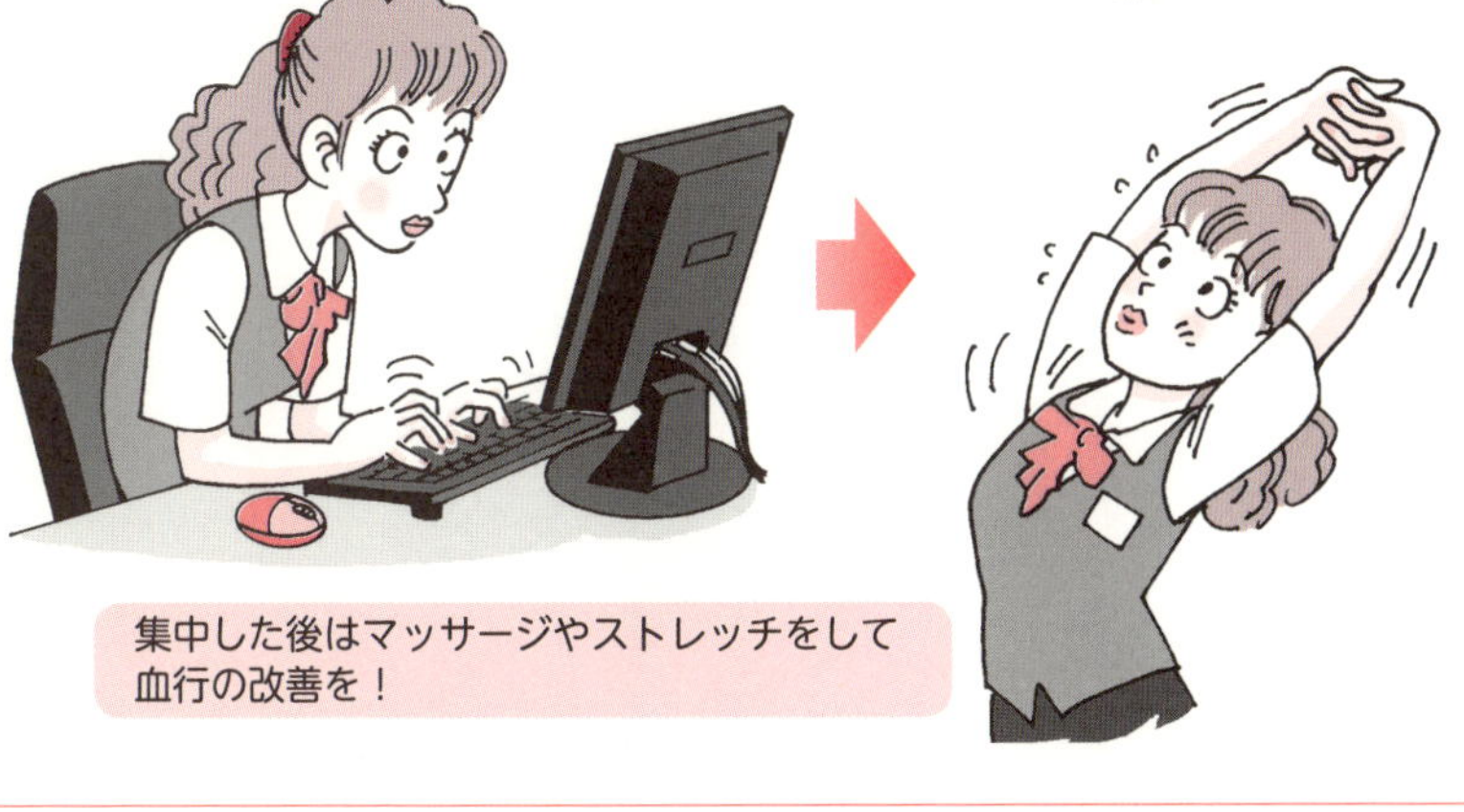

集中した後はマッサージやストレッチをして血行の改善を！

頸肩腕症候群による上肢のしびれ、痛みの改善は、気長にのんびりと

頸肩腕症候群《けいけんわんしょうこうぐん》による上肢のしびれや痛みが出てきた時には、まずは安静、休息を取ることです。筋肉の過緊張によって血管が狭められ、血行不良を起こしている場合は、筋肉の緊張を和らげ、血管を広げて血流を改善する必要があるからです。この場合でも、緊急に治療する必要はなく、まずは温めたり、リラックスできる状態を作り出します。その方が早期の改善が望めます。

原因としては、同じ姿勢で長時間過ごしているために起こる筋肉疲労や、姿勢の悪さも加わっての血行不良、そして心身の緊張を強いるストレスなどが考えられます。ですから、まずは何らかの熱源によって患部や全身を温め、血行を促進させるのです。しびれや痛みがどうしても耐えられない場合は、神経ブロックなどの注射があります。それらと同時に自動運動やリハビリで改善を目指していくのが良いでしょう。

いざという時には薬物療法がありますが、基本は焦らずゆっくりと

日常生活を送ることに困難を感じる時は、無理せず医療機関へ。

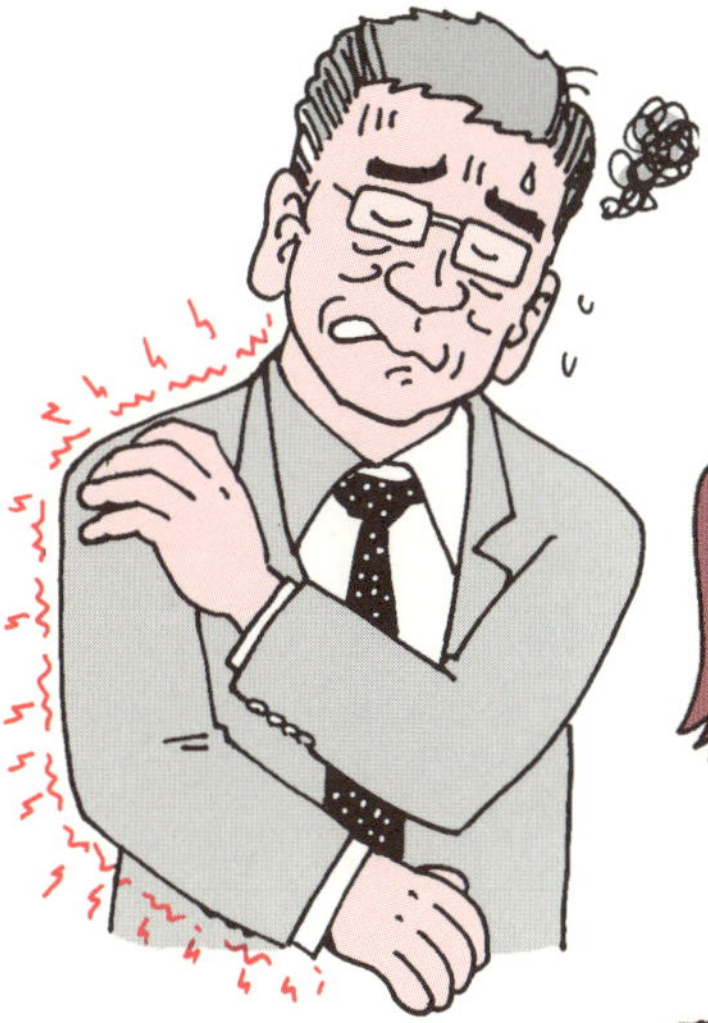

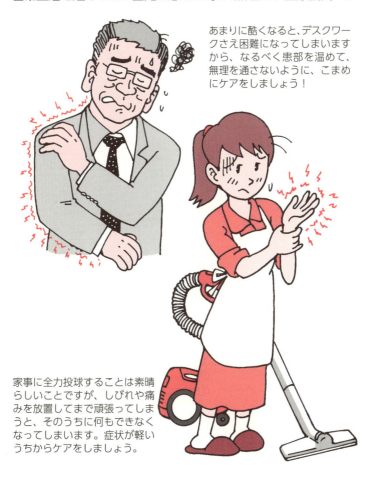

あまりに酷くなると、デスクワークさえ困難になってしまいますから、なるべく患部を温めて、無理を通さないように、こまめにケアをしましょう！

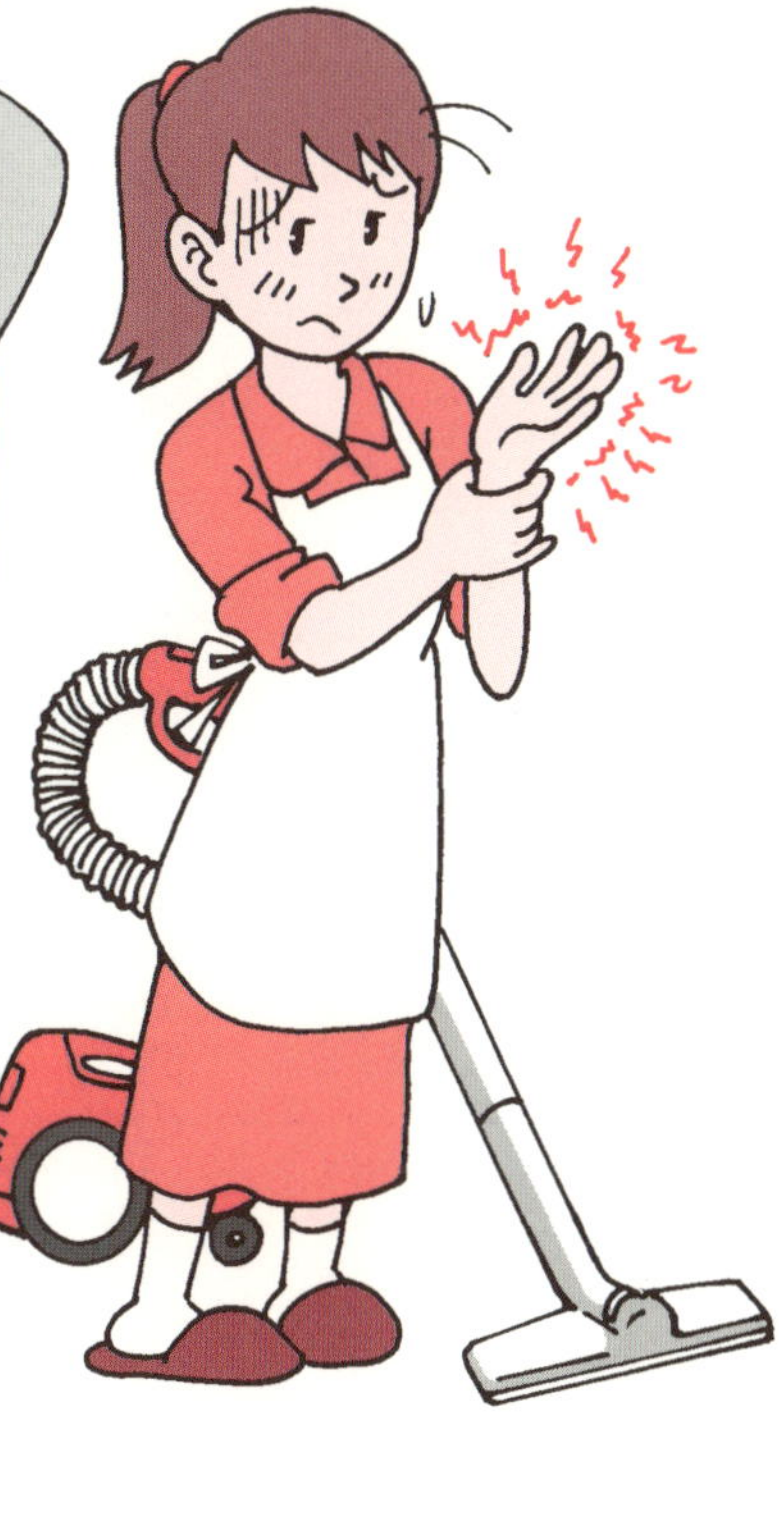

家事に全力投球することは素晴らしいことですが、しびれや痛みを放置してまで頑張ってしまうと、そのうちに何もできなくなってしまいます。症状が軽いうちからケアをしましょう。

肩や腕のしびれや痛みには まずは血行の改善を！

しびれを感じて医療機関で検査をし、肩関節や脊椎《せきつい》の疾患ではないと診断されたなら、肩や背中のこりや痛みはおそらく筋肉の血行不良が原因でしょう。

悪い姿勢を続けていると、首や肩に負荷が掛かり、疲労から筋肉が硬く収縮します。その部分がこりとなって固まり、血管を圧迫します。

圧迫された血管は、水の流れるホースが途中で踏みつけられた時のように、血の流れが滞ってしまいます。

すると疲労物質が排出されずに溜まる上に、血液と酸素が供給されない筋肉がますます硬くなり、肩や背中がこったり痛んだりします。硬くなった筋肉に末梢神経が圧迫されると、しびれが出ることもあります。

その状態を改善するためには、まずは肩や全身の血行を良くすることが大切です。

ビタミンEは血管を丈夫にしてくれるので、積極的に摂取しましょう

姿勢の改善や適度な運動を心がけ、ビタミンEが豊富な食べ物を取るようにしましょう。

ビタミンEを多く含む食品（※100gあたり）

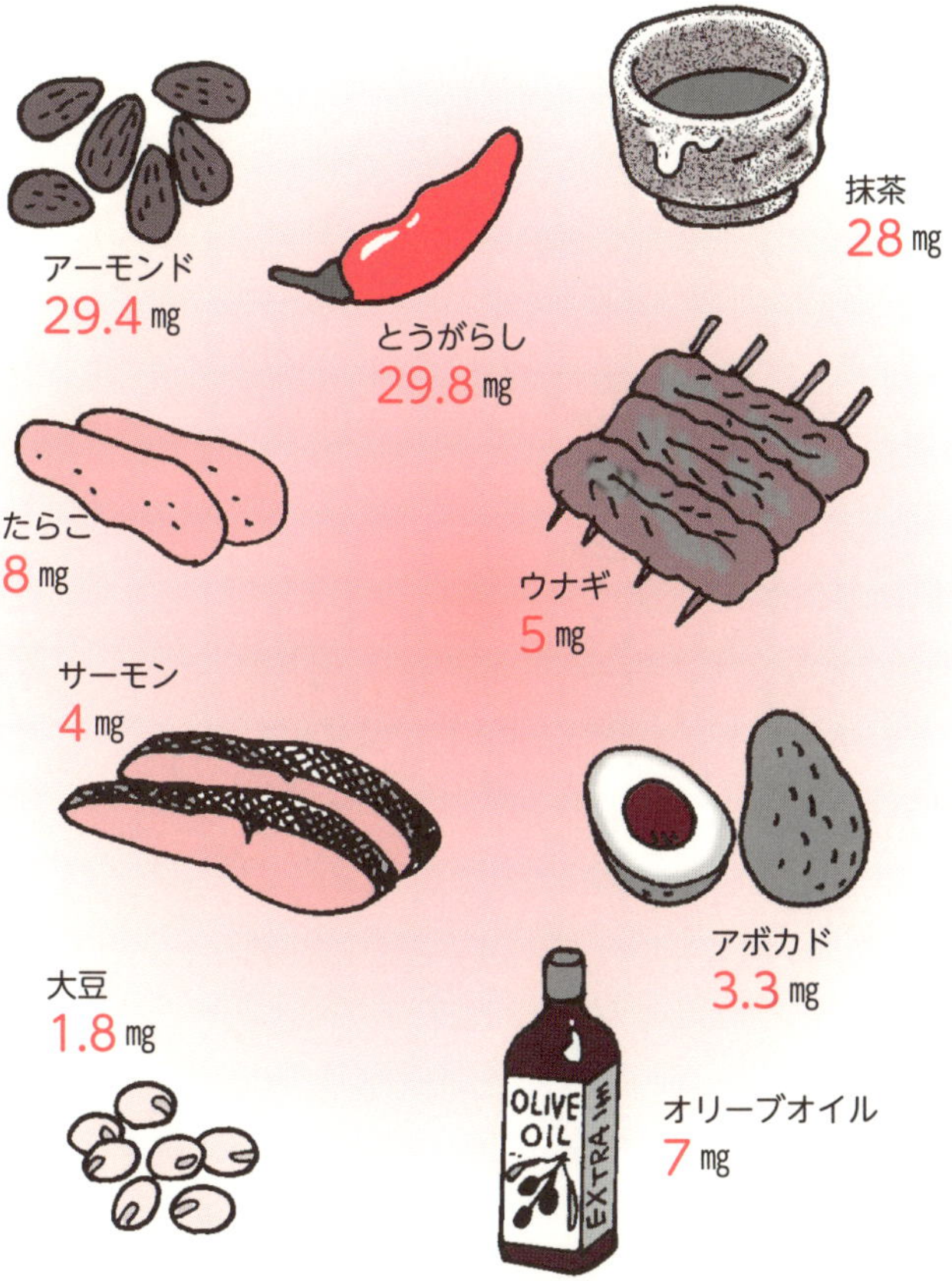

手の母指側に広範囲に強いしびれを感じたら、手根管症候群かもしれません

手首の掌側には手根管《しゅこんかん》という管があり、その中には正中神経《せいちゅうしんけい》が通っています。正中神経は、腕を内側に回す運動や、手首を曲げる運動、親指と小指を付ける運動などを司っています。

また、親指から薬指の半分までという、ほとんど手指全体の感覚は、この正中神経から脊髄《せきずい》を通して脳に送られています。

手根管の中で正中神経が窮屈な状態になると、正中神経支配の筋力と感覚が障害されます。

手を使いすぎたり、リウマチなどで中を通る腱がむくんだり、手関節周辺の骨折や関節症で手根管が狭くなったりすると、むくみや骨折部などにより、その正中神経が圧迫を受けるのです。すると母指側の手指にしびれや痛み、脱力が引き起こされます。これを手根管症候群《しゅこんかんしょうこうぐん》と呼びます。

正中神経の支配領域は手の母指側に広範囲に広がっています

手根管の中で正中神経が窮屈な状態になると、正中神経支配の筋力と感覚は障害されてしまいます。

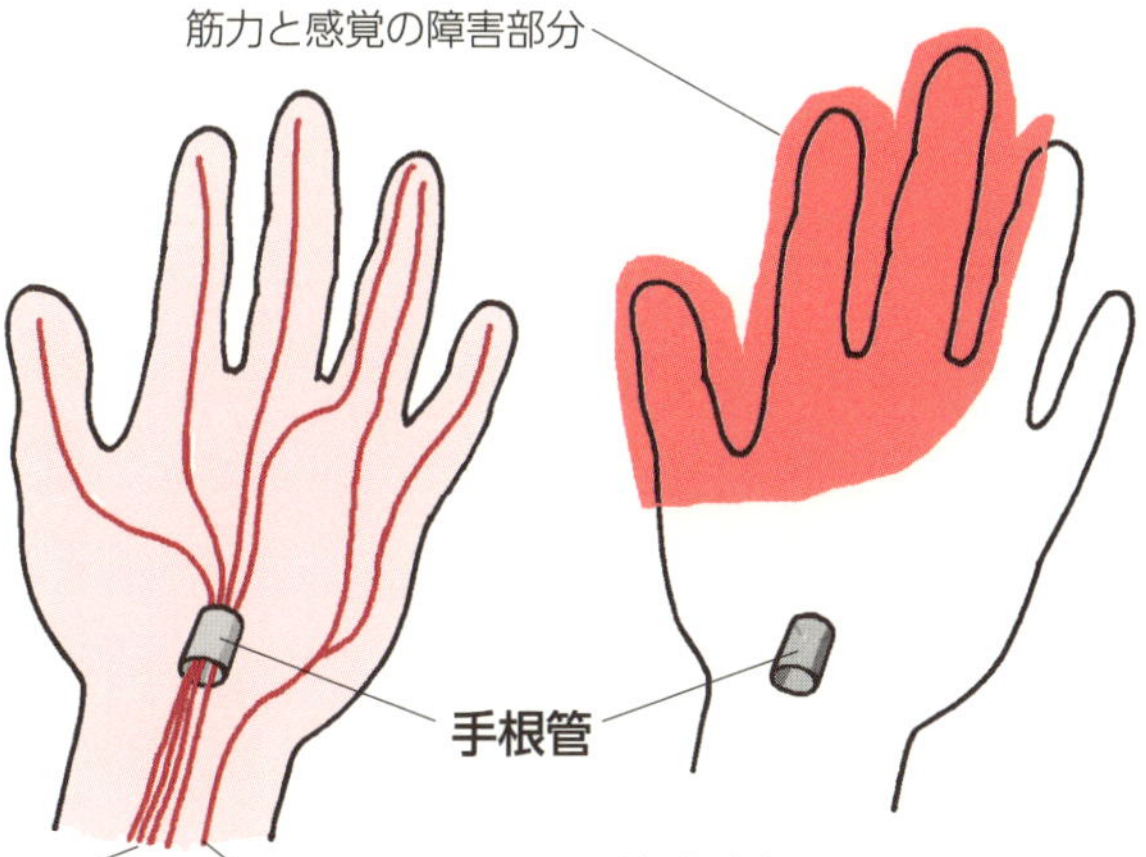

手根管症候群は、手根管内の腫れにより正中神経が圧迫されます。正中神経支配ではない小指と薬指の半分はしびれません。

ほとんどの場合は安静にしていることで治癒します。ですからまずはあまり手を使う仕事をしないように気を付けてください。

夜中に痛みで目が覚めるなど、あまりに症状が酷い時は医療機関に相談し、内服薬や注射による治療を受けることです。

進行すると親指の付け根の筋肉がやせて、親指と人差し指でOKサインのような形を作ることができなくなってしまいます。

ここまで進行してしまう前に、手術の必要があります。

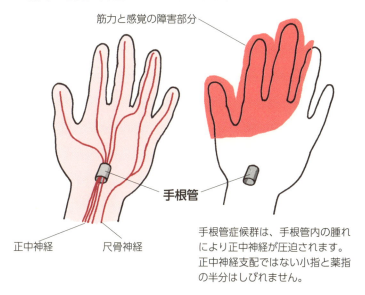

手根管症候群の様々な症状と特徴！あてはまる症状があれば一度は医療機関へ!!

最初は人差し指と中指に強いしびれが起こり、それで夜中に目が覚めることもあるほどです。手根管部を指先で軽く叩いたり押したりした時に、しびれが指先に放散するようだと、診断は確定的となります。また、手首を掌の方向に屈曲しても症状が増強するという特徴があります。

症状が進むと親指の付け根の筋肉が萎縮してしまい、指先で物を挟みにくくなったり、ＯＫサインのように指と指をつけることができなくなってしまうので、早めの処置が必要です。軽ければ、患肢を挙上位（＊）に保ったり、手仕事をせずに安静に保てば自然治癒していきますが、筋肉の萎縮をきたすまで我慢しては手遅れになる可能性があります。

その他、橈骨神経《とうこつしんけい》や尺骨神経にも前腕部や肘関節部で圧迫、絞扼《こうやく》される病気があり、それぞれの神経支配部位にしびれを生じます。

＊**挙上位**…腕をまっすぐに上げること

安静に保っていれば自然治癒していきますが、筋肉の萎縮をきたすまで我慢しては手遅れと言われてしまいます

手首を指先で軽く叩いたり押したりした時に、しびれが指先に放散するようなら、診断は確定的です。

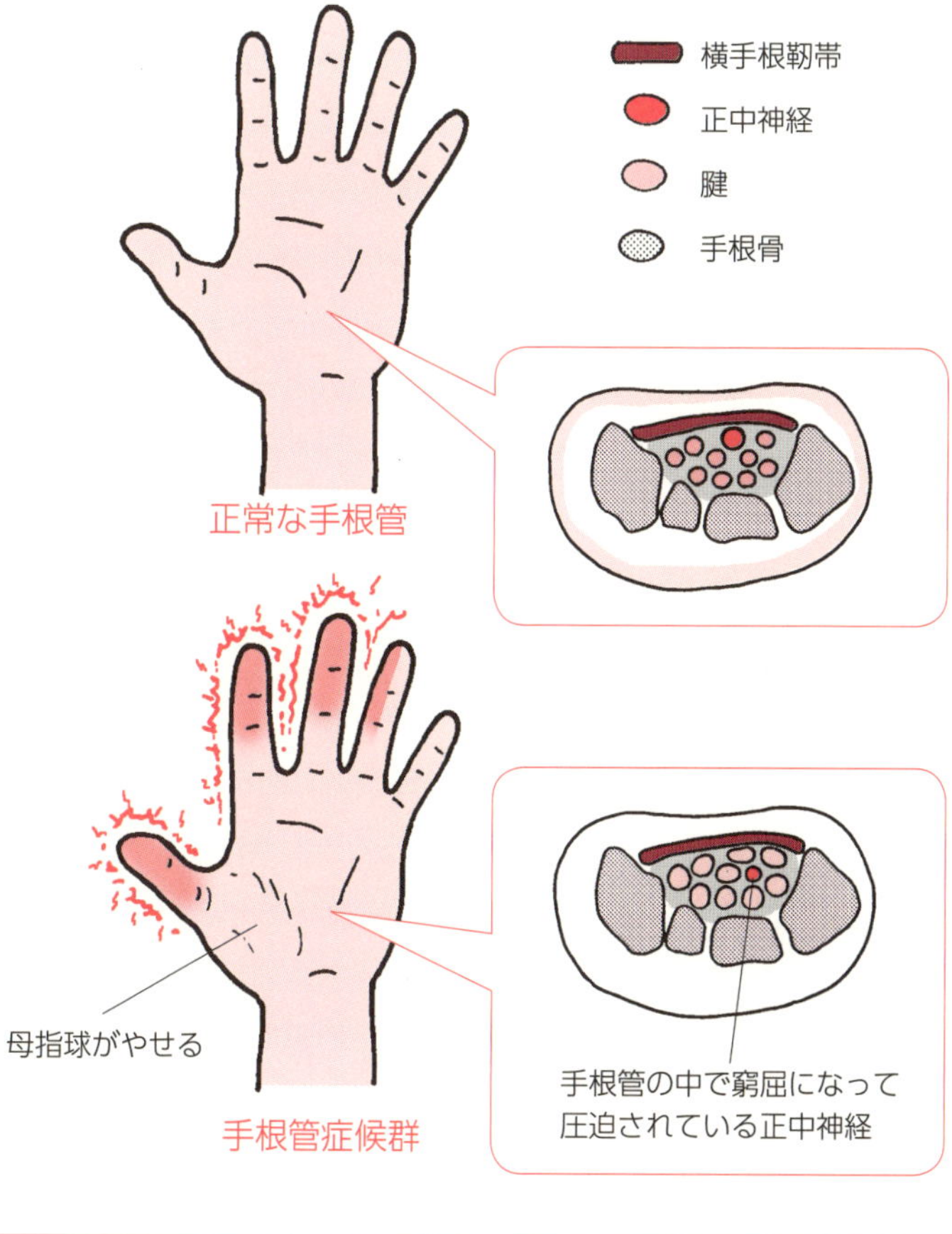

名前はすでに江戸時代からあった「五十肩」！
四十肩、五十肩は肩関節周囲の炎症です

いわゆる四十肩、五十肩と呼ばれている疾患は、正式には肩《かた》関《かん》節《せつ》周《しゅう》囲《い》炎《えん》という肩関節の周囲に起こる炎症のことを指しています。その歴史は非常に古く、江戸時代の医学書にはすでに「五十肩」という名前が記されているほどです。大きく動く肩関節は、50歳ごろになると肩周辺に痛みの症状が出ることが多くなり、先人たちにも悩みの種だったのでしょう。名前の通り40～50歳代に好発し、大抵の場合はいつの間にか自然に治っていきますが、特に過去に肩関節を痛めた経験のある人では、完治までに1～2年と長引く傾向があります。

これらは肩甲骨周辺の筋肉が緊張して起こる普通の肩こりとは違い、肩関節の周囲が炎症を起こしている状態なので、安静にしていても痛みの治まらない激しい痛みを出すこともあります。通常は腕の上げ下げの動作や、服を着る時や髪を結ぶ時などに肩や上腕に痛みを感じるのが特徴です。

肩こりと混同されやすい四十肩、五十肩ですが、実は肩関節周囲の炎症で、肩こりとは全く異なります

江戸時代の人々も悩んでいた五十肩。服を着る時や髪を結ぶ時などに肩や上腕に痛みを感じるのが特徴です。

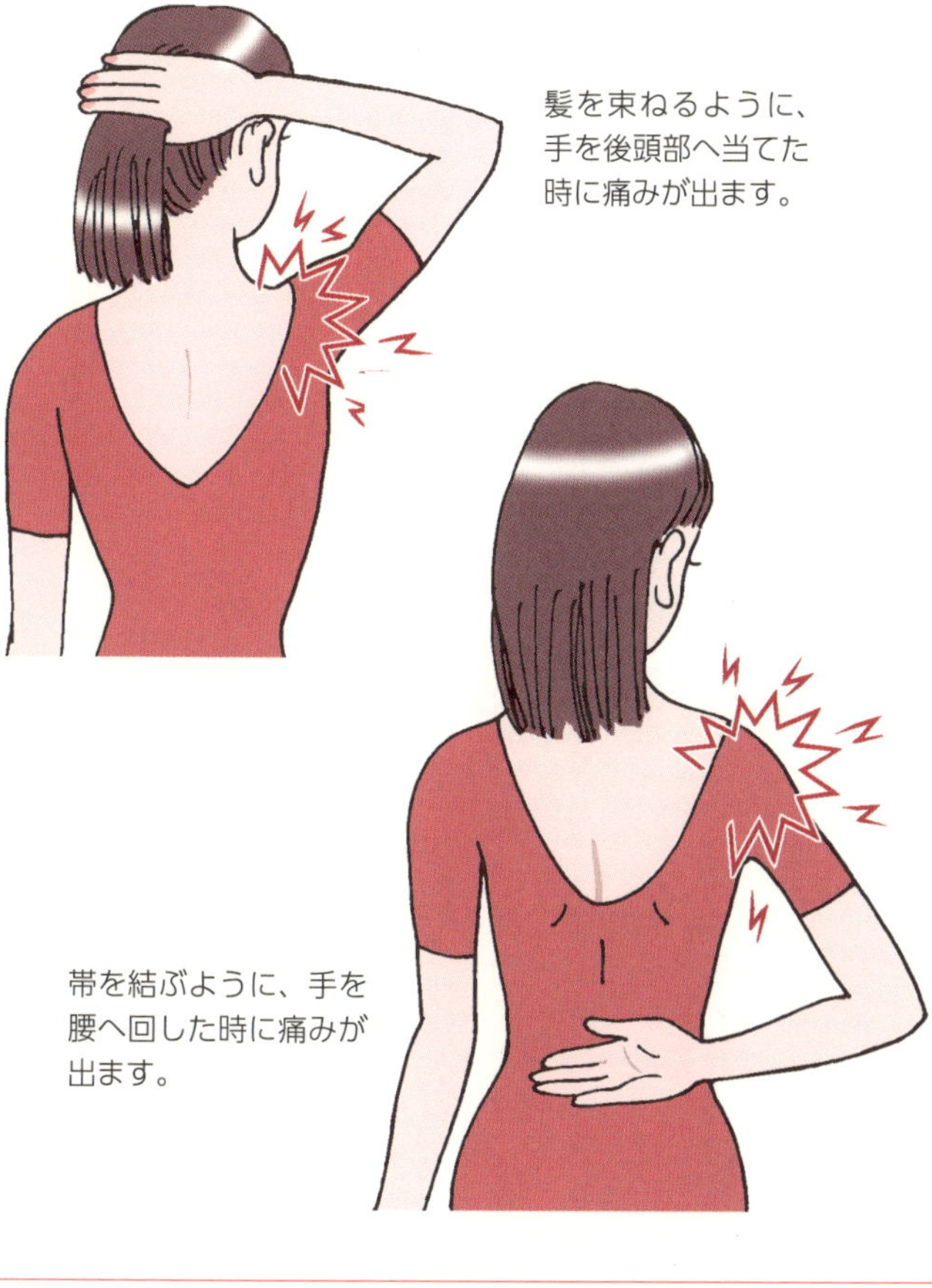

髪を束ねるように、手を後頭部へ当てた時に痛みが出ます。
帯を結ぶように、手を腰へ回した時に痛みが出ます。

子どもの頃に水ぼうそうにかかった人は、帯状疱疹とその後遺症に注意しましょう

これまでの整形外科的疾患とは違いますが、皮膚科的疾患の帯状疱疹《たいじょうほうしん》も厄介なしびれの原因になる疾患の一つです。子どもの頃にかかった水ぼうそうウイルスが神経の中に何十年も潜伏し、大人になって疲れやストレスで免疫力が低下すると、そのウイルスが活動を始めて、神経から皮膚に炎症を起こす疾患です。

しびれや痛みが主な症状ですが、その強さの程度は人それぞれです。全く痛みのない場合もあります。いずれにしても神経に沿うように皮膚に赤いじんましんのような発疹や水疱ができますが、3週間ほどで発疹が潰れてかさぶたのようになり完治します。ただしあまりに症状が重くなってしまってから治療にかかると、熱や発疹が消えた後でも神経に沿ってしびれや頑固な痛みが数カ月から数年間ほど残るという、帯状疱疹《たいじょうほうしん》後《ご》神経痛《しんけいつう》という後遺症が残ってしまうことがあるので、なるべく早期の対処が必要です。

対処が遅れると数カ月から数年ほど痛みやしびれに悩まされてしまいます！

子どもの頃にかかった水ぼうそうウイルスが神経の中に潜伏し続け、大人になって疲れやストレスで免疫力が低下すると活動を始め、神経から皮膚に炎症を起こします。

帯状疱疹ウイルスの潜伏感染と再活性化の仕組み

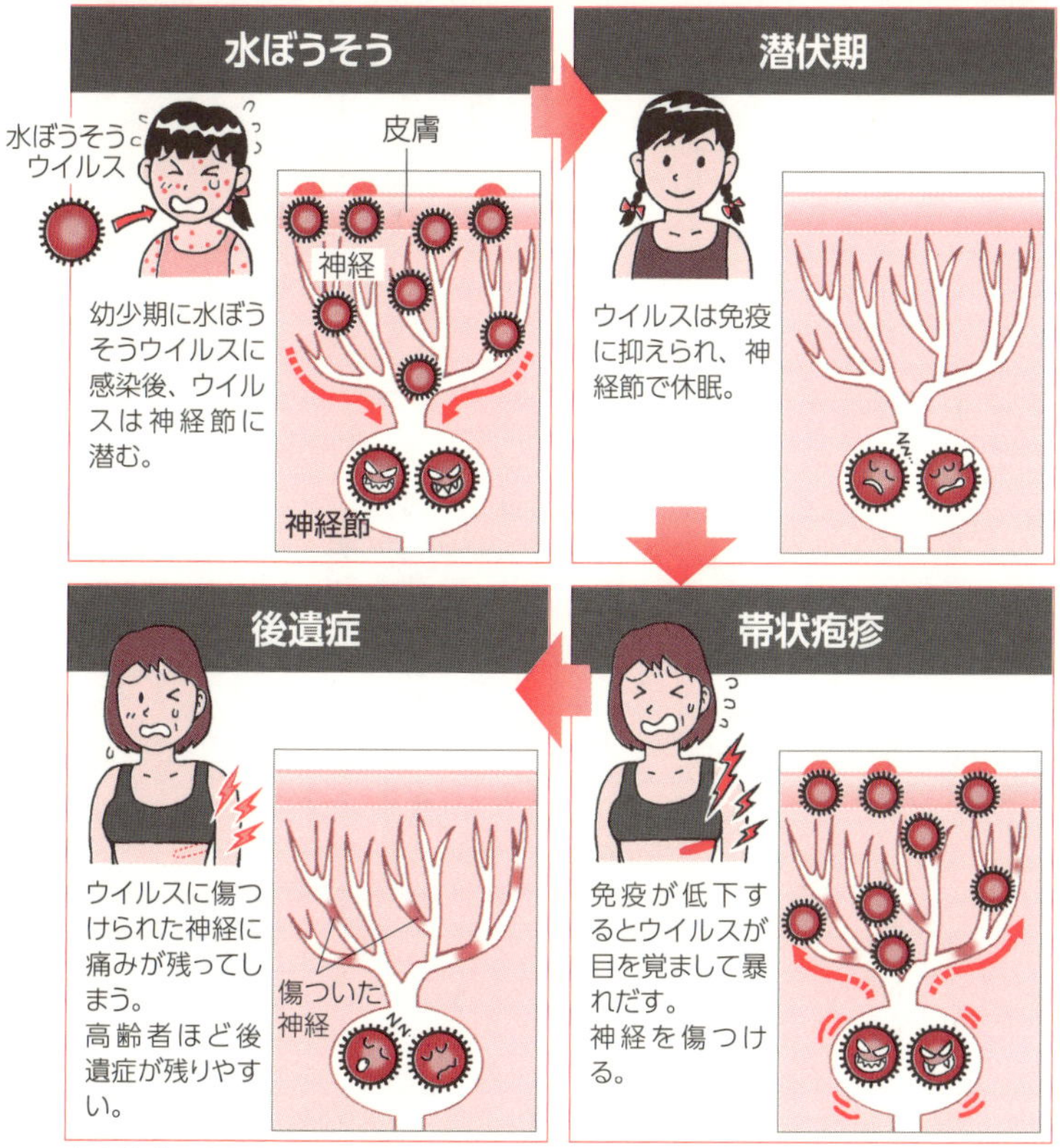

南山堂『医学大事典』、医歯薬出版株式会社『臨床医学各論』

糖尿病によって起こるしびれは要注意！しびれから血行障害になることも

これまでお話しした疾患は、ほとんどが整形外科的なものが主でしたが、内科的にもしびれを引き起こす疾患は存在します。その代表が糖尿病です。糖尿病は先天性の1型と後天性の2型に分かれますが、どちらもインスリンというホルモンが不足することで、体に必要な糖分がうまく取り込めなくなり、ほとんどが血中へ流れ出し、尿として体外に排出されてしまう病気です。症状としては喉の渇き、体重減少、倦怠感、免疫力の低下などがありますが、初期段階では手足のしびれが発見の手掛かりの一つになります。糖尿病のしびれは全身に増えた糖が血管や神経を傷害して起こるものなので、左右差がほとんどありません。このしびれは、やがて感覚麻痺に繋がる恐ろしいものです。感覚が麻痺すると怪我をしても何も感じなくなるため、そこから細菌やウイルスなどが入り込んで感染症を起こしたり、壊死を起こしたりする可能性があります。

糖尿病のしびれが進んで感覚が麻痺すると、怪我や火傷をしても気付かないことも

糖尿病の初期症状においては、手足のしびれが発見の手掛かりの一つになります。

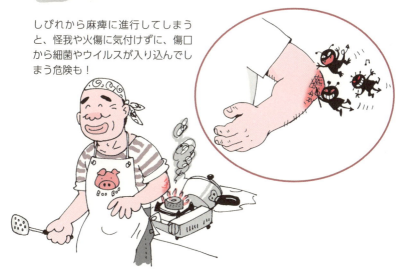

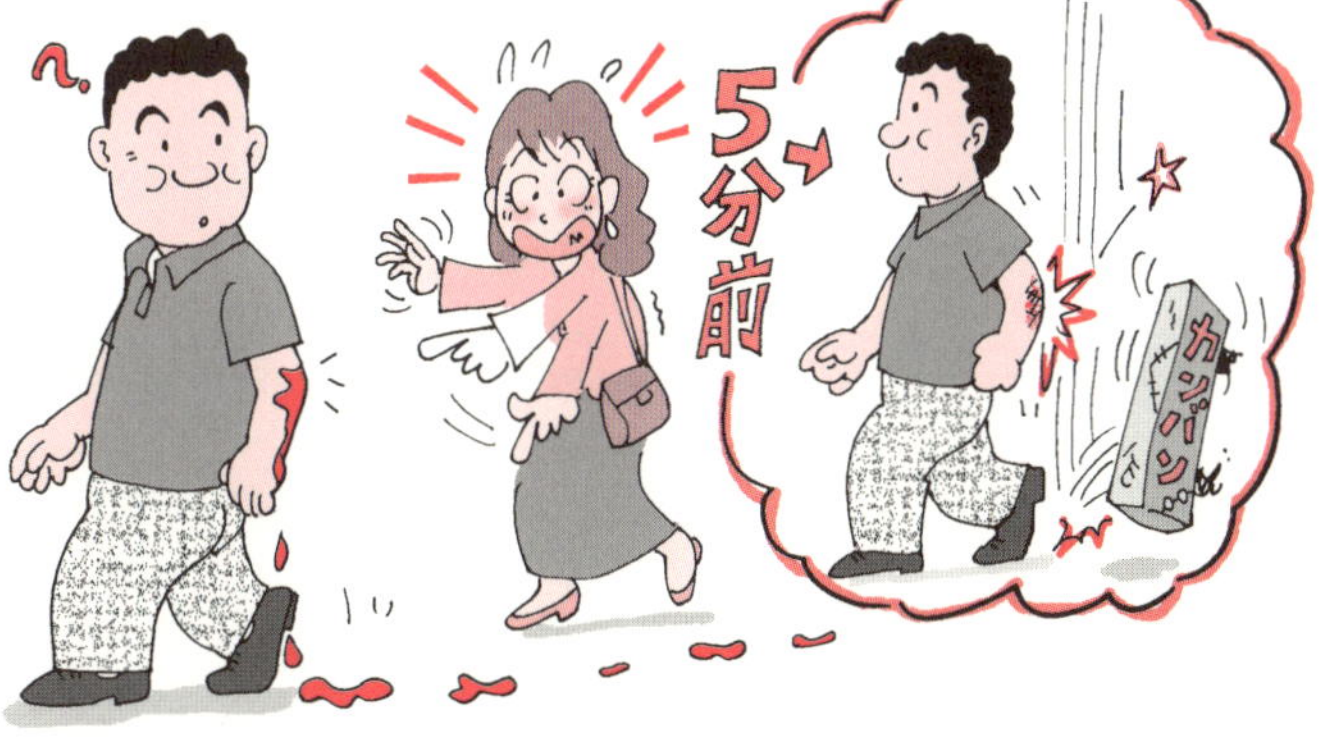

しびれから麻痺に進行してしまうと、怪我や火傷に気付けずに、傷口から細菌やウイルスが入り込んでしまう危険も！

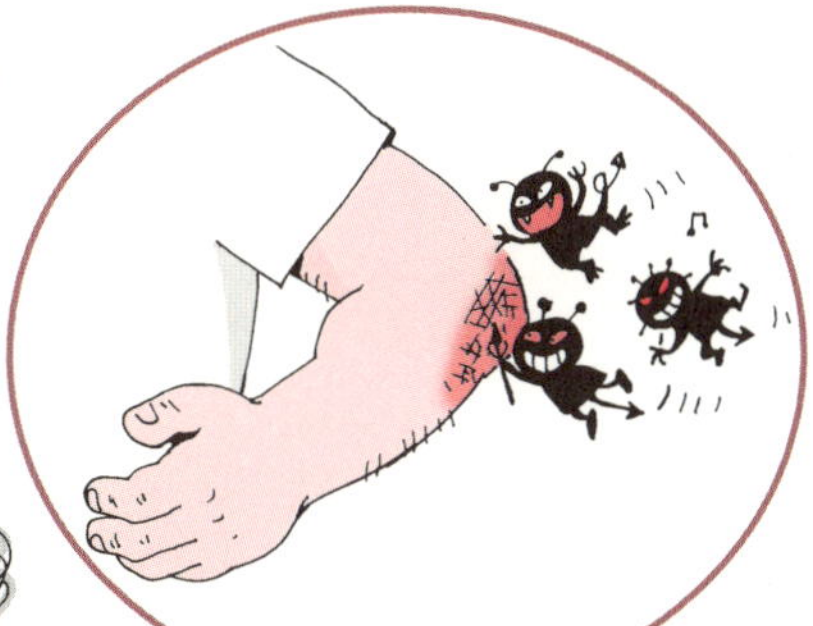

心因的な原因でしびれが起こることもあるので、まずは体に異常がないか検査を！

しびれの中には、心因性や自律神経が原因とされるものもあります。

我々はリラックスしている時は毛穴が開き、血管が広がり、血流が良くなることで脳や血管に酸素が行き渡ります。しかし、ストレスを感じている時は毛穴が収縮し、血管が締まり、血流が悪くなるため、全身に酸素が十分に行き渡らず、筋肉のこわばりやしびれが起こりやすいのです。

なかでも有名なのがパニック障害です。パニック障害は長期間のストレスにさらされて、ある日突然、しびれ、めまい、動悸、呼吸困難などを発症する疾患です。いつどこで発作が起こるかわからないため、街の中や人がたくさんいる場所で突然症状が起きたら…と不安になり、患者さんが自らを追い込んでしまうという特徴があります。この疾患は症状が出たら、まずは専門医のいる医療機関を受診して身体疾患や精神的な不安がないかをよく調べてもらいましょう。

体に異常がなければ、焦らず気長に改善しましょう

精神的に不安になればなるほど発作が起きやすいのがパニック障害の特徴です。

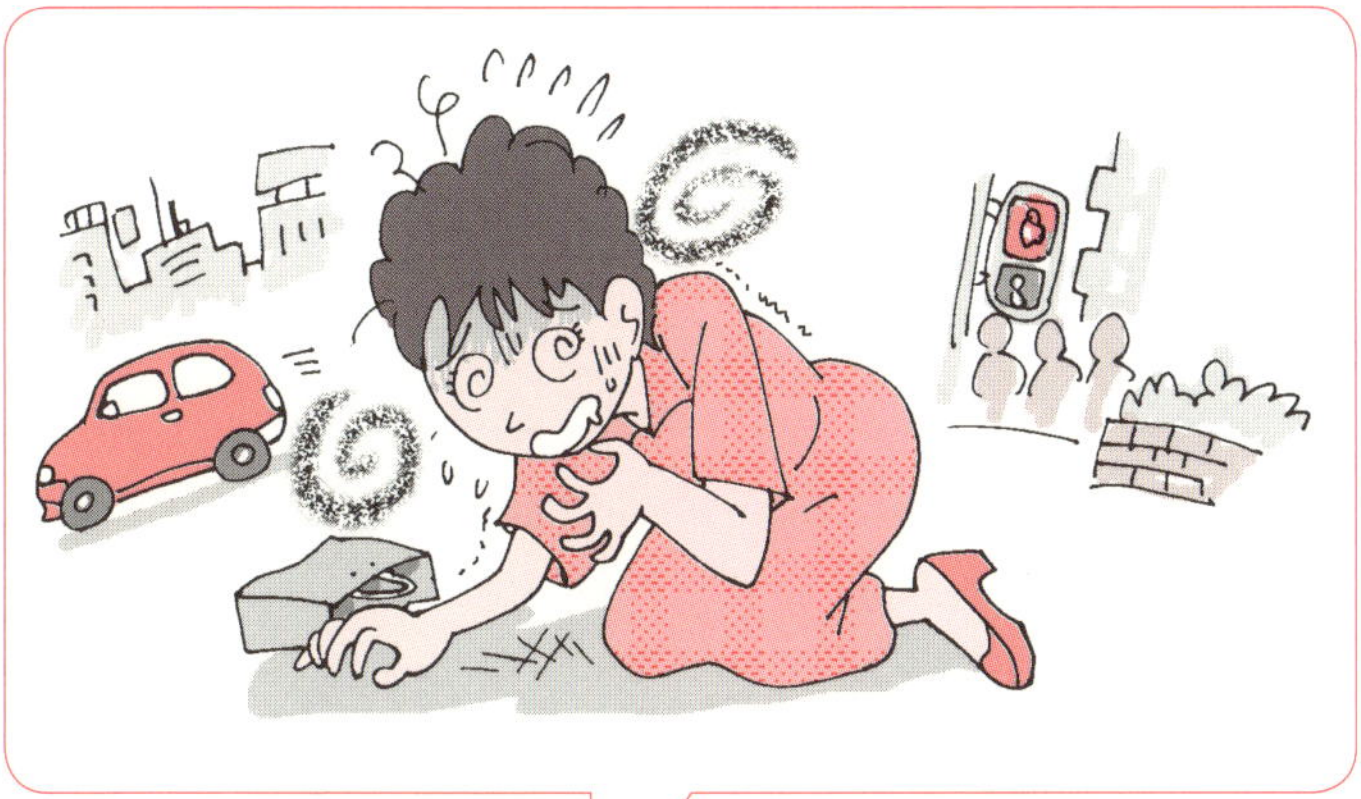

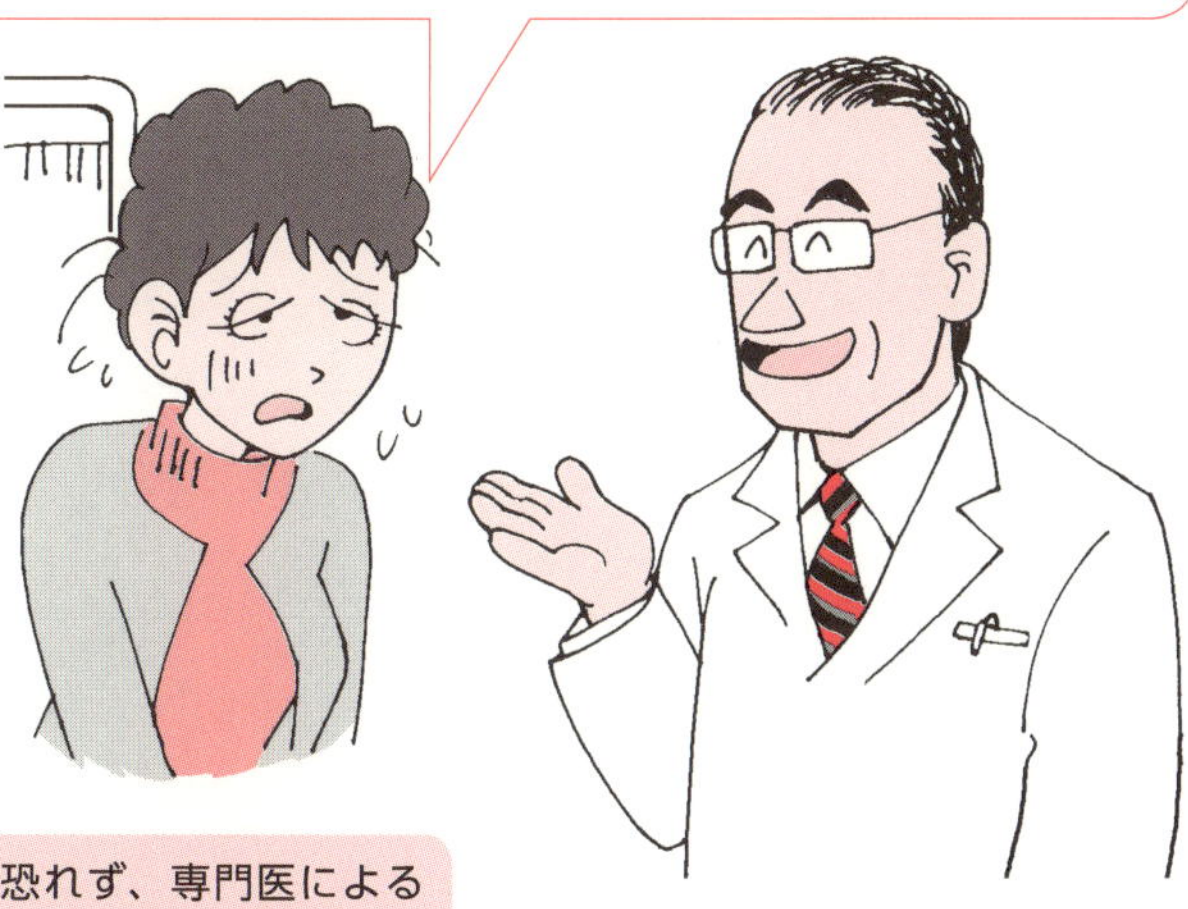

発作を恐れず、専門医による適切な治療で回復しましょう。

コラム5

心因性のしびれと診断された時は

しびれを訴えて医療機関を受診して、検査によって身体的な異常が見あたらなかったら、まずは生命にかかわるような疾患ではなかったということで心を落ち着かせましょう。

これからしびれとの長いお付き合いが始まるかもしれませんが、前向きに適切な治療を受けることが大切です。

何かと精神的なストレスにさらされることが多い現代社会ですから、さまざまな不安や緊張が心身に影響を及ぼすのもよくあることです。

完治を目指して焦るよりも、しびれと上手に付き合うつもりで生活習慣の改善につとめ、自己治癒力を高めるための運動や休息を取り入れる方が、より良い結果への近道になります。

同じような悩みを抱えている人たちはたくさんいますから、「自分一人だけが厄介な症状を患っている」などとは決して思わずに、落ち着いて積極的に「改善と適応」に取り組んでいきましょう。

第5章

自分でできる しびれ、肩こり、腰痛の予防

しびれや痛みを発生させる病気にならないために、
まずは生活習慣の改善を。

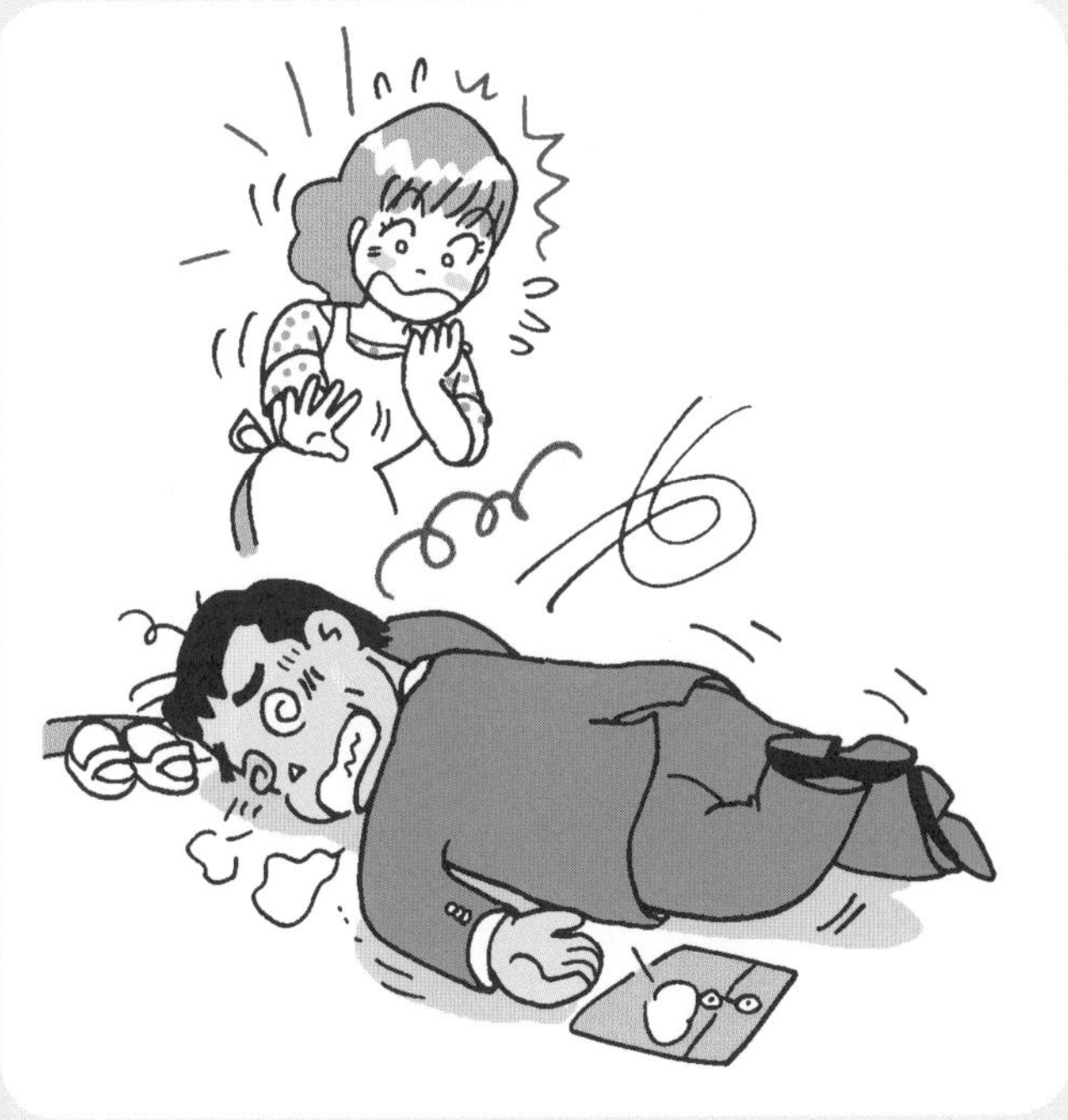

机や椅子選びで気を付けたいこと

デスクワークの際に気を付けたいこと

字を書いたりパソコンの作業をする時は、姿勢に気をつけねばなりません。デスクワークが多い人は特に注意してください。作業に集中する時は文字通り「没頭」して、どうしても前かがみになりがちですが、意図して時折背を伸ばしたり、時間ごとに手を止めて体を動かすなど、こまめに矯正することを心掛けてください。

無理なく正しい姿勢を取れるサイズの机と椅子を用意することも大切です。理想の机の高さは60～72㎝で、肘を90度曲げて机の上に無理なく手が置けるものが良いでしょう。椅子の高さは37～43㎝の間で、座った時に足の裏全体が床に接していることが大切です。人それぞれの体格や体型もありますから、調節できるものが望ましいでしょう。また、パソコンの場合、ディスプレイと目の距離は40㎝以上離し、少し見下ろす形にするのが最も無理のない位置です。書き物の場合は、机は水平ではなく、できれば少しだけ手前が低くなるように傾斜させると負担が減るでしょう。

正しい姿勢と、体に合った机と椅子を！

ずっと同じ姿勢ではなく、時折背を伸ばしたり、体を動かしたりすることも大切です。

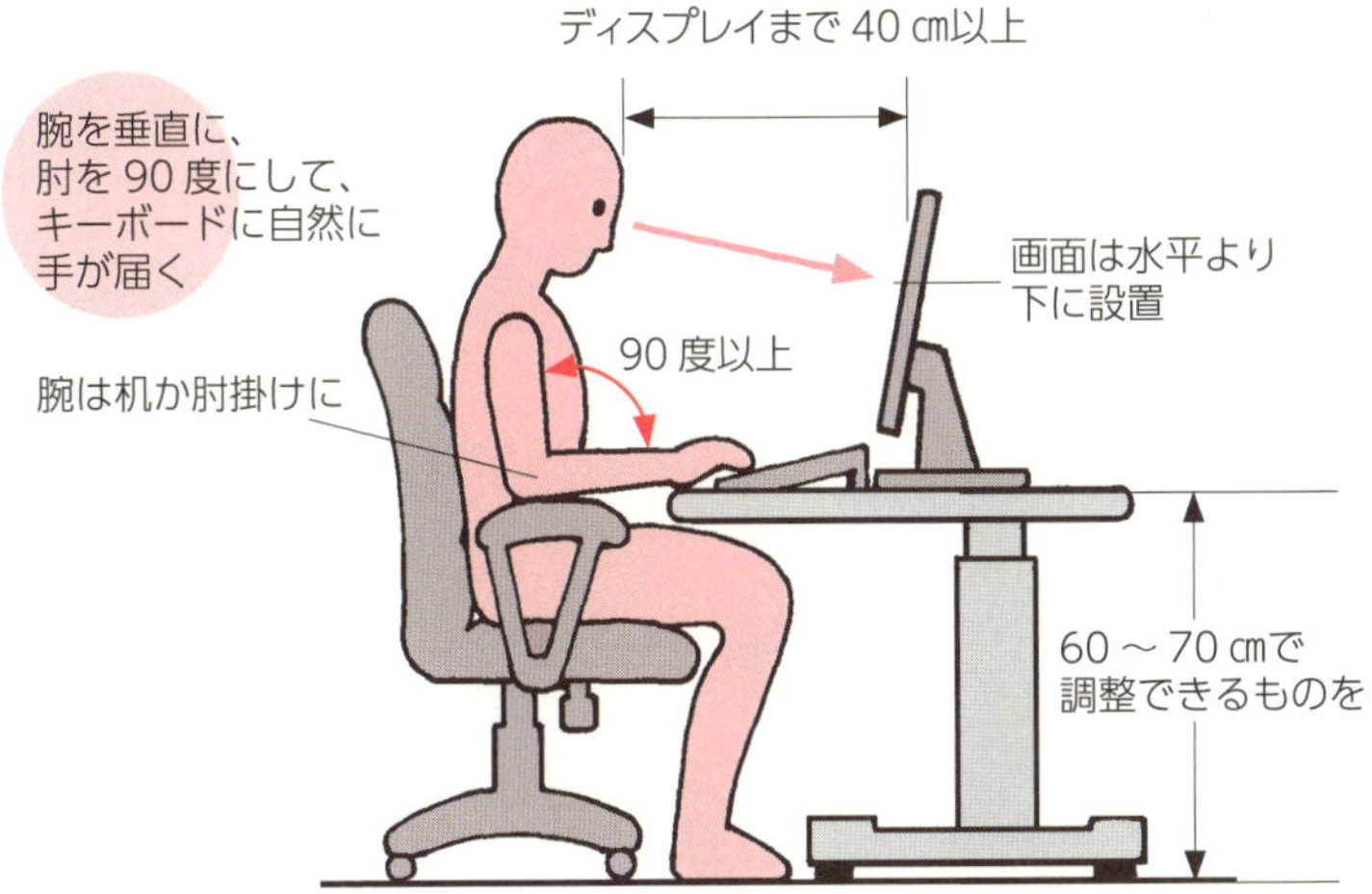

＜正しい座り方＞　＜正しくない座り方＞

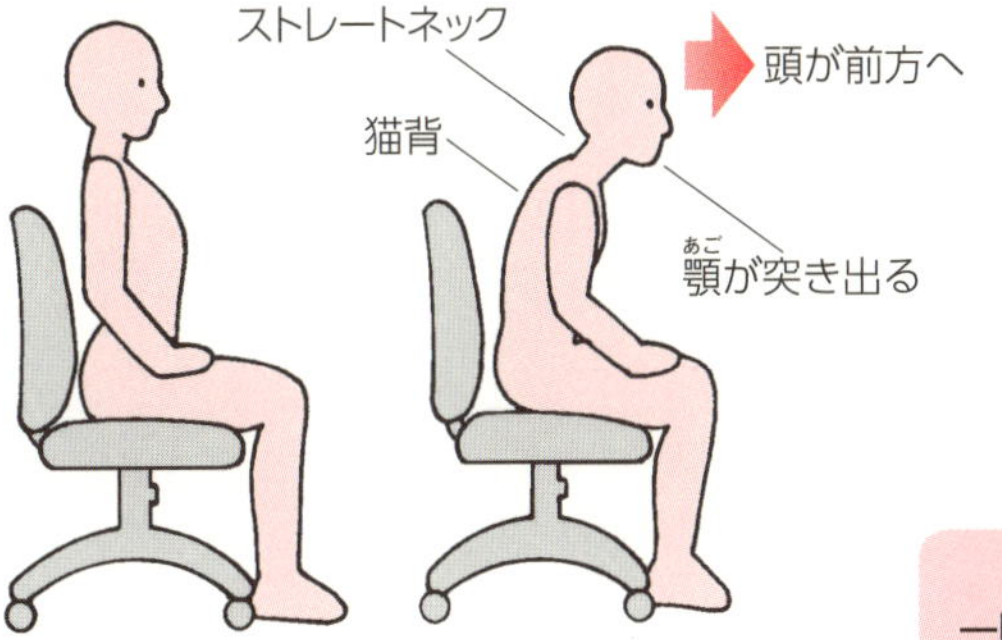

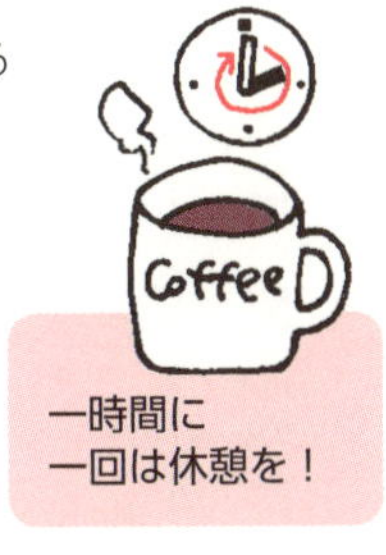

講談社『手足のしびれ』

寝るときに気を付けたいこと

体に合った寝具を用意しましょう

適切な寝具を選ぶことも大事な予防策の一つです。合わない枕は眠っている間ずっと頸椎《けいつい》や体に負担を掛けていることになります。

高すぎる枕は頸椎の前方を圧迫し、頸部痛の原因になり、呼吸器障害の原因になります。逆に顎《あご》が上がりすぎる枕は頸椎を反り気味にするため、頸椎の後方を圧迫し、椎間板ヘルニアや骨棘《こつきょく》で神経の圧迫を強めます。

腕の痛みや手指のしびれる人は、できるだけ頸椎のカーブを自然に支えるような高さのものを選ぶといいでしょう。理想的な高さとしては6～9㎝、幅は肩幅に20㎝ほどをプラスした大きさが最もよいと言われています。

敷き布団についても枕と同じことが言えるでしょう。背骨のカーブをそのまま自然に受け止められる硬さが必要で、柔らかすぎる布団は最も重い臀部が落ち込んで腰椎に負担を掛けます。

体に合った寝具をじっくりと選びましょう

枕の理想的な高さとしては6～9㎝、幅は肩幅に20㎝ほどプラスがベストです。
敷布団は背骨のカーブをそのまま自然に受け止められる硬さのものを選びましょう。

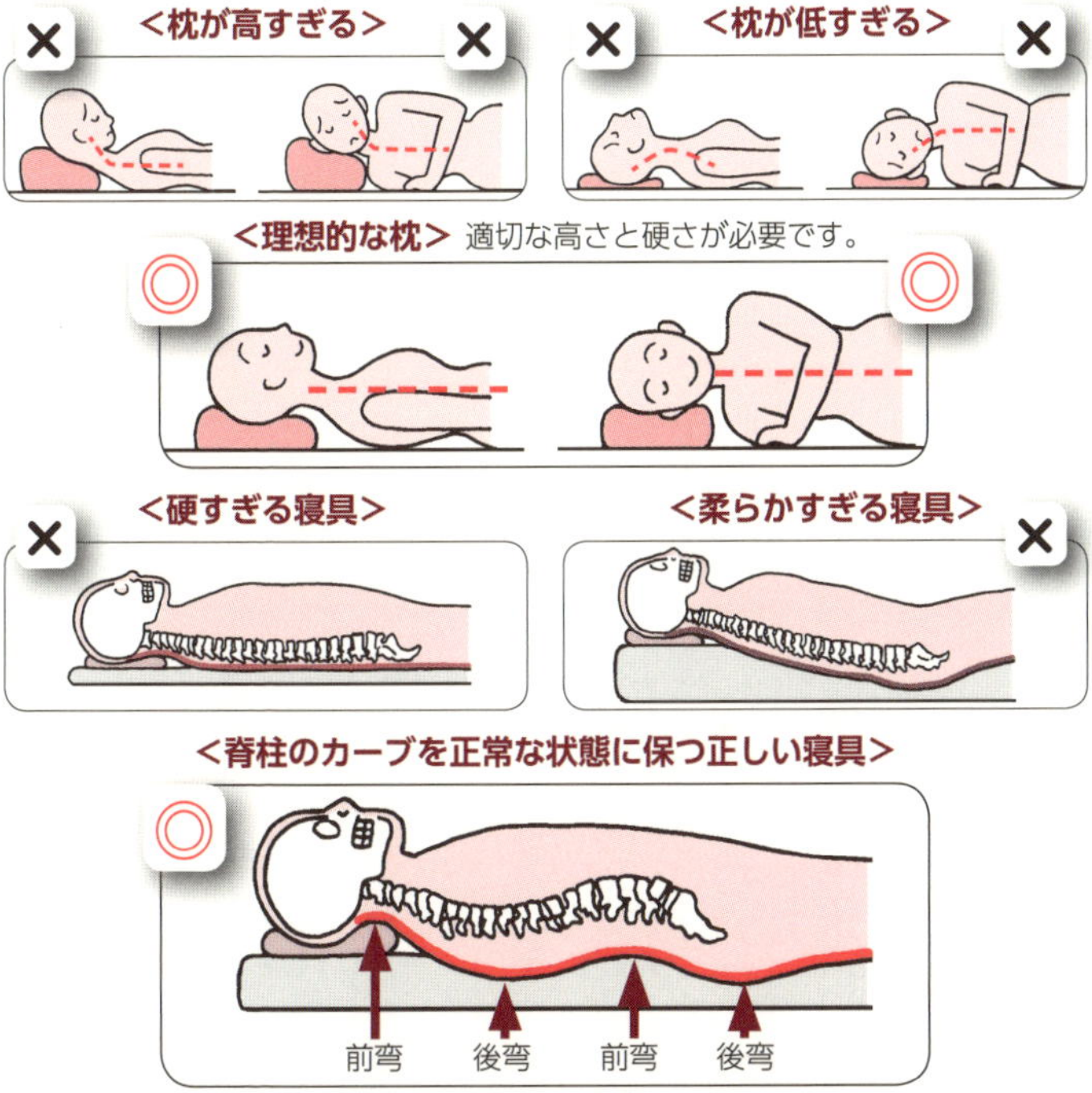

硬すぎる布団は背骨がまっすぐ伸びてしまううえに、腰に体重が集中し、痛そうに思いますが、昔の人は薄べり一枚で平気で寝ていたのです。現代では到底考えられない寝かたと言えますが、逆に現代では柔らかすぎる寝具を使うリスクの方が大きいともいえます。
長時間同じ筋肉を圧迫し続けると、腰椎の変形や筋肉の緊張を呼び込み、腰、臀部痛の原因になります。

生活習慣で気を付けたいこと

飽食や運動不足などを見直しましょう

バランスの良い食物をとることは非常に大切です。さらに糖尿病など内科的疾患によるしびれの場合、積極的に食事療法に取り組むことが必要です。もちろん暴飲暴食などはもってのほかです。

本来しっかりと分泌されなければならないホルモンのバランスが乱れ、体の中に溜まる老廃物が分解されず、しびれが治らないどころか他の疾患まで引き起こしてしまう可能性があるからです。適度な運動も大切です。ある程度の年齢になってからの激しい運動は逆効果ですが、運動不足は更に良くありません。基礎代謝が低下することで免疫力が低下し、細菌やウイルスに弱い体になってしまいますし、動かずに食べて寝ているだけの体は血行が悪くなり、筋肉や骨量が減少し、生活習慣病の温床になってしまい、いつまでも体力はつかず、しびれも治りません。

適度な運動とバランスの良い食事は健康の源！

暴飲暴食をやめて、適度な運動の習慣を！

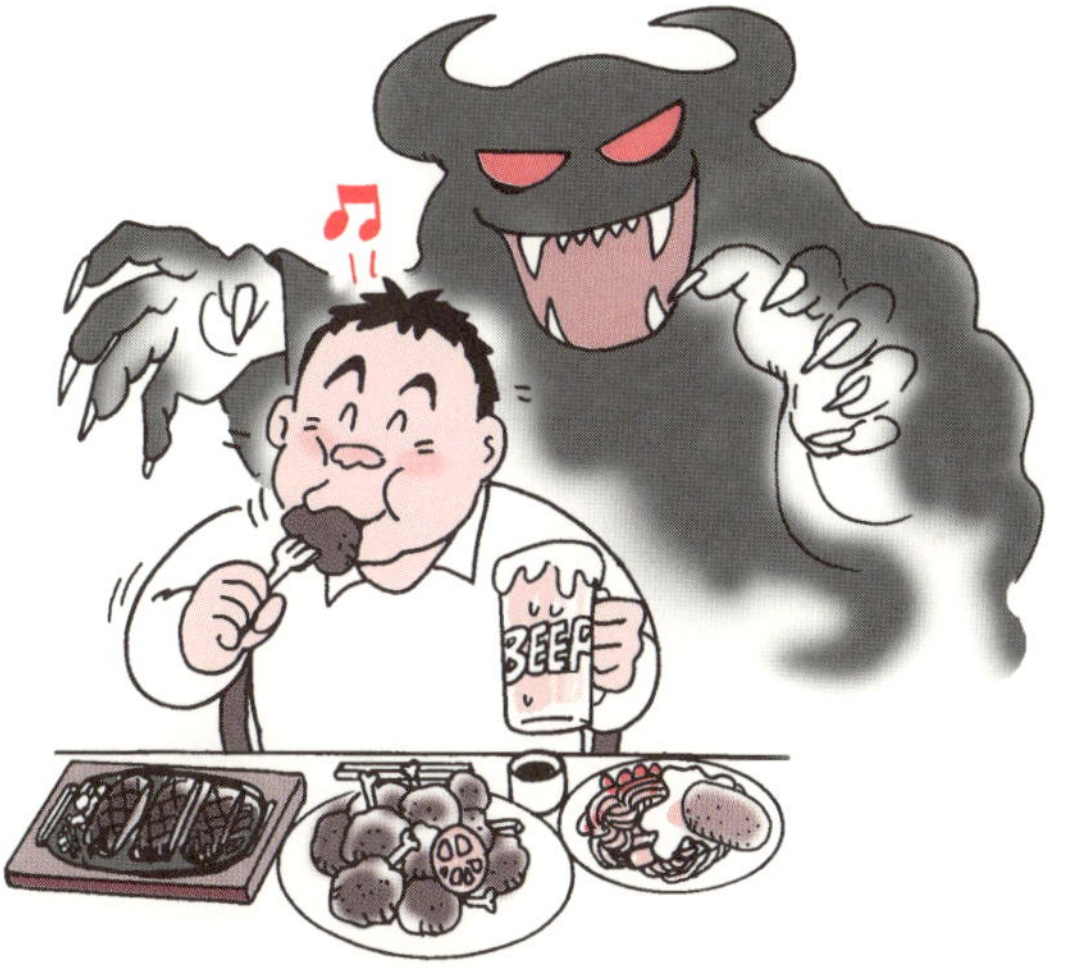

暴飲暴食は生活習慣病のもと！

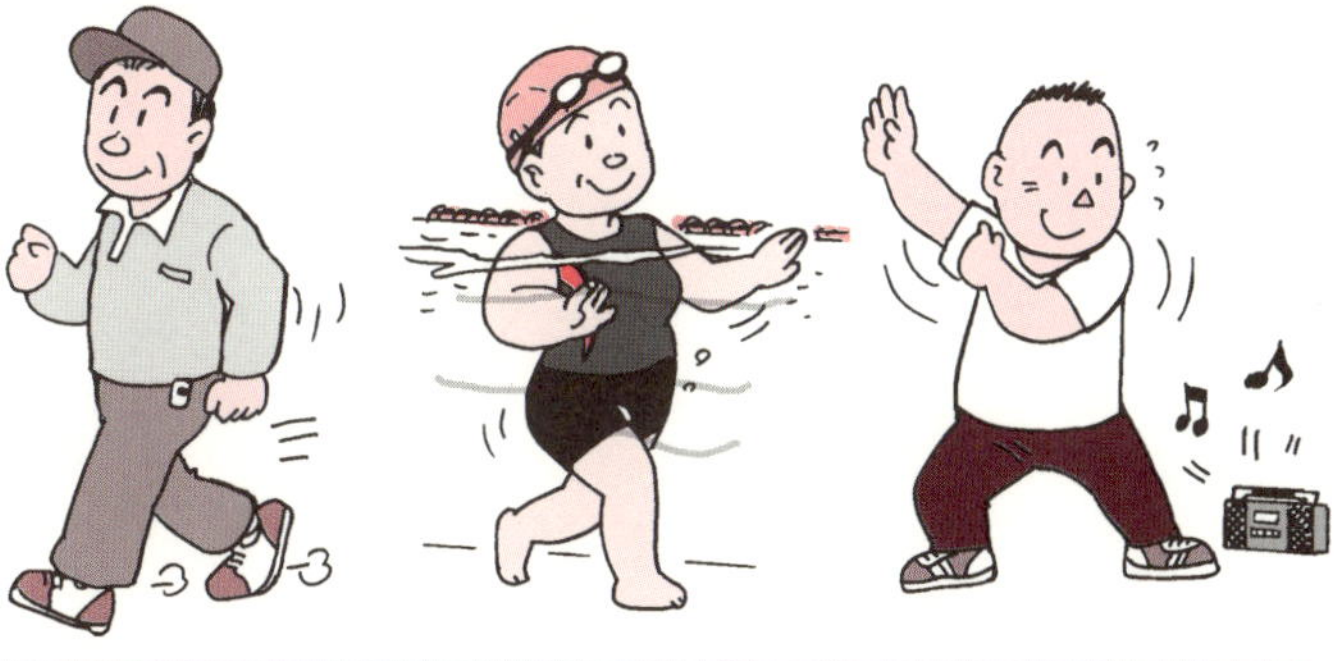

適度な運動で基礎代謝を上げていきましょう。

嗜好品で気を付けたいこと

禁煙の厳守！ 飲酒は控えめに!!

しびれの症状が気になるなら、禁煙は厳守しなければいけません。

肺がんの心配や内臓への悪影響はもちろんのことですが、煙草を吸うと血管が収縮するため、それが毛細血管に負担を掛けるのです。

全身の血流が阻害されると、肩や腰のこりは悪化しますし、細胞の老化が進むために椎間板や骨も老化します。

お酒も実は同じ理由で、深酒はあまりお勧めできません。

お酒に含まれるアセトアルデヒドという成分も、血管を収縮させる作用があります。しかも、このアセトアルデヒドには中毒性があり、アルコール依存症をひき起こす原因でもあります。

深酒は問題のない全身の血管にわざわざ負担を掛け、血流を阻害し、細胞を老化させ、病気に追い込んでしまうともいえます。

しびれを治したければ、禁煙と節酒に努めましょう

煙草もアルコールも、どちらも血管に負担を掛けるものです。

煙草に含まれる有害物資

ニコチン	血管を傷つけ、血流を悪くするため、血圧を上昇させます。
タール	発がん性物質を含みます。
一酸化炭素	体内を酸欠にします。

アルコールがひき起こす病気

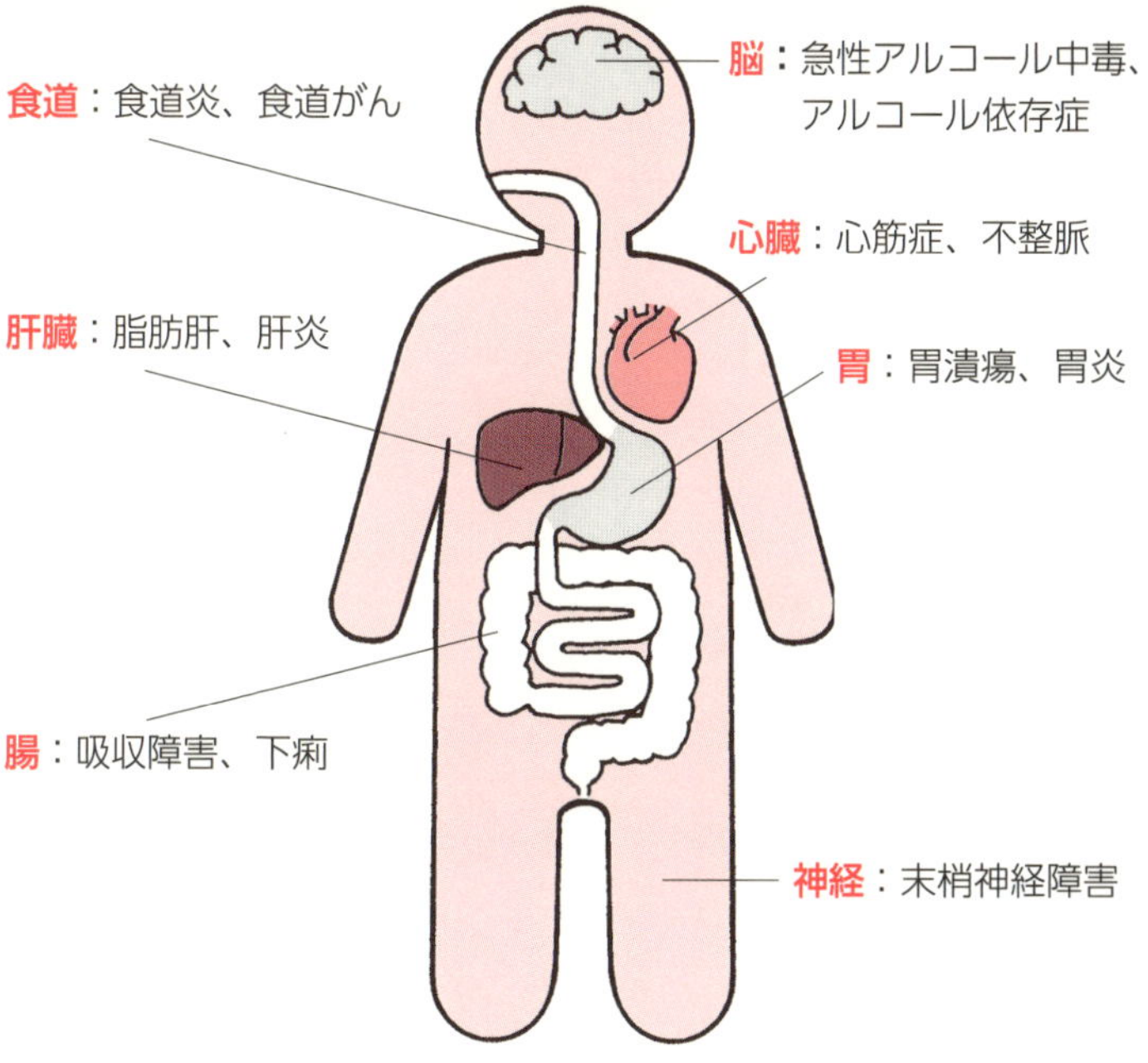

働くときに気を付けたいこと

過労による症状には注意が必要です

最近問題になっている過労も、しびれをひき起こす原因の一つでもあります。

一言で過労といっても様々で、労働時間が睡眠を削っていたり、過剰な責任を押し付けられたり、個人のキャパシティを超えた労働内容など、肉体的にも精神的にも悪影響をもたらすものが多々あります。最初は肩こりや腰痛や全身の倦怠感から、しびれ、動悸、頭痛、冷や汗などの症状が出てきます。そういった症状が出てきたら、何をおいても休息を取らねばなりません。そのしびれの原因として、脳血管に何か障害が起きている可能性が疑われるときには、最寄りの医療機関に相談しましょう。過労の日常的な対策として、規則正しい食生活や、趣味の充実などがありますが、その中に医療機関への相談という選択肢も含めておきましょう。また身近な人がそのような状況にいるのであれば、本人が限界を訴えるよりも前に、ＳＯＳのサインや体調の良し悪しを見極めてあげる必要があります。

本人がなかなか抜けられない過労のスパイラル 周囲も協力を！

本人が限界を訴えるよりも前に、周囲がSOSのサインや体調の良し悪しを見極めてあげましょう。

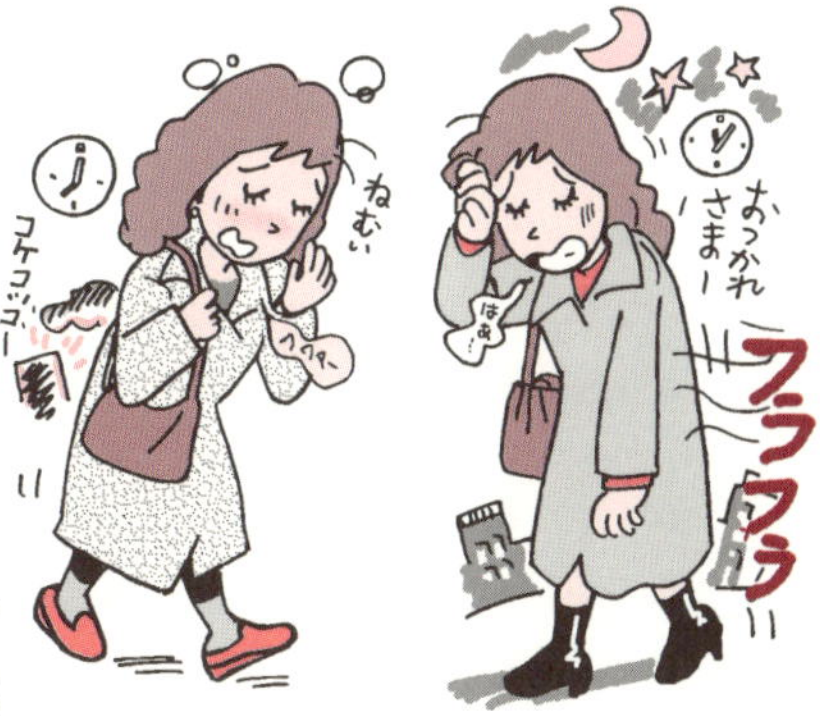

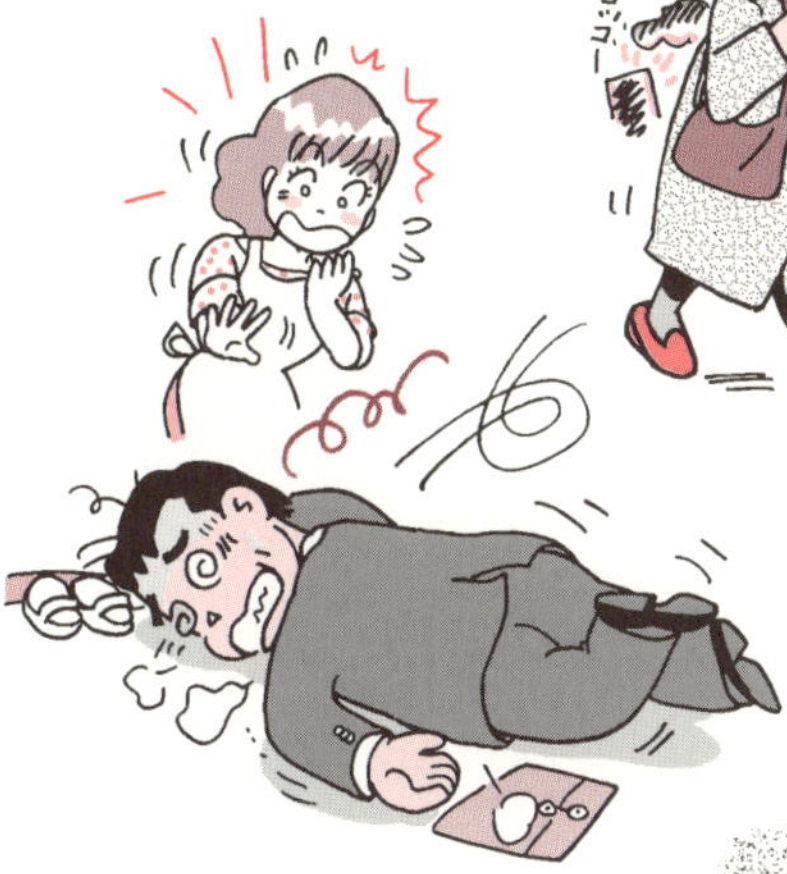

休んだら周囲に迷惑が掛かると自分を追いつめ、ついに倒れてしまわないように。

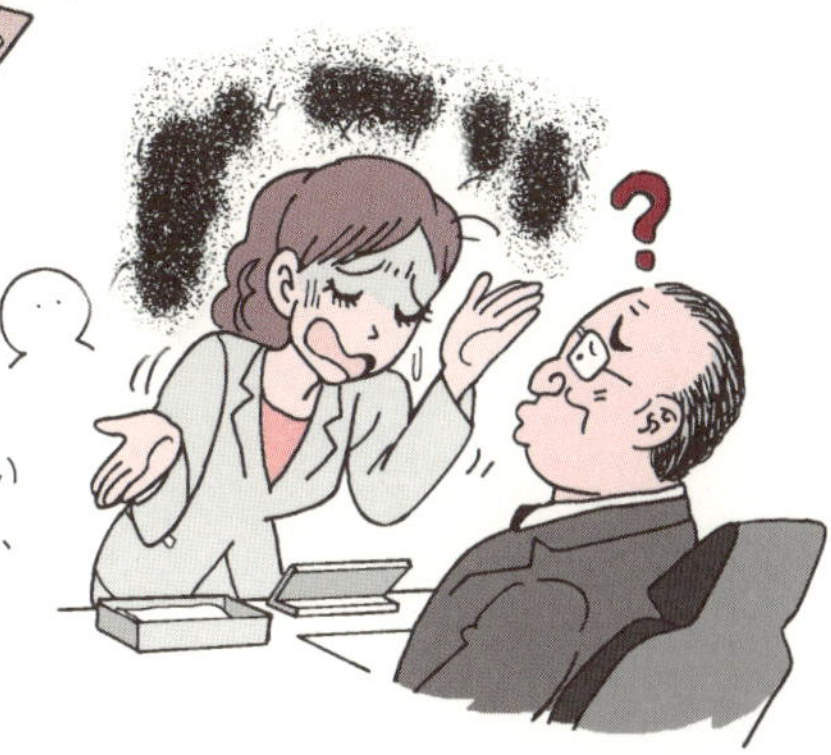

周囲の無理解に追い詰められるより前に、医療機関に相談を！

夜型の現代だからこそ気を付けたいこと

寝不足にならない努力をしましょう

寝不足やストレスを溜めない心掛けも、しびれ、肩こり、腰痛対策として必要です。例えば寝不足のまま運動したとしても、疲労は回復していないので逆に体力が衰えるだけで、何の予防効果もありません。

健康のために心掛けるべきことは、睡眠、運動、食事が全てバランスよく整っていることが大切なのです。

中でも寝不足は全身と心身のこりも生み出します。というのは睡眠が足りていないと心身の緊張が解けていないため、血管が収縮し、血流が阻害されて筋肉もこわばり、体が冷え、脳が酸欠状態になりやすくなります。

そしてしびれ、肩こり、腰痛、頭痛、冷え症など、体にとって良くないことばかりをひき起こします。これでは体のどの部分にしびれが起きてもおかしくないでしょう。体に合った寝具で、ゆったりと質の良い睡眠を取ってください。

しびれのためだけではなく、日常的な健康づくりのためにもしっかりと睡眠を取りましょう

寝不足は全身と心身のこりも生み出します。

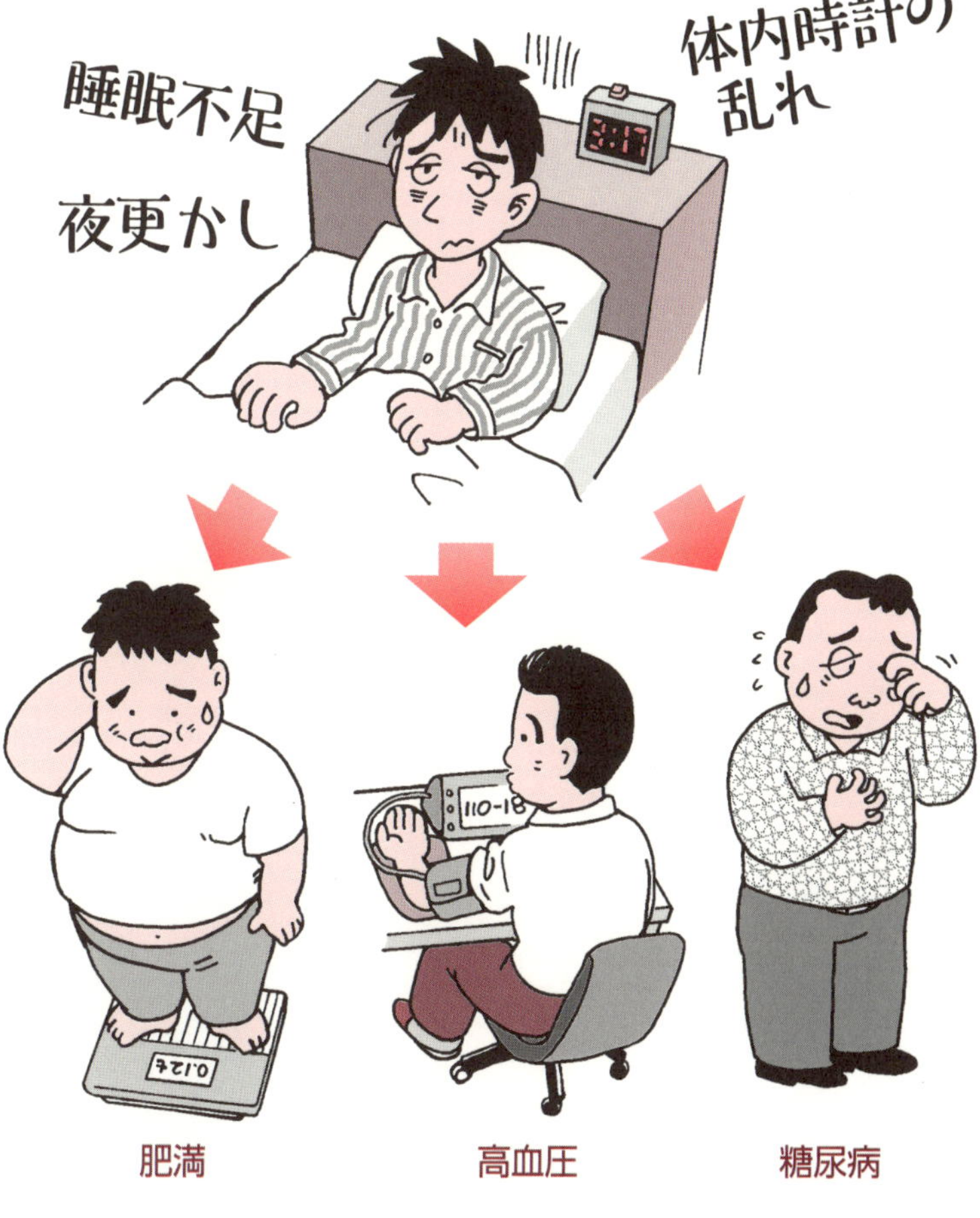

日常生活の中で気を付けたいこと

よくある家の中での事故に注意しましょう

不慮の事故としてイメージするものは交通事故などですが、それよりも多いのは家の中での事故です。

高齢になると反射神経も衰え、何でもない床や敷居や布団の端でつまずくことが多くなります。よくある事故は床や廊下や玄関でつまずいて転倒、階段でバランスを崩して転倒、浴室で滑って転倒などです。高齢者はとにかく転倒に気を付けなければなりません。幸いにして大事に至らなかったとしても、そのことがきっかけでしびれや腰痛を悪化させたり、脊椎《せきつい》を変形させたりして、寝たきり予備群になることもあります。悪くすると肺炎や脳の疾患へ移行するおそれもあるのです。

高齢になってからの怪我は症状が重くなりやすく、完治までに非常に長い時間がかかる傾向が高いのです。まずは家の中にある段差の部分全てに手すりをつけたり、整理整頓に気を配ったり、夜間は足元を明るくするなどの対策が必要でしょう。

快適で安全な家づくりを目指しましょう

高齢者の事故で最も多いのは家の中での事故です。

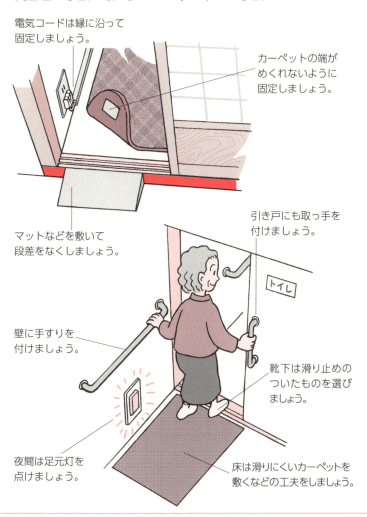

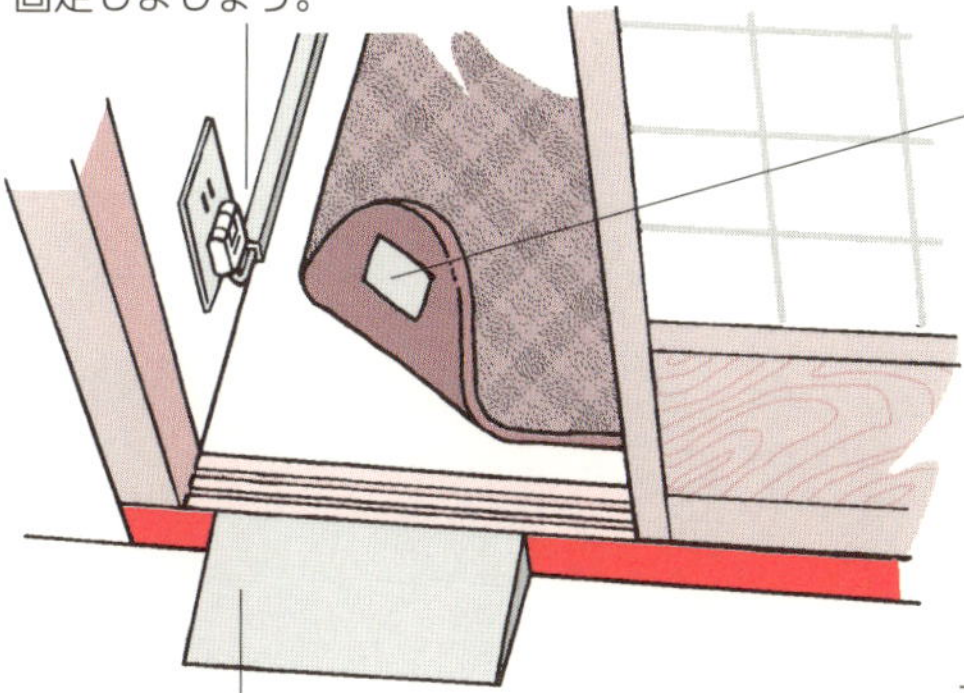

スポーツで気を付けたいこと

体力の過信〝年寄りの冷水〟は禁物です

若い頃に体力自慢だった人に多いのが、体力の過信による事故や気付かぬうちの病気の進行です。自己イメージと現実の体力差が大きくかけ離れていて、少し無理をしてスポーツやレジャーを強行した結果、入院する羽目になったり、最悪の場合は死亡事故に繋がることもあるのです。自らの老いを感じることは、誰もが虚しい気持ちになるものです。しかし、そこを認めたうえで適切な対策を講じることこそが、心身ともにいつまでも若々しさを保っていられる秘訣になります。

若い頃は、すぐに治る怪我や病気でも、高齢になるほど治りが遅くなります。それ以上に一つの病いが別の病いを呼び込むことも珍しくありません。日常生活の中ではもちろん、ハイキングや山登りや旅行なども、無理のない計画を組みましょう。そして、年を取ってから始めるスポーツは、激しいものはやめておいたほうがいいでしょう。また、少しでも不調を感じたら、放っておかないことが大切です。

体力の衰えを認めて、その対策を講じることが若々しさを保つ秘訣！

自らの老いを認めたうえで適切な対策を講じることこそが、心身ともにいつまでも若々しさを保っていられる秘訣です。

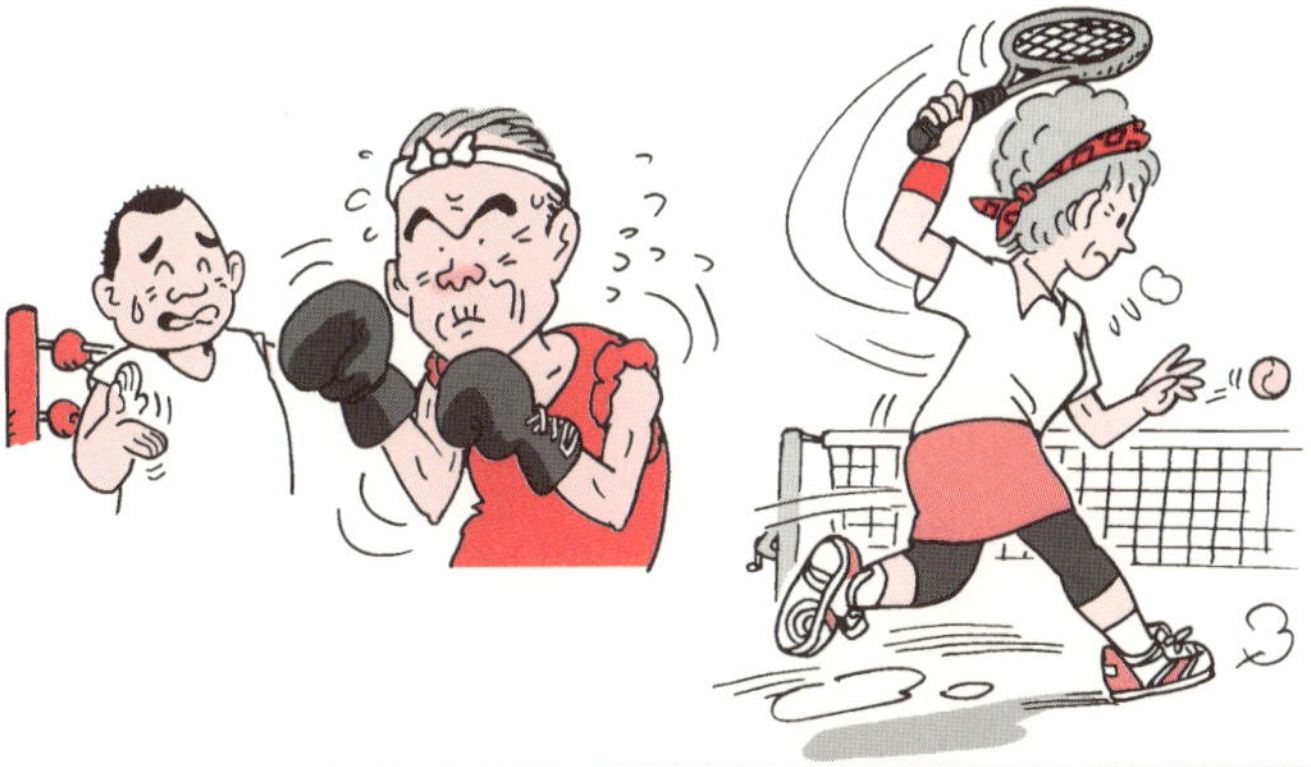

体が悲鳴を上げるような激しいスポーツや趣味は、もう卒業しましょう。

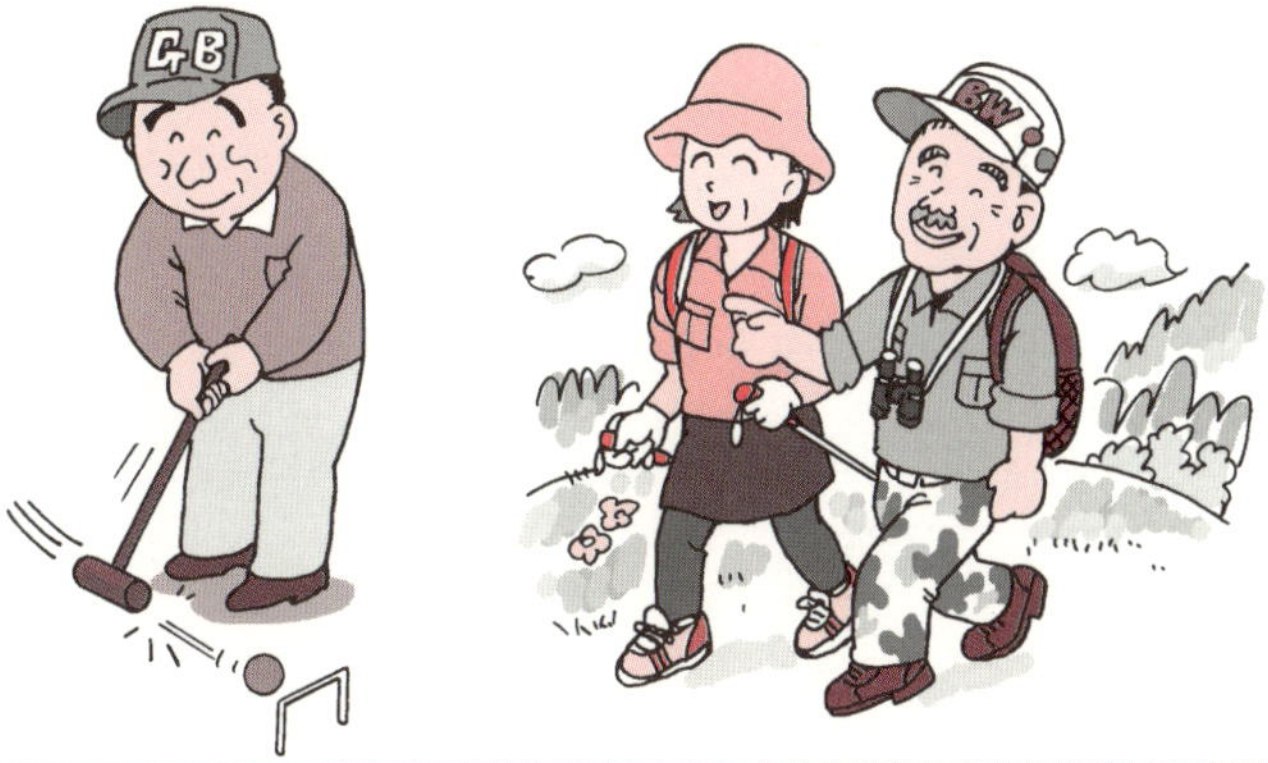

無理のない趣味を楽しむことが、かえって若さを保つことになります。

コラム６

高齢者の水泳

高齢者にとって激しい運動は、かえって体を痛めることになるので避けねばなりません。体を痛めにくい運動を選びましょう。そういった点で、水泳は浮力を利用するため、脊柱《せきちゅう》に掛かる負担が少なく、筋肉を十分に鍛えることができるので、お勧めできる有酸素運動といえます。

息を止めたり吐いたりすることで、心肺に適度な負荷を掛けるため、呼吸、循環器機能が鍛えられ、心疾患の防止にも役立つからです。

ただし、何度も申し上げるように無理は厳禁です。水の中に入っていると陸上の重力を感じないので、疲れが分かりにくくなりますから、時間を決めて適度に休むようにしましょう。

そのためには、会費を払ってスイミングクラブに通うことも一つの手です。無理のないプログラムを組んでもらえますし、友人やコーチとの人間関係が構築されてしまうと、さぼりたい日も「なんとなく休みづらい」という気分にもなるからです。三日坊主の防止にも役立ちそうです。

第6章

しびれ、痛みの治療法

しびれや痛みには、どのような治療が最も効果的かを
見ていきましょう。

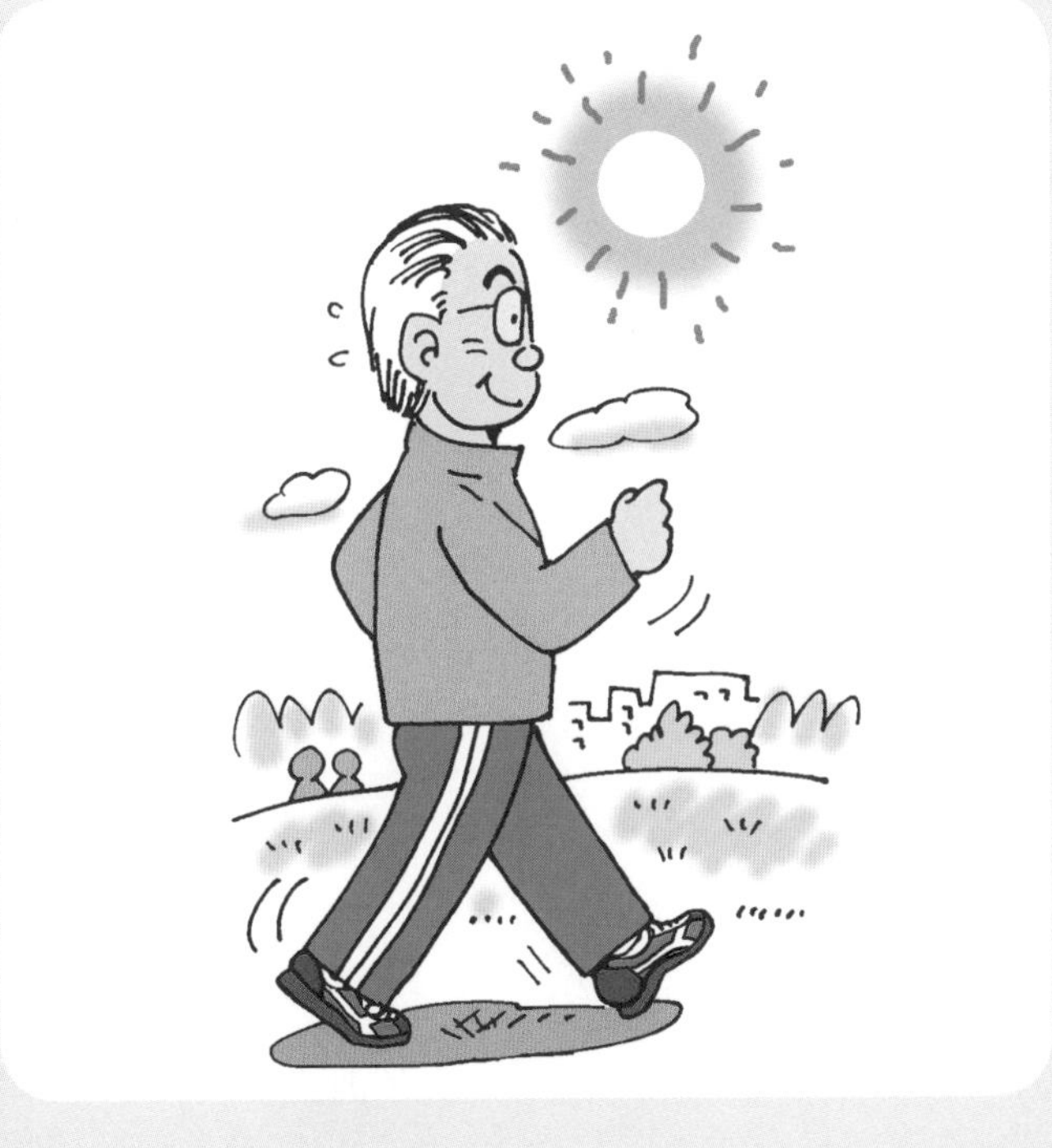

全ては「自然治癒力」が基本
自分の細胞の再生力を信じましょう

人間の体には自然治癒力が備わっています。自然治癒力とは、切り傷や擦り傷が元通りに修復されること、すなわち細胞の再生力のことです。そして、この力は生涯において失われることがありません。

しびれの治療においても自然治癒力を基本とします。

もちろん不調を感じて放っておくことは良いことではありません。中には薬物療法や手術を受けて治さねばならない疾患もあるでしょう。しかし、それらは治療の主役ではありません。医療機関でできることは、いわば自然治癒力を手助けすることなのです。

自然治癒力は人間の体に備わっている能力ですが、年を取るにしたがってその力はだんだんと弱まっていくことも事実です。しかし、まずは自らの細胞の再生力を信じて、自分でできるところまで改善し、せめて進行を抑える意欲を持つことが大切です。

ミクロな世界でも人体は頑張っている！

生涯決して失われることのない自然治癒力。自らの細胞の再生力を信じて、自分でできるところまで改善していきましょう。そして予防に勝る治療はありません。予防には限界があるにしても、ご本人の心掛けと努力が大切です。

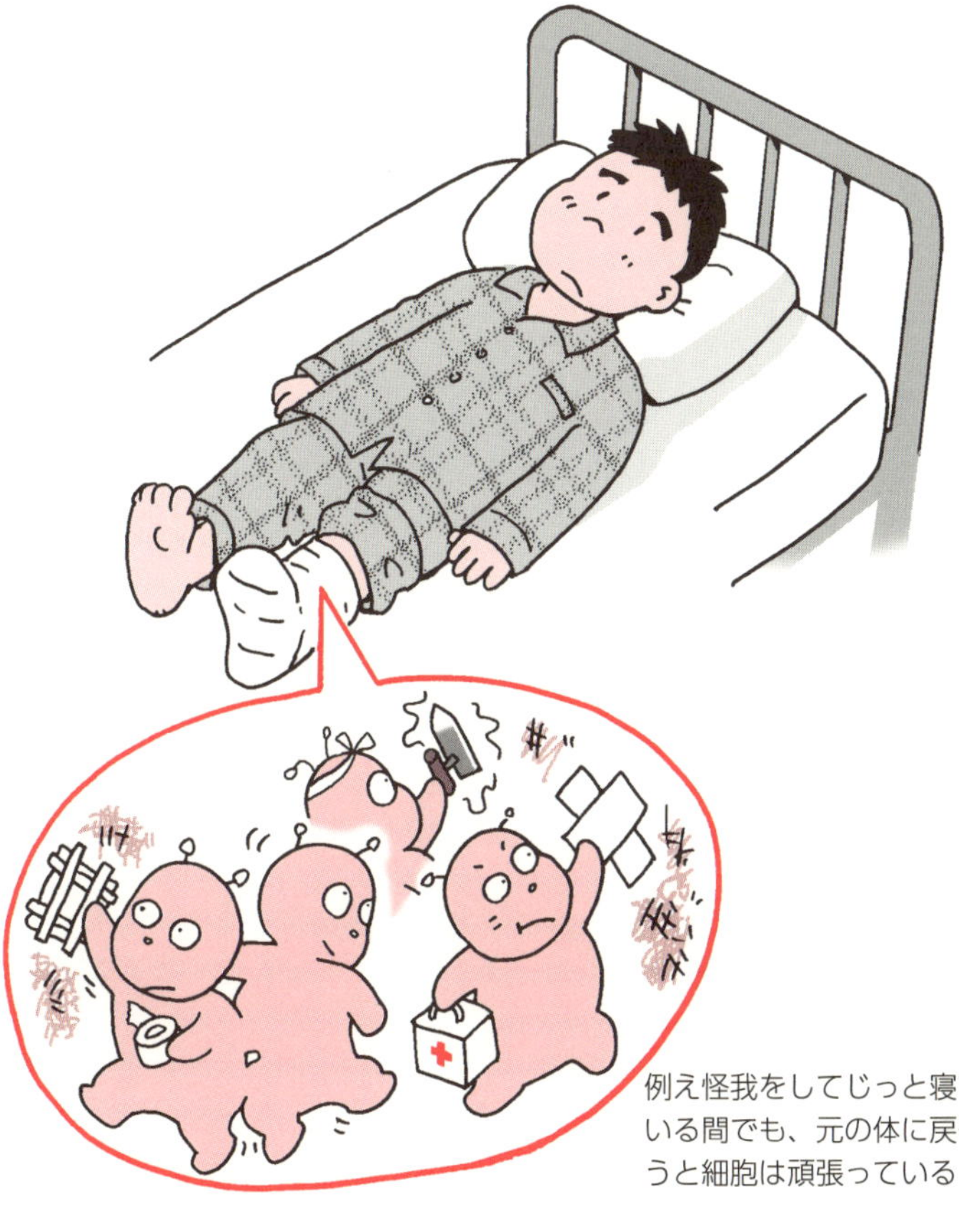

例え怪我をしてじっと寝ている間でも、元の体に戻そうと細胞は頑張っている！

自分でできる改善法を続けていきましょう
予防のためにも！

老化によって椎間板の弾力性が減り、椎骨《ついこつ》の周りに骨の棘ができて関節を支えはじめるのは、老化した体が余分な動きをしないようにするため、安静を保たせるためであるとも言えます。それは人体の摂理に沿うことでもあるのです。しかし一方、それでも老化はしびれや痛みを伴う疾患をもたらすのです。

余分な怪我をしないために、また出現してしまったしびれや痛みの進行を食い止めるために、体の方がブレーキをかけ、比較的な安静を選んでいるのです。例えるなら、年代物の機械を騙し騙し動かして、少しでも長く使えるようにする、ということでしょうか。そのためには、しびれや痛みなどがある場合は、まず安静を第一としましょう。そのことについては後々お話ししていきましょう。

次ページからは、手足のしびれの原因を予防する様々な方法について、一つずつお話ししていこうと思います。

困った症状も逆に考えれば摂理に適っている

年を取って様々なしびれや痛みが出るのは、老化した体が余分な動きをしないようにするためのアラームであるとも言えます。それ以上悪化させないための人体の摂理でもあるのです。

若い頃のように
重労働ができなくなるのも

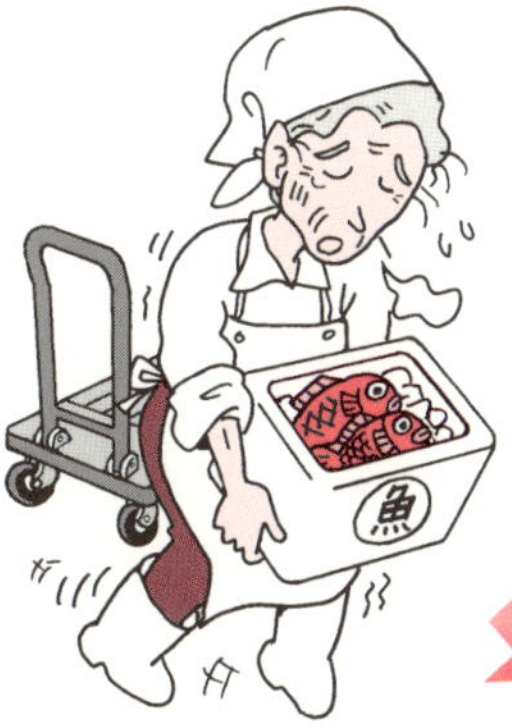

若い頃のように
激しいスポーツが
できなくなるのも

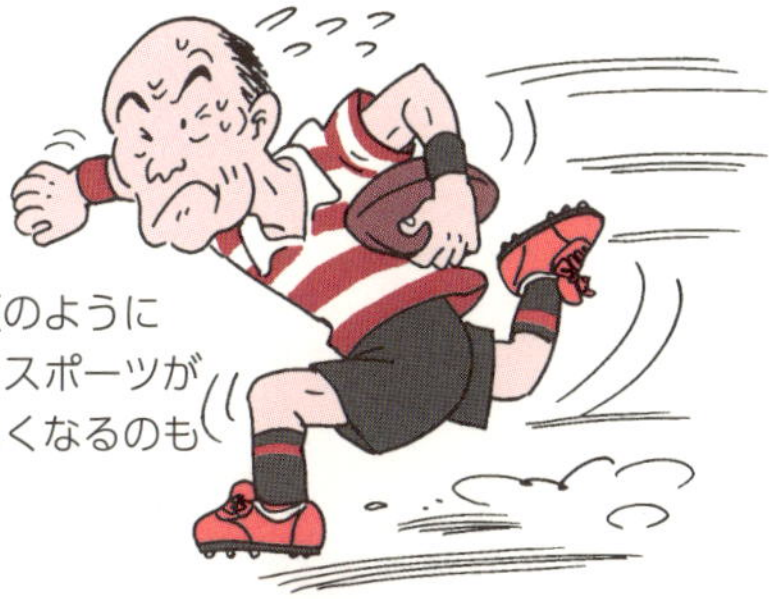

神様からのドクターストップ
かもしれませんね。

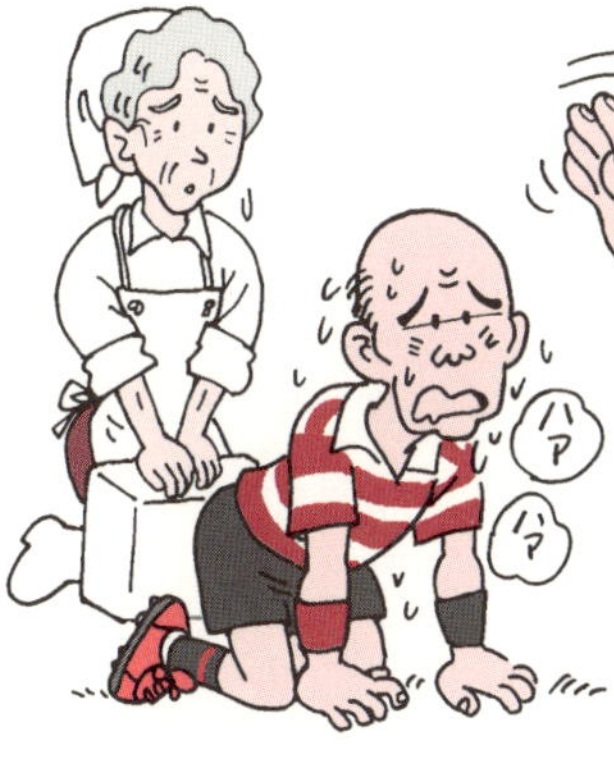

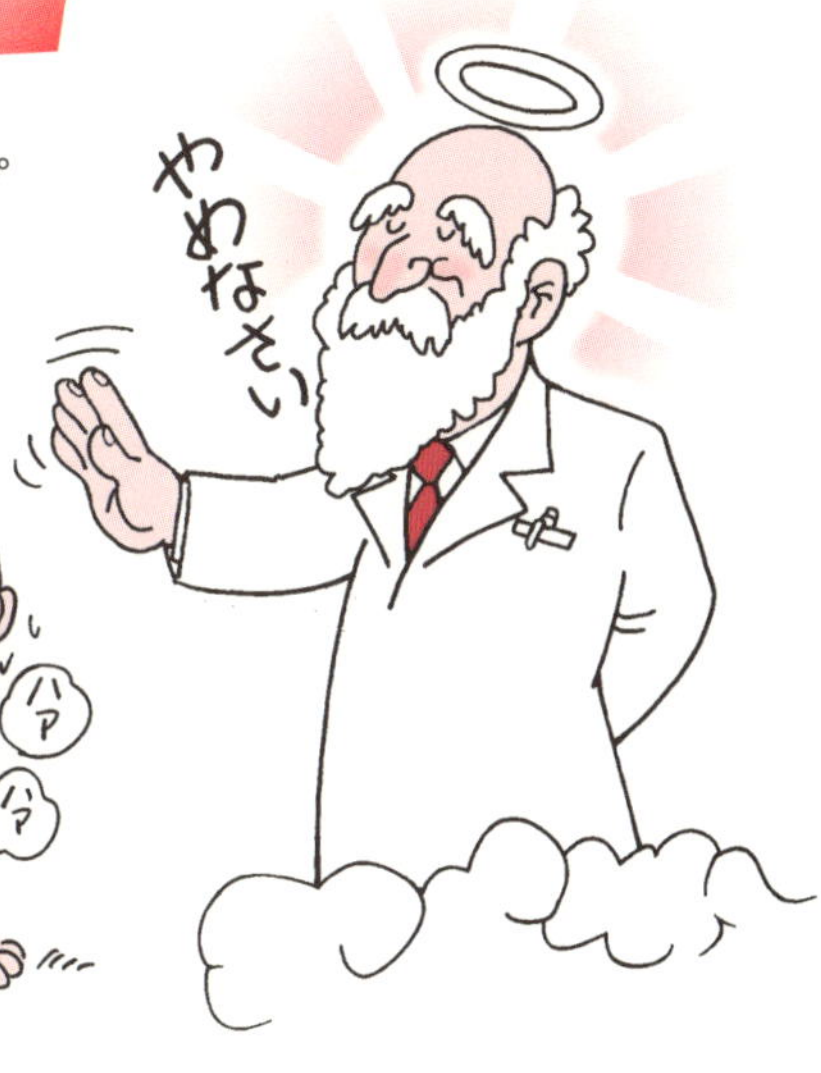

ウオーキングで筋力アップ！ 有酸素運動で免疫力もアップ!!

高齢者に良いと言われているウオーキングは、実は自己治癒力＝《イコール》免疫力を高めるのに最も手軽な方法なのです。

免疫力を高めるにはストレッチや水泳、縄跳びなどの有酸素運動が良いのですが、その中でもウオーキングは手軽で危険性もありません。

これを無理なく趣味のように続けていくことにより、血流も促進され、免疫力を高める免疫細胞の活動を活発にします。より健康になってしびれの原因を予防したり、女性の方には美容効果も期待できるでしょう。

ただし、自己流や合わない靴で歩いたり、あまりにも長い時間歩いてしまうと、逆に関節を痛めてしまうことがあるので注意してください。

始める前には必ず足をよく揉んだり足首を動かし、これから歩くということを体に教える必要があります。自分に合う靴をはいて、正しいフォームで歩きましょう。

ウオーキングで簡単に免疫力アップ！

手軽で危険性もないウォーキングは、ご高齢の方に最適な有酸素運動です。
ただし自己流や合わない靴で歩くのはやめておきましょう。

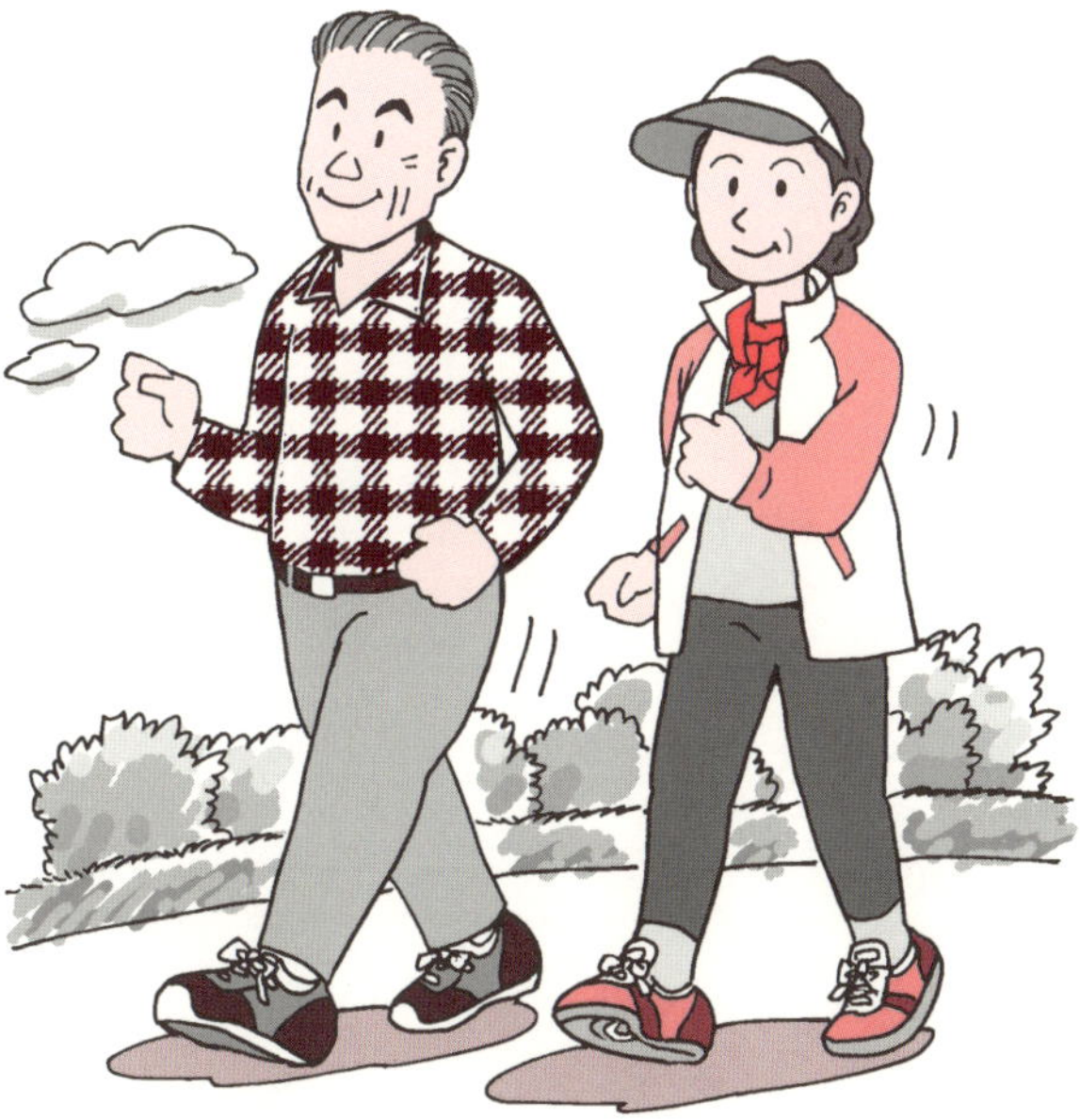

ここからウオーキングについて少しお話しようと思います。
手軽に無理なく始められるウオーキングのために、どんな靴が良いのか、どんな服装が良いのか、飽きない工夫はどうすれば良いのか、などを項目ごとにまとめておきました。
始める時には参考にしてください。

ウオーキングのための準備

正しいフォームを覚えましょう

ウオーキングを始める前に足を揉んだら、まずは普通の散歩のように歩くことです。決して速く歩こうとする必要はありません。高齢になったら軽いウオーキングだけでも十分に効果があるのです。ペースは徐々に上げていけばいいのです。その代わり正しいフォームで歩く必要があります。基本的には視線をまっすぐ前に向け、背筋をしっかり伸ばしましょう。ただし、腰を反らせてはいけません。お腹を引っこめ、頭の先から足までが一直線に、無理なく伸びているとイメージしましょう。視線は常に10～15m先を見るようにすると、自然と背筋がまっすぐに伸びていきます。次に肘を90度に曲げて、肩の力を抜きます。運動をしている意識が強いと、ついつい肩に力が入ってしまい、無駄に疲れてしまうだけなので、気を付けてください。歩きだしたら、軽く握り拳を作り、肘を後ろに引くようにして腕を振りましょう。膝は曲げず、歩幅は大きめに、踵から着地をするよう心掛けて歩いていきます。

正しいフォームで快適なウォーキングを！

視線をまっすぐ前に向け、背筋をしっかり伸ばし、肩の力を抜いて肘を後ろに引くようにして腕を振り、膝は曲げず、歩幅は大きめに、踵から着地をするよう心掛けて歩きましょう。

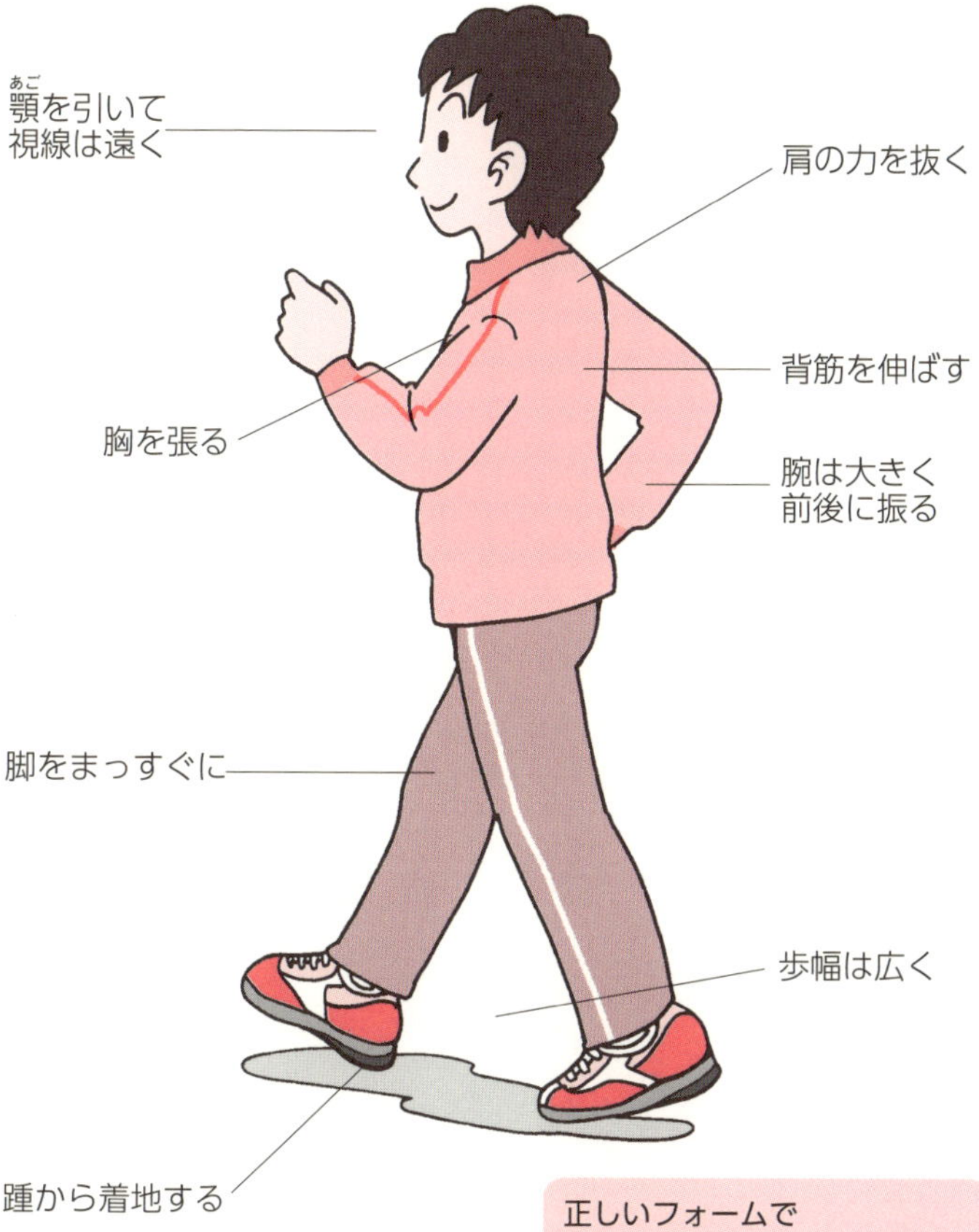
顎《あご》を引いて
視線は遠く
肩の力を抜く
背筋を伸ばす
胸を張る
腕は大きく
前後に振る
脚をまっすぐに
歩幅は広く
踵から着地する

正しいフォームで
正しく歩きましょう。

汗をかいても大丈夫で、快適な服装を

ウオーキングの服装は春夏と秋冬で揃えましょう。春夏には吸水性と速乾性のある素材のウエアが良いでしょう。通気性を考えて少し大きめのサイズを選びましょう。昼間のウオーキングで必ず用意していただきたいのは、直射日光を防ぐための帽子です。そして、必ず日焼け止めクリームを塗りましょう。これは男性にもお願いしたいことです。女性に比べて男性は日焼けに対して肯定的ですが、強すぎる紫外線は皮膚がんの原因にもなりますので注意が必要です。

秋冬には防寒対策を万全にしてください。汗をかいて放置しておくと冷えて風邪のもとになるので、吸水性と速乾性に優れた素材のウェアを用意しましょう。下着も吸水性の高いものを着ておくと良いでしょう。保温対策としてウインドブレーカーなど、あまり通気性のない上着を着用し、マフラーや手袋などで寒さから肌を守ってください。歩けば暖かくなるのだからと横着をするのは良くありません。

それぞれの季節に応じて、適した服装を選びましょう

春夏は日焼け対策を、秋冬は防寒対策を万全に。

<春夏>

メッシュなど
通気性の良い素材

日焼けについて

夏は紫外線に注意！浴びすぎると皮膚がんの原因にもなりますから、帽子と日焼け止めでしっかりとガードしましょう。

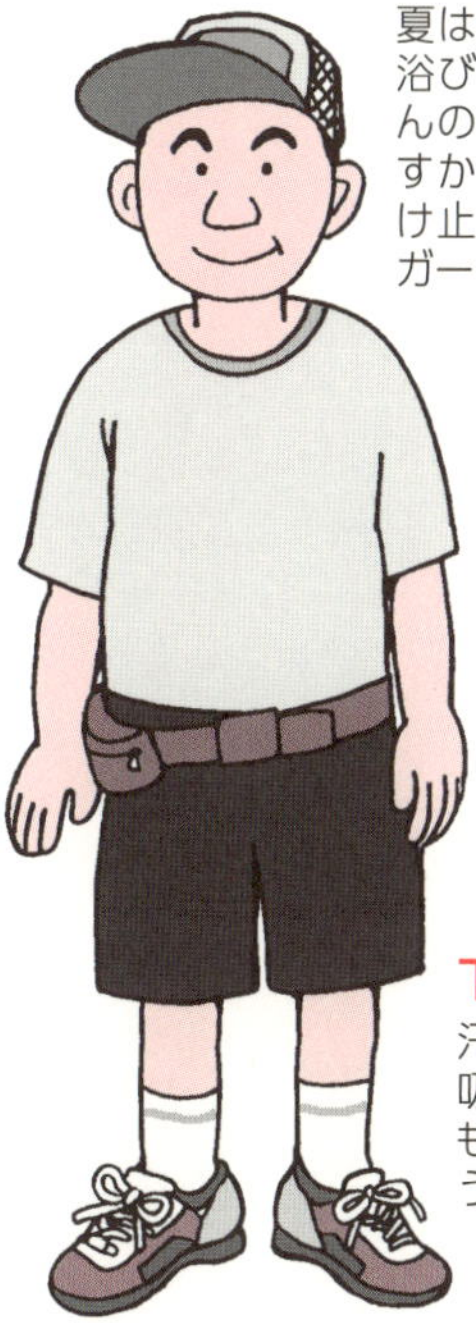

下着について

汗をかくので吸水性の高いものを着ましょう。

吸水性が良く、
通気性が良い木綿素材

<秋冬>

ウールなどの
温かい素材

防寒について

秋冬は体の末端を温めるために手袋などを着用しましょう。寒さが首元から入り込まないためにマフラーも必要です。風邪を引かないようにすることが鉄則！

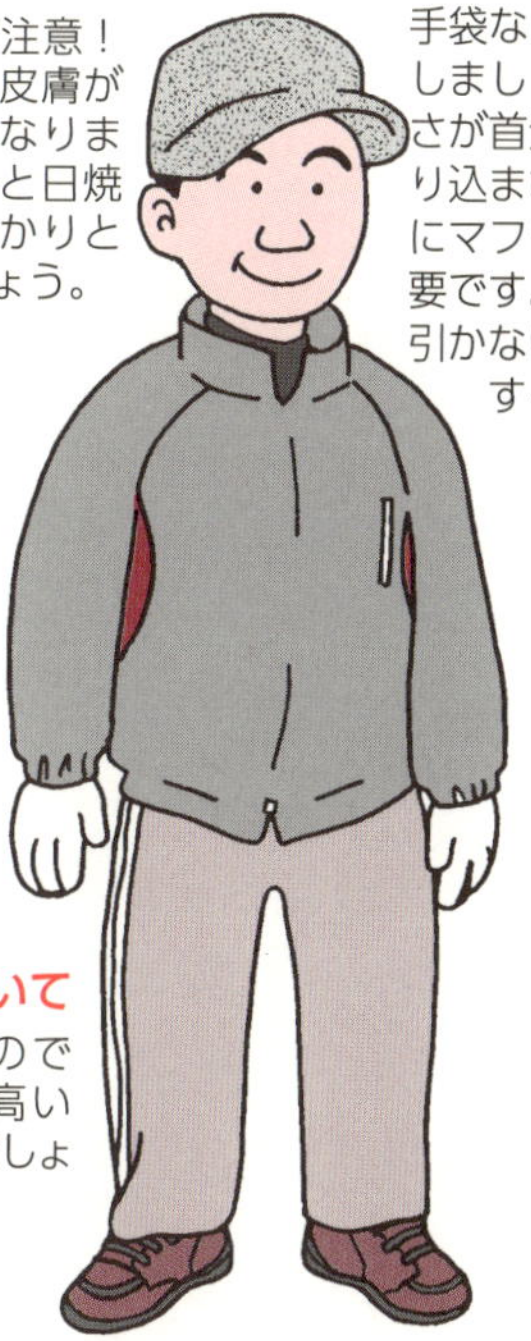

保温性の良い素材

ウオーキングのための準備

ウオーキングに適した靴を選ぶコツ

ウオーキングをするのに大切なのは靴です。人間の足は夕方にむくみが出るので、靴を買う時は夕方にすると良いでしょう。締まった足でぴったりの靴を買ってしまうと、むくんだ時にきつく感じたり、歩いているうちに靴擦れができてしまうおそれがあります。まず素材を確かめましょう。水たまりに入っても汚れにくいように防水加工が施され、かつ足が蒸れないように通気性のあるものが望ましいです。そして、試し履きをする時は、きちんと両足ともに履いてみましょう。実際に歩く時のようにヒモを結んで、つま先に少し余裕があるかどうかを上から押して確認してください。さらに店内を歩かせてもらいましょう。足の裏は無理なく支えられていますか？　靴の裏は滑りませんか？　歩いていて心地よいと感じますか？　靴はしっかり選ばないと、正しい歩き方に支障が出ます。靴擦れどころか転倒や関節痛の原因にもなりかねませんので、できるだけ吟味して選んでください。

靴は必ず夕方に試し履きをしてから購入しましょう

靴はしっかり選ばないと、正しい歩き方に支障が出ます。転倒や関節痛の原因にもなりかねないので、できるだけ吟味しましょう。

＜靴選びのポイント＞

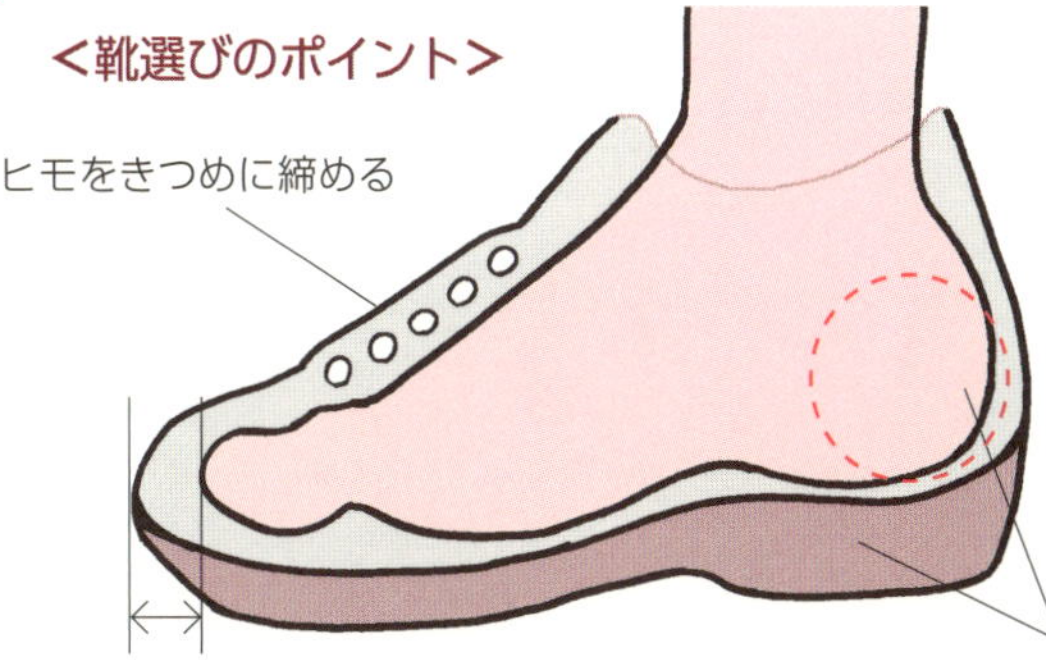
1～1.5 ㎝の余裕を持たせる
踵の周りと靴底が固く、しっかりしたもの

上記の条件を満たしているか、きちんと試し履きをして購入しましょう。

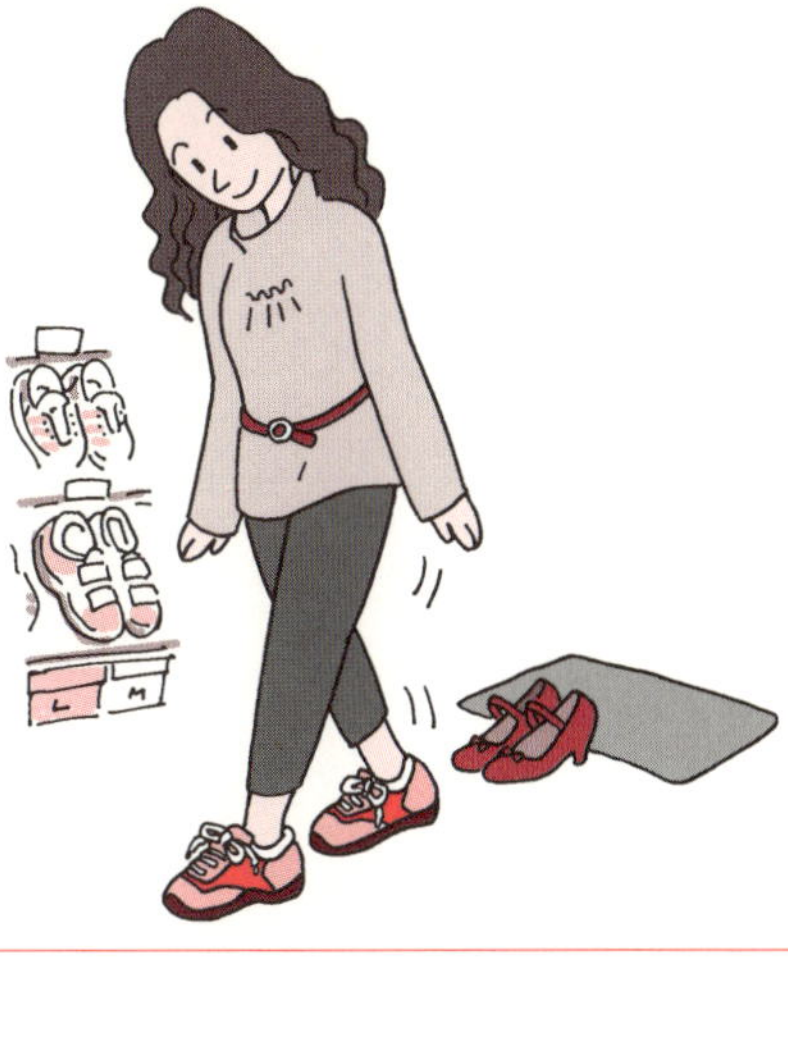

出かける時間帯と、ウオーキングする時間

特別に望ましい時間帯というものはありませんが、基本的に極端な空腹時や食直後は避けましょう。特に低血糖を起こす懸念がある人は、朝食前は避けた方が無難です。高血圧症の人や心臓に疾患のある人も早朝はやめておいた方がいいでしょう。できれば、日の光が明るく、人通りもある、昼下がりから夕方（午後2～6時ごろ）が最適な時間帯と言えるかもしれません。

ウオーキングする時間ですが、無理をしない範囲ということで30～60分程度がいいでしょう。続けることが最も大切です。疲れが出てきたら適当なところで区切り、また翌日にしましょう。無理をして三日坊主になるよりは効果的です。

継続は力なりです。毎日行うことが理想ですが、逆にそれが負担になるのも考えものです。あまり義務的に考えずに、気楽なレジャー感覚で週3～5日程度を目安として続けてみましょう。

無理をして三日坊主になるよりも、少しずつでも継続を

昼下がりから夕方（午後2～6時ごろ）に30～60分程度、
週3～5日を目安として続けましょう。
夏期には熱中症に注意しましょう。

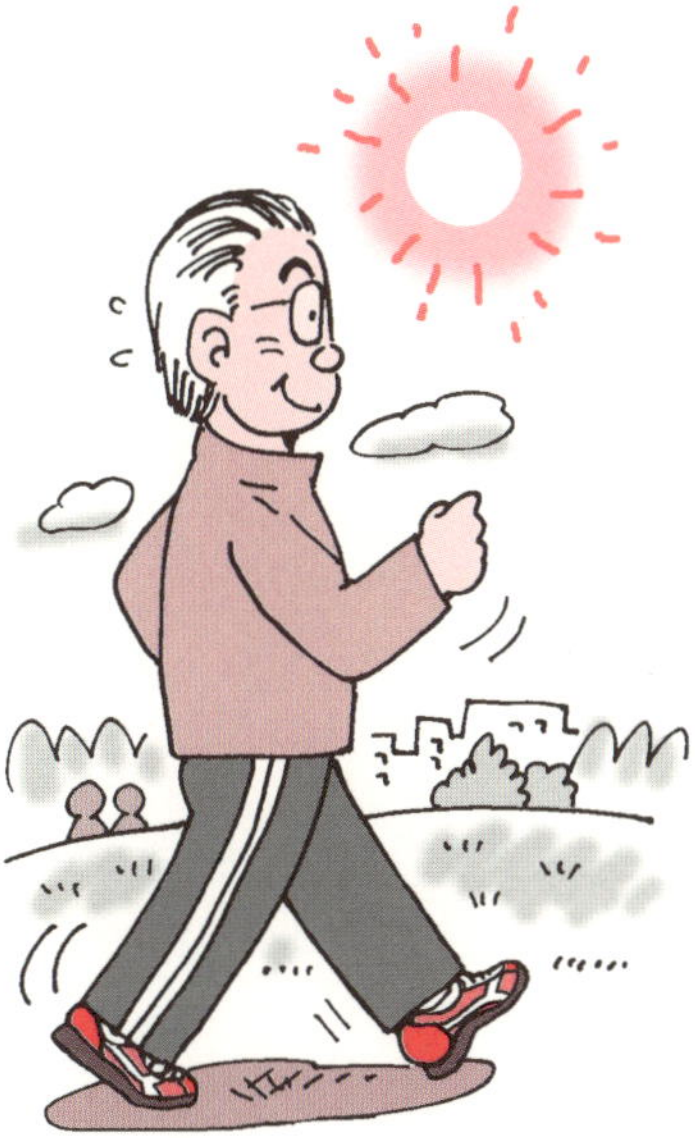

毎日行うことを義務化して、心の負担になるのも考えものです。気楽なレジャー感覚で週3～5日程度を目安として続けると良いでしょう

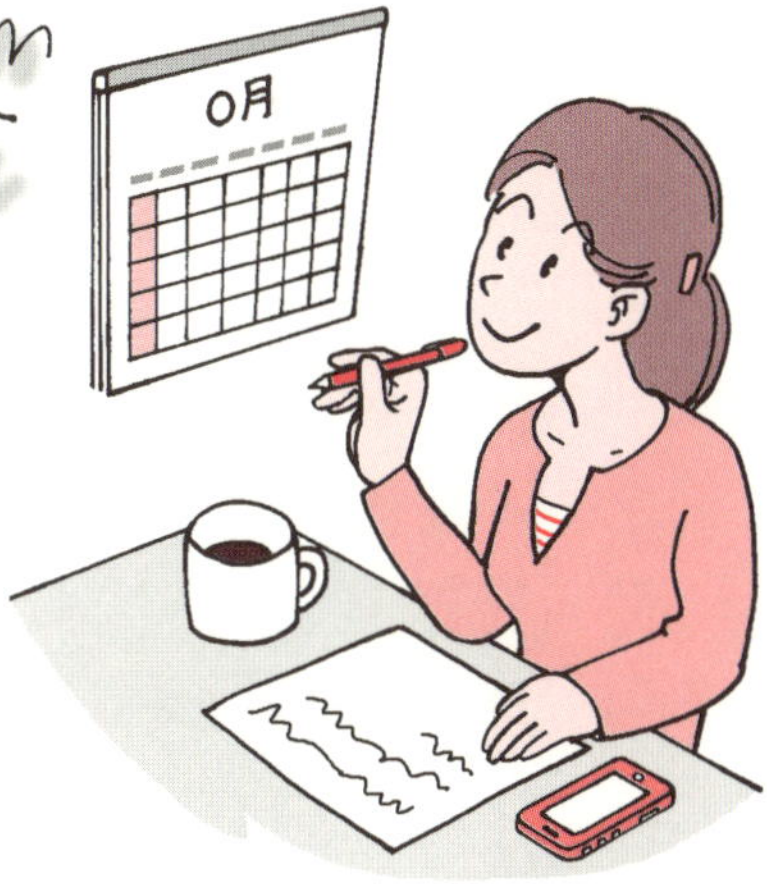

ウオーキングのための準備

飽きない工夫をすると良い

健康のために始めたウオーキングも、やがて飽きやマンネリ感が出てくるのは人間として仕方ないことです。そういった時は、持ち物を工夫して楽しみを作るのも一つの手です。例えば、カメラを持って気に入った景色を写してみるのもいいですし、筆記用具を持ってウオーキング中に感じたことや見つけた店をメモしておくのもいいでしょう。地域の情報誌などで歴史的文化財を探索してみるのもいいですし、ちょっとした観光気分で身近な神社仏閣をお参りし、スタンプラリーのように御朱印（＊）を集めてみるのも目的ができていいでしょう。

また、ウオーキングのサークルに入って、友人をつくるのもいいでしょう。これまで繋がりのなかった人と知り合い、いろいろな世界が開けていくかもしれません。サークル活動にすると、休んだ時などに声を掛けてもらえたりするので、一人で続けていくよりは手応えを感じられるかもしれません。

＊**御朱印**…神社仏閣に参拝すると、その証に貰えるスタンプのようなもの

飽きやマンネリは怠け心じゃない！ 飽きない工夫をしましょう

他の趣味を兼ねてみたり、一緒に歩く仲間をつくるなど、モチベーションを高めていきましょう。

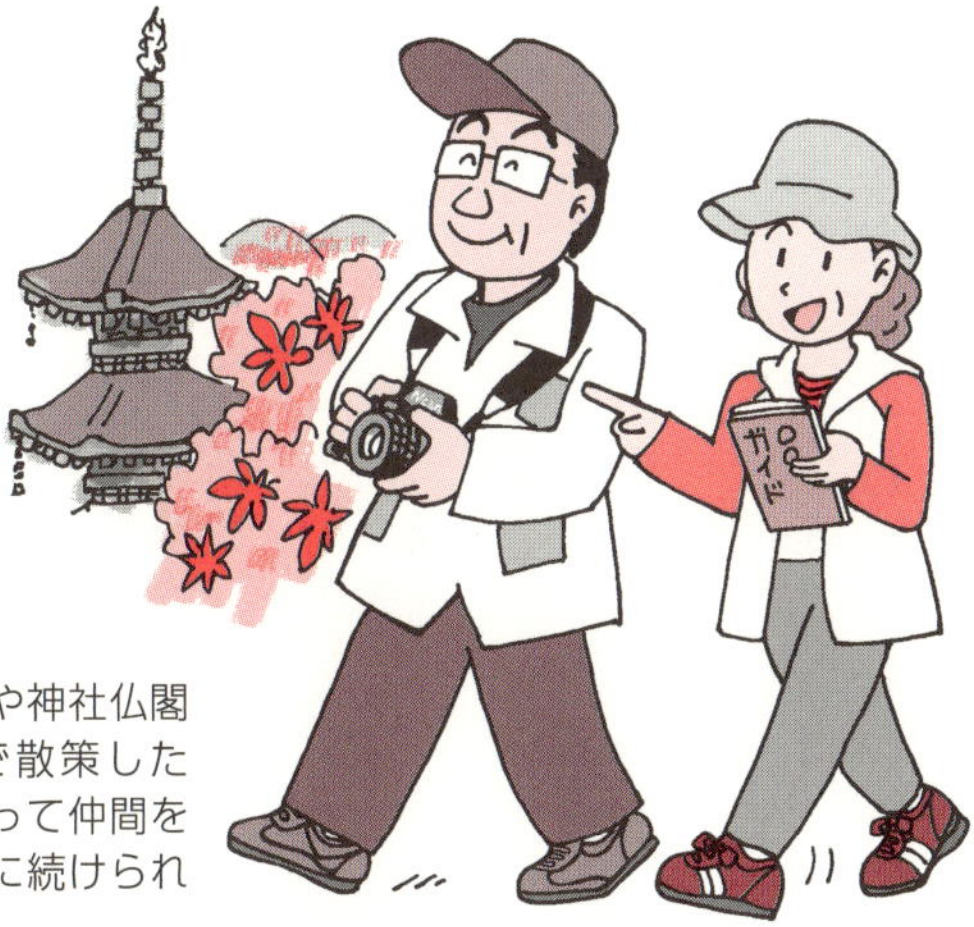

地元の隠れた名所や神社仏閣などを観光気分で散策したり、サークルに入って仲間をつくるのも飽きずに続けられる秘訣です。

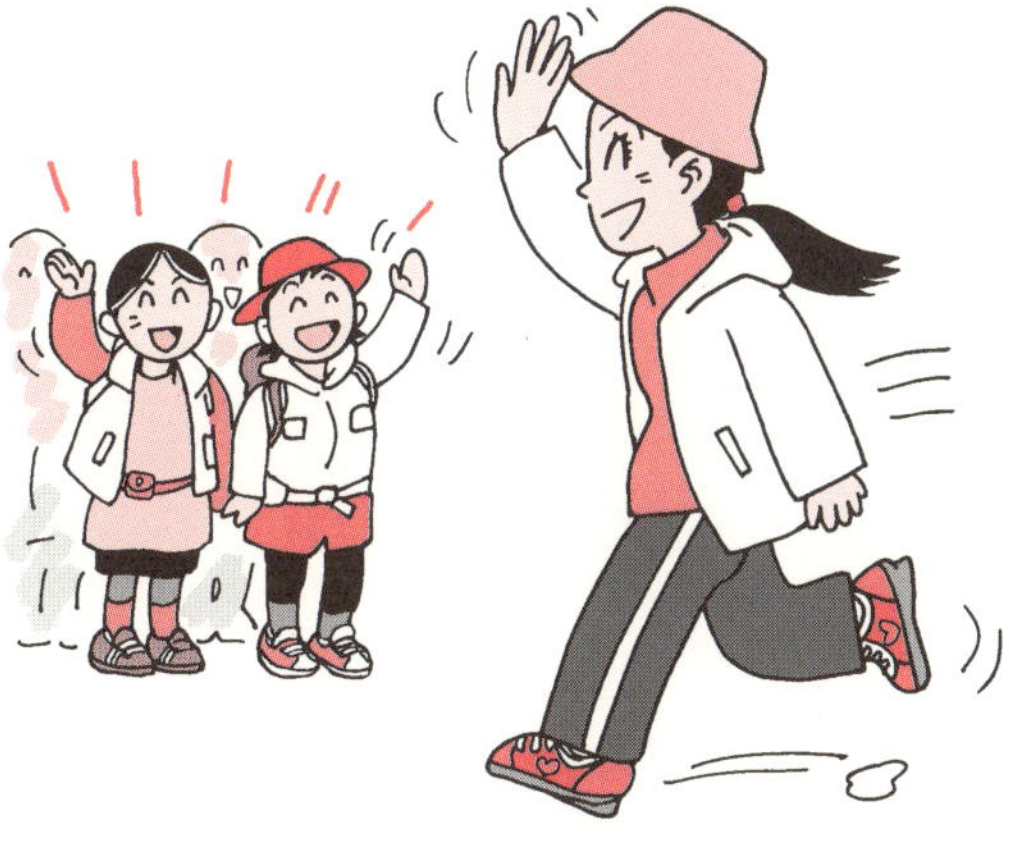

ストレッチで柔軟さをアップ！

最初は軽く体を動かす程度から

ウオーキングの前に準備体操として、またそれだけを目的に、ストレッチをするのもいいでしょう。家の中でできるストレッチならば、家事の合間や寝る前などのわずかな時間を使って気軽に体を動かせる利点があります。あくまでメインの目的はしびれと痛みの予防にあり、血行を改善することと筋肉と関節を柔らかくすることが大切です。あまり大げさに気負わず、軽く体を動かす程度、筋やスジ（腱、靭帯）を伸ばす程度の気持ちで始める方が継続できると思います。

始めたばかりは、体が硬くて難しい動きもあるかもしれませんが、諦めずに毎日続けることで効果が出てきます。根気よく続けましょう。なれてきたらできるだけ強くストレッチ（伸張）し、その位置を10秒保つようにします。とはいえ、関節などに疾患があると診断をされた方は、ストレッチを始める前に、ストレッチする部位や程度などその内容を具体的に医師に相談してください。

手軽なストレッチでも十分に効果があります 無理せず楽しく習慣化しましょう

家の中でできるストレッチならば、家事の合間や寝る前などのわずかな時間を使って気軽に体を動かせる利点があります。あまり大げさに気負わず始めてみるのがいいでしょう。

心地よい疲れを感じる程度で充分です。

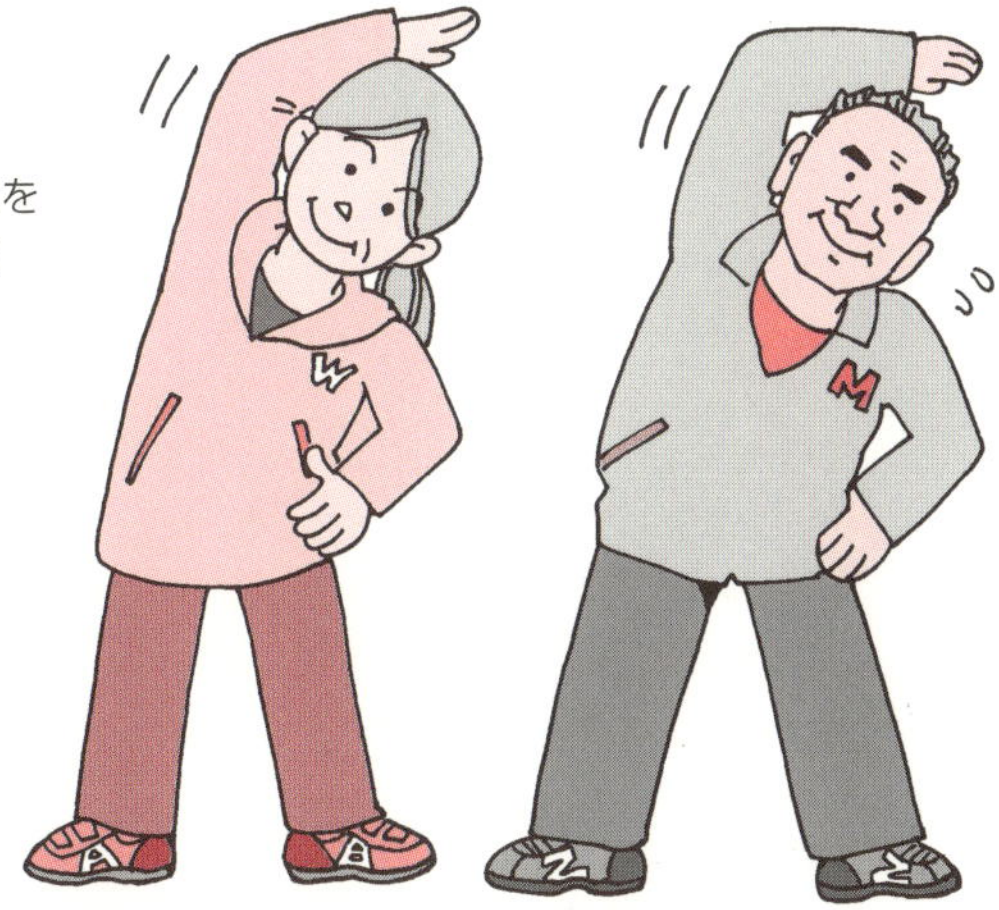

無理は厳禁です！

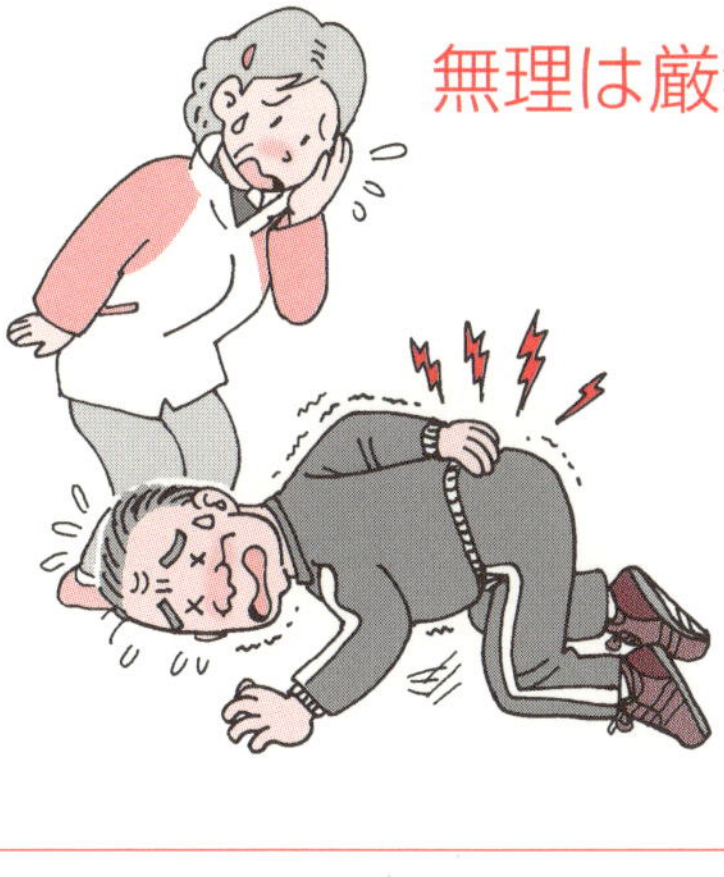

ここからはストレッチについて解説していきます。ウオーキングよりも更に気軽に始められるストレッチは、家の中でも簡単にできます。肩や腰など様々な部位の筋肉を伸ばすことができる様々なストレッチを見ていきましょう。

ストレッチで柔軟さをアップ！

頭抱え運動、ぶら下がり運動

頭抱え運動（ストレッチA～C）、ぶら下がり運動（ストレッチD）は、肩関節のこわばりや肩こりを解消するためのストレッチです。

まず組んだ両腕を額に当てて、ぐっと後ろへ押しましょう。その力に対抗するように、首に力を入れます。次に組んだ両手を頭の後ろに当て、ぐっと前に押します。その力に対抗するように首に力を入れます。次に首を横に倒して首の筋肉を伸ばします。逆側も同じようにしましょう。

ぶらさがり運動は有名ですね。家の中に身長よりも高い部分で手がかけられる場所があれば、そこを利用しましょう。身長よりも高くに張ってある棒がなければ、鴨居などを利用するといいでしょう。両手を肩幅よりも広めに開いて上げ、棒や鴨居に掴まり、背すじを伸ばします。そのまま上体を反らし、しばらくそのままにしておきます。次に両手の幅を狭くし、脇の下から脇腹までを意識して伸ばします。

肩がこわばる、肩がこる時には、この体操！

頭抱え運動、ぶら下がり運動は、肩関節のこわばりや肩こりを解消するために最適なストレッチです。

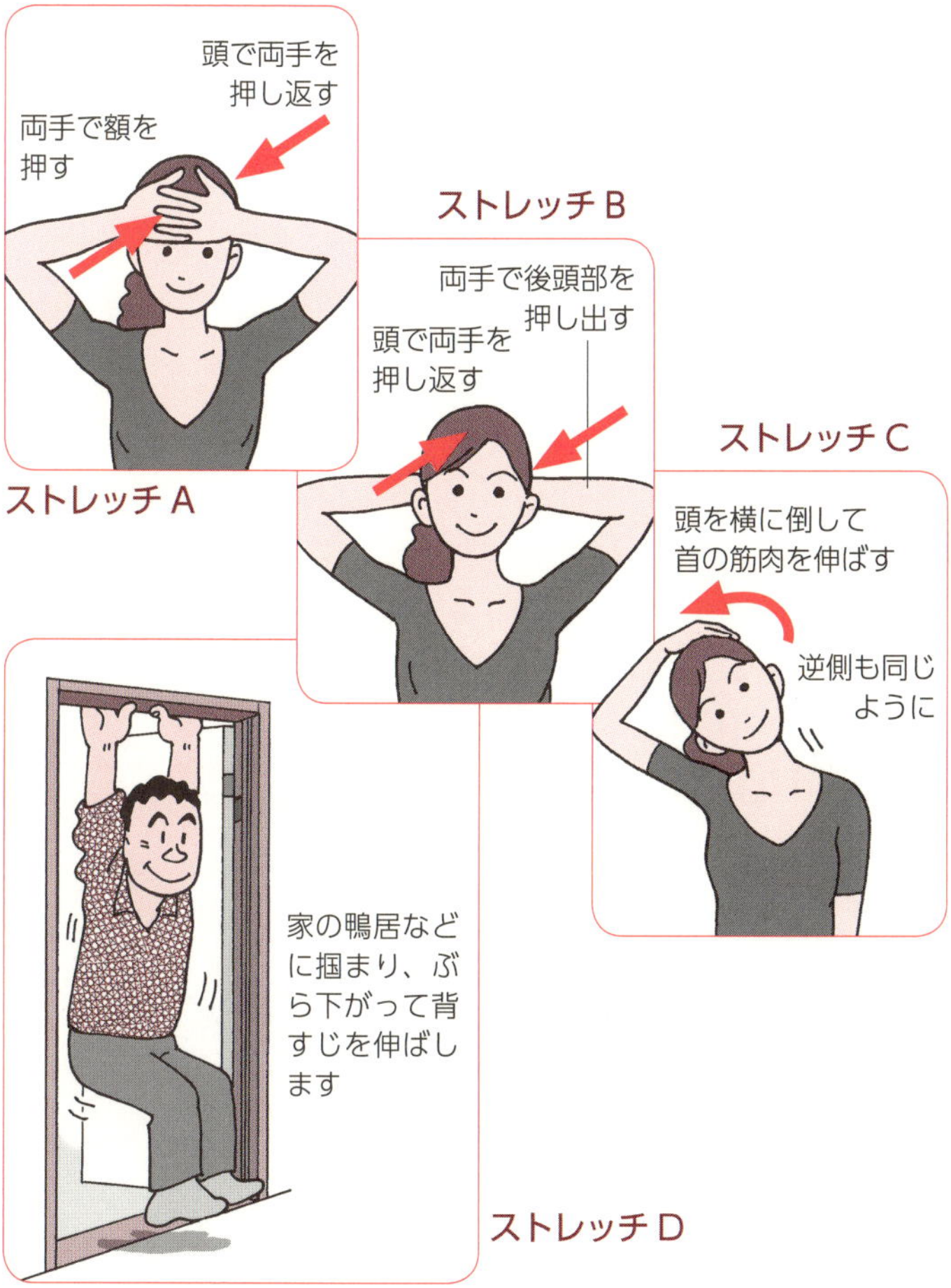

ストレッチで柔軟さをアップ！

肩関節のこわばり、収縮解消

肩甲骨周辺のためのストレッチです。ラジオ体操にも取り入れられている腕回し運動は、腕を前に後ろに回すだけの簡単なものです。しかし、大概の人は肩関節から腕を回しているのではないでしょうか？　動かすのは肩ではなく、肩甲骨なのです。できるだけご自分の肩甲骨を意識して、肩甲骨周りについている筋肉を動かすつもりで、肩甲骨を中心に回してみましょう。目安としては、前と後ろに20～30回ずつがいいでしょう。

僧帽筋訓練には1kg程度の重りを使います。まずは何も持たず、両手をだらりと下げたまま、肩を上げ、力を抜いてストンと落とす動作を30回ほどやります。次に両手がだらりと下げられる場所に俯《うつぶ》せに寝て、両手に1kgずつ重りを持ちます。そのまま肩まで引き上げる動作を30回。次に重りを置いて、俯せのまま両手を頭の上で組み、頭だけを上げる動作を15回ほど繰り返してワンセットです。

腕回しと僧帽筋訓練で、肩甲骨周辺のこわばりやこりを撃退！

肩回し運動で動かすのは肩ではなく、肩甲骨です。できるだけ肩甲骨を意識して、肩甲骨の周りについている筋肉を動かすつもりで回してみましょう。

＜肩甲骨周辺のためのストレッチ＞

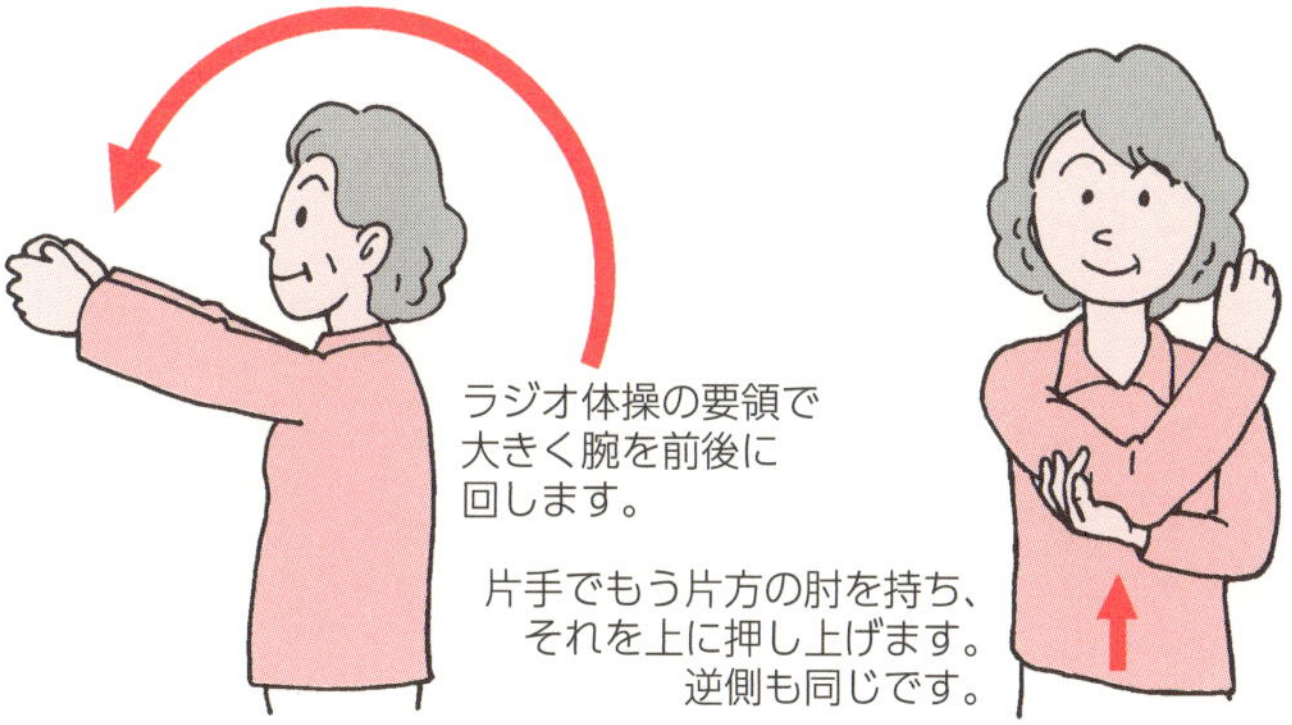

＜僧帽筋訓練＞

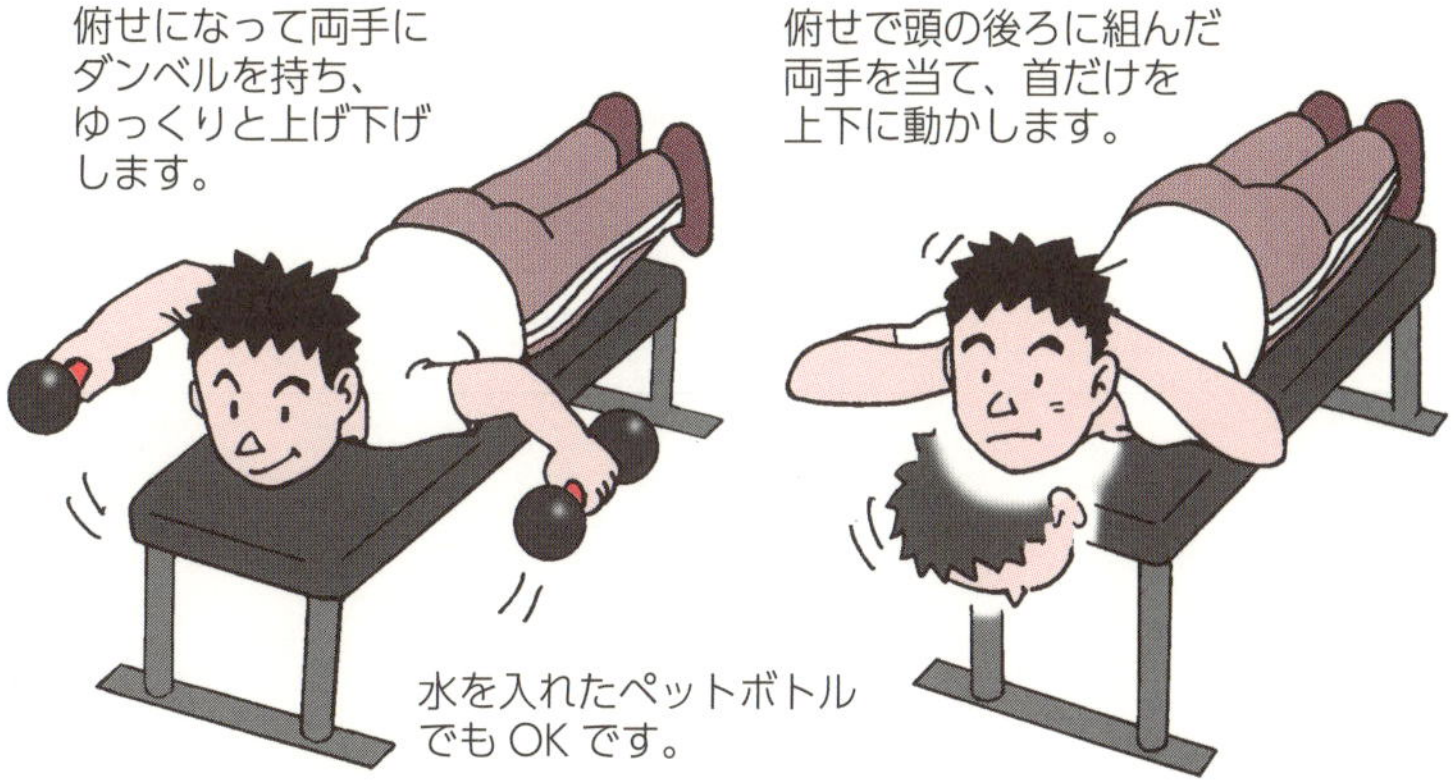
俯せになって両手に
ダンベルを持ち、
ゆっくりと上げ下げ
します。
俯せで頭の後ろに組んだ
両手を当て、首だけを
上下に動かします。
水を入れたペットボトル
でもOKです。

ストレッチで柔軟さをアップ！

体幹伸筋訓練、僧帽筋訓練にトライしよう！

体幹伸筋訓練も僧帽筋訓練も、背中と胸から腰の筋肉を伸ばしたり縮めたりして柔らかくほぐす体操で、背中のこりと腰の痛みやこりの解消に役立ちます。

まずは体幹伸筋訓練です。俯《うつぶ》せになり、両手を後ろで組みます。そのまま上体を反らします。しばらくそのままにして、力を抜いて俯せます。きつければ、お腹の下にクッションなどを入れておいても構いません。これを10回ほど繰り返しましょう。

ただし、腰痛のある人がこの運動をすると、症状を悪化させることもあるので、この運動は無理をしない程度に慎重にやってください。

僧帽筋訓練は、座っているか立っている状態で行います。肘を軽く曲げ、両手を肩より上に上げます。そのまま肩だけを上げ下げしましょう。この時に気を付けたいのは、両腕は上げたままにしておくことです。両腕を上げたまま肩を上下させると、背中と胸の筋肉がつられて動いているのが分かるでしょう。これを10回ほど繰り返します。

体幹の筋肉をほぐすことで、背中から腰のこり、痛みが和らぐ！

腰痛のある人がこの運動をすると、症状を悪化させることもあるので、この運動は無理をしない程度に慎重にしましょう。

＜体幹伸筋訓練＞

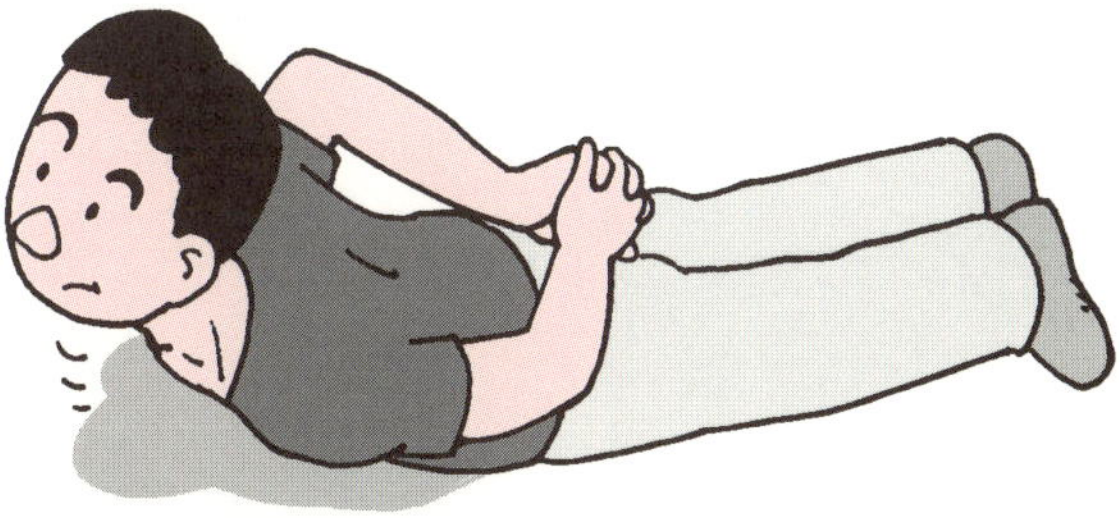

俯せの状態で両手を後ろで組み、そのまま上体を反らします。しばらくそのままにして、力を抜いて俯せます。

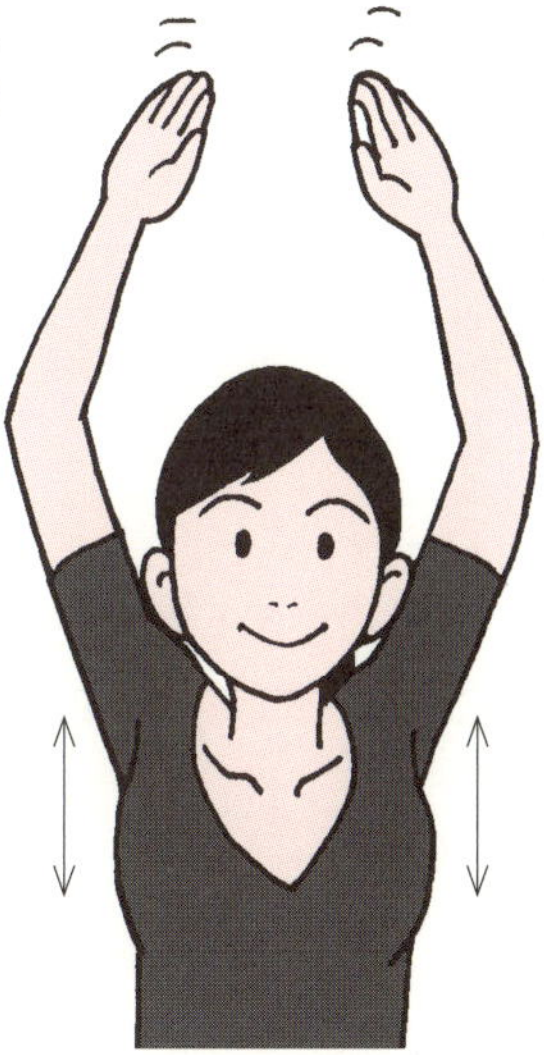

＜僧帽筋訓練＞

肘を軽く曲げ、万歳をした状態で肩だけを上げ下げします。

ストレッチで柔軟さをアップ！

「腰痛体操」で腰を柔らかくしましょう

腰痛を予防、解消するための体操です。腰由来の足のしびれがある人も試してみてください。ただし、腰に激しい痛みがある時はやめておきましょう。

まずあお向けになり、膝を立てます。そのまま軽く腹筋運動をします。しっかりと起き上がらずに、上体を少し起こすだけで構いません。それを10秒間ずつ10回ほど繰り返したら、一度深呼吸をします。次に両手で膝を抱え、背中を丸めます。その姿勢を10秒間保持してください。そして深呼吸をします。次に体を伸ばし、今度は片足ずつ同じことをします。それも10秒間ずつ保持しましょう。ここでも深呼吸をします。それが終わったら、再び体を伸ばし、両手を胸の上で軽く組んだら膝を立て、腰の力でお尻だけを持ち上げます。その姿勢も10秒間続けます。

以上の運動を毎日続けましょう。決して無理をすることはありません。終わった後に心地よい疲労感を感じる程度が最適です。

終わった後の心地よい疲労感を目安に、無理せず続けましょう

腰痛体操はその名の通り腰痛を予防、解消するための体操です。腰由来の足のしびれがある人も試してみてください。無理せず、後に心地よい疲れを感じる程度で十分です。

<腹筋運動>

あお向けになり、膝を立て、軽く腹筋運動をします。

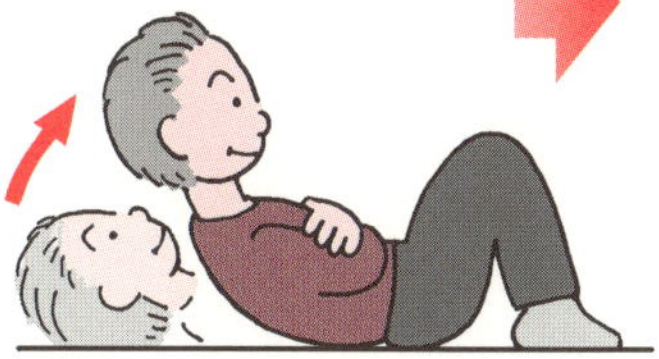

<腰臀部の筋肉や靭帯を伸ばす運動>

両手で膝を抱え、背中を丸め、そのまま 10 秒間保持したら深呼吸をします。

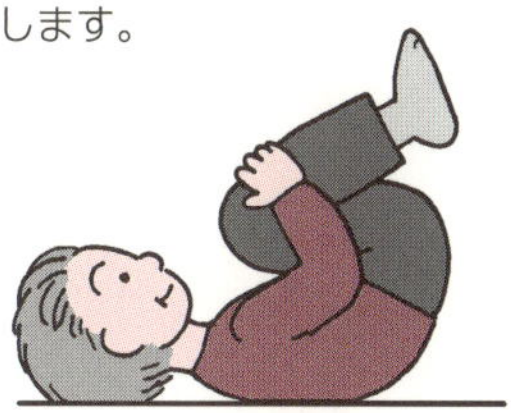

<臀部と脚の付け根を伸ばす運動>

体を伸ばし、今度は片足ずつ膝を抱えて、同じことをします。

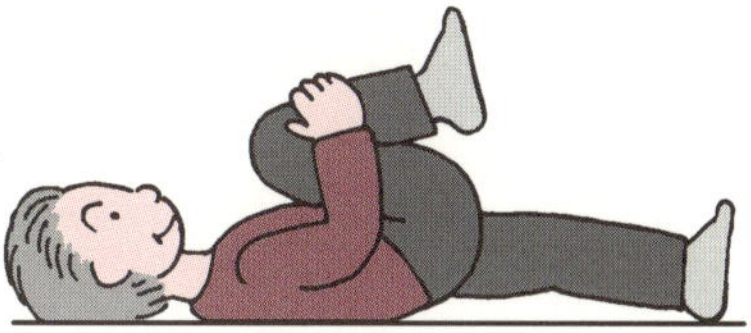

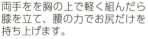

<伸筋の運動>

両手をを胸の上で軽く組んだら膝を立て、腰の力でお尻だけを持ち上げます。

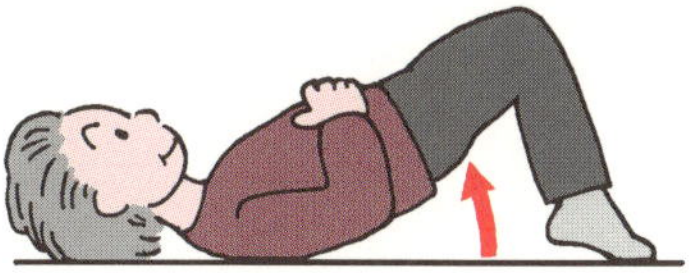

「温熱療法」も血流アップに効果的！

ホットパック、湿布などを試しましょう

しびれやこりには、それらの部位の血流を良くする温熱療法も効果的です。ポピュラーなものはホットパックといい、特殊なシリコンやトルマリン、玄米などをパックに入れたものを80℃のお湯で温め、布でくるんで患部に20分ほど当てるというものです。これは温かくて心地よく、ホットパックを当てている部分だけが温泉に入っているかのようにポカポカとしてきます。やがて温められた血液が循環するにつれて、全身が火照ってくるのです。同じぐらいにポピュラーなものは、よく「電気を当てる」という言い方をお聞きになる方も多いと思いますが、超短波《ちょうたんぱ》治療器《ちりょうき》を使ったものです。これは電磁波を患部に照射するもので、電磁波が筋肉の奥の方まで入って熱を発生するという画期的なものです。

肌に貼るだけで温かさを感じる温熱カイロ。痛みを抑える成分が皮膚から吸収されて患部に届く湿布もありますので、これらを上手に使ってみると良いでしょう。

心地よい温かさで患部を和らげる

患部の血流を良くする温熱療法には、様々なものがあります。最も心地よく感じるものを探してみると良いでしょう。

<ホットパック>

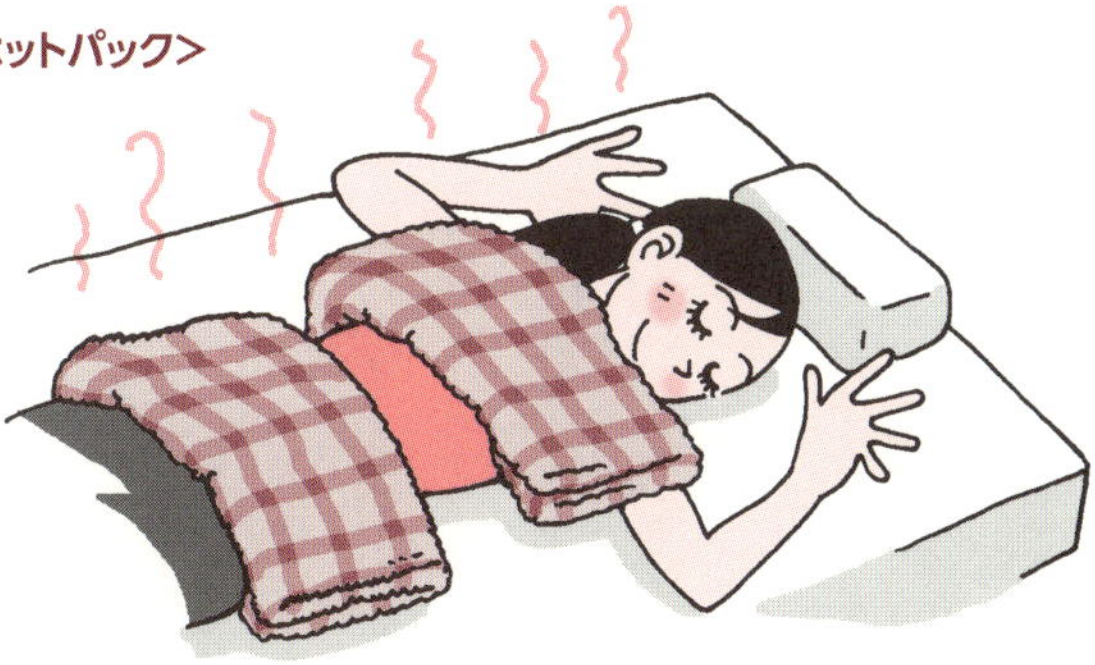

<超短波治療器>

固定手術などで金属などが体内にある人が極超音波治療器を使うと、そこで発熱してしまうので注意！

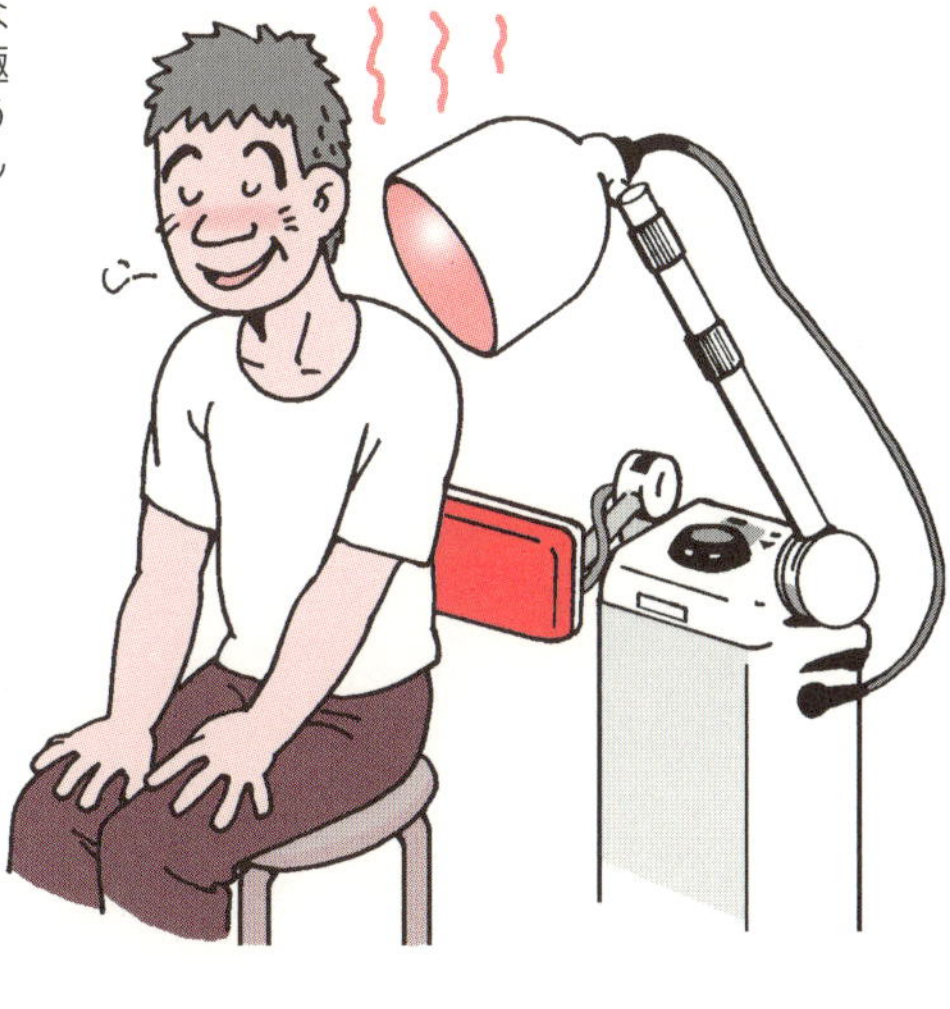

「温熱療法」も血流アップに効果的！

古代から治療に使われてきた温泉やお風呂

温熱療法としての温泉やお風呂の歴史はきわめて古く、紀元前５００年前の古代ギリシャ、ローマ時代から行われてきました。

日本でも神話の時代から温泉の効果を謳っています。シャワーではなく湯船にしっかりと浸かる入浴は、こわばった筋肉をほぐし、血行を促進し、自然治癒力をアップさせ、脳や神経をリラックスさせることは皆様もご存じでしょう。

さらに人体は水の中にいると浮力が作用して、体が軽くなるため、筋肉や関節がほぐれてこりや痛みも軽減されます。筋肉痛などがある時には、お風呂の中でよく揉むと軽減されるのはそのためです。

温泉の場合は、お湯の中に硫黄や二酸化炭素などの様々な化学的成分が入っているため、それらの成分が皮膚を通して患部に効くという効果もあります。

何にせよ体を温めるということは、健康面で非常に良いことなのです。

古代ローマ皇帝もお風呂で治療していた！？

シャワーではなく湯船にしっかりと浸かる入浴は、筋肉をほぐして血行を促進し、脳や神経をリラックスさせる効果があります。

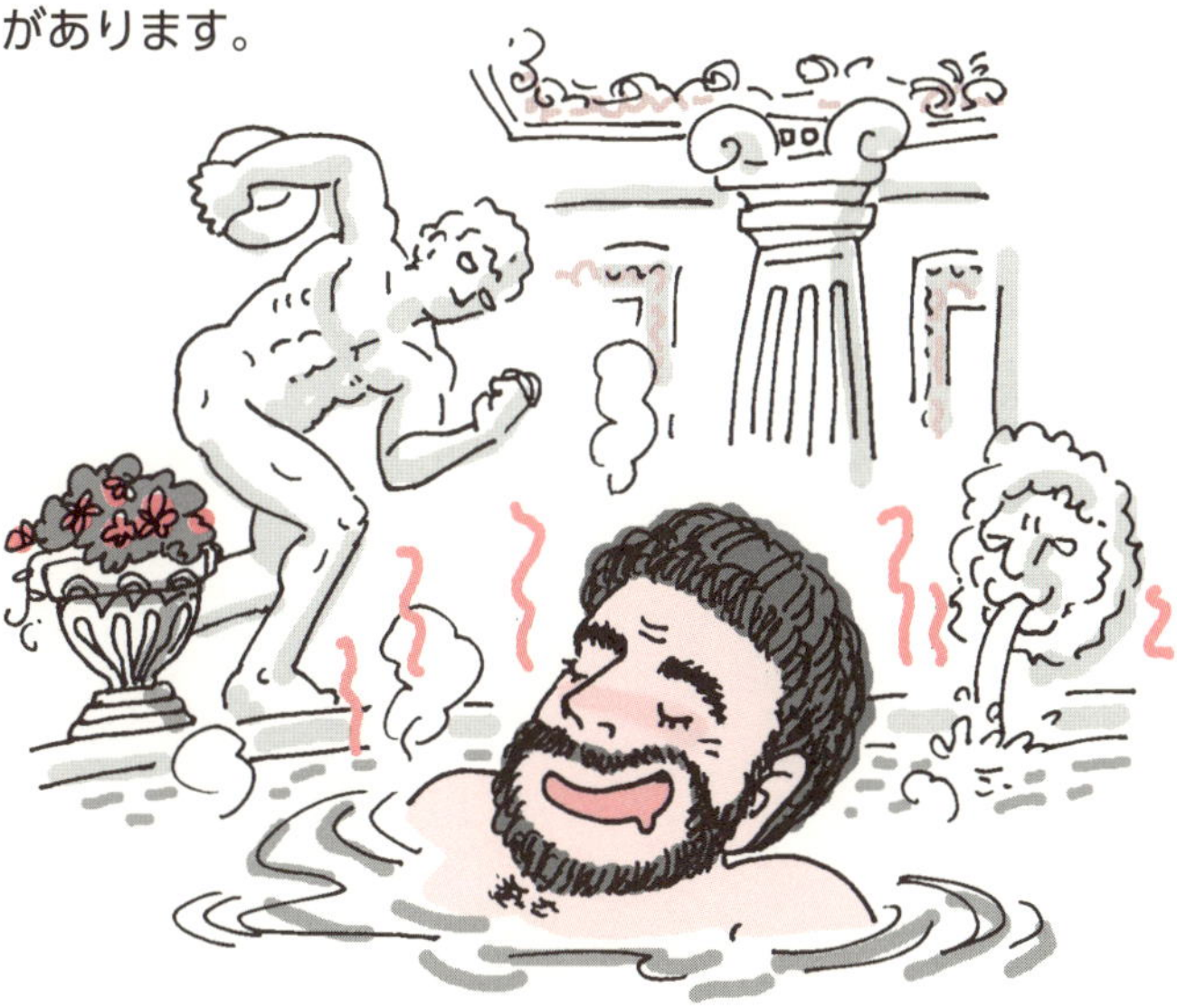

今も昔も効果が認められていた温熱療法。現代人のわたしたちも、古代ローマ皇帝と同じことをしていると思うと、少し愉快ですね。

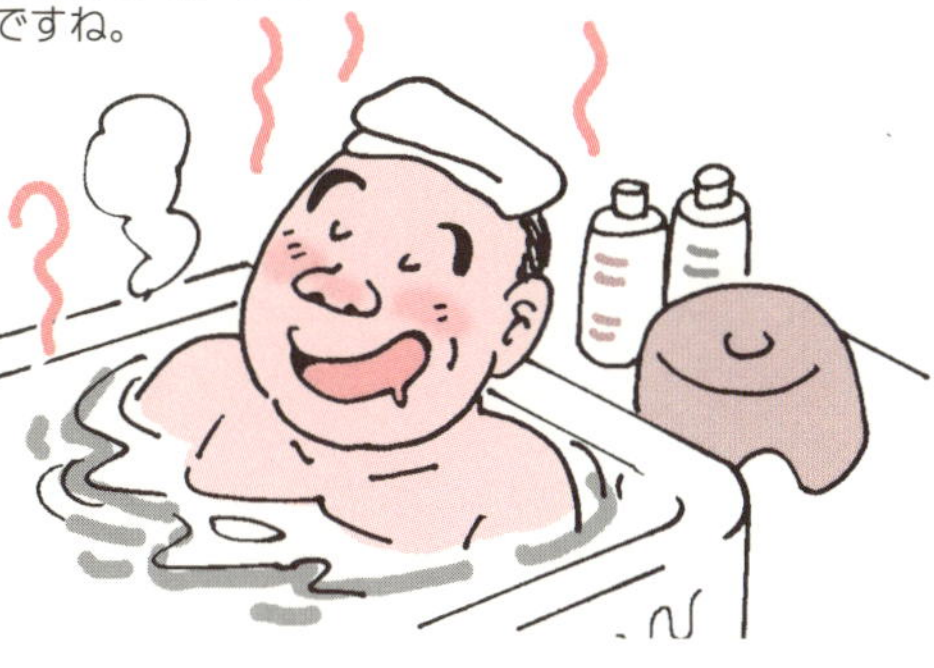

焦りは禁物！即効を求めるのではなくゆっくりでも確かな治療を求めましょう

つらい症状を抱えている時は、誰でも気持ちが弱くなるものです。いつまでも治まらないしびれに、もう二度と治らないのではないか、もう二度と元の生活に戻れないのではないか、と思い悩んでしまうこともあるかもしれません。しかし、焦りは禁物です。体が不調を訴えているなら、まずは安静をとってみることです。そして、原因を探り、どんな治療をすればいいのか、どんな方法で予防や改善をしていけばいいのか、予防法や症状との上手な付き合い方を自分なりにじっくりと考え、体得していけばいいのです。焦って手術を急いだり、合わない民間療法などをして、後悔するような結果を招いては本末転倒です。急がば回れという言葉があるように、早く治りたければ生活習慣や環境を改善してみたり、運動療法や物理療法（＊）を取り入れてみるなどしてみましょう。自分自身で治すという信念を持ち、前向きに治療に専念し、それを続けていくことが何よりの近道なのです。

＊**物理療法**…温熱、寒冷、電気、光線などの物理的な方法で行う治療

焦る気持ちは理解できますが、まずは慌てずに一休み

急がば回れという言葉があるように、早く治りたければ生活習慣や環境を改善し、自分自身で治すという信念を持ち、落ち着いて前向きに治療に専念して、継続するように心掛けましょう。

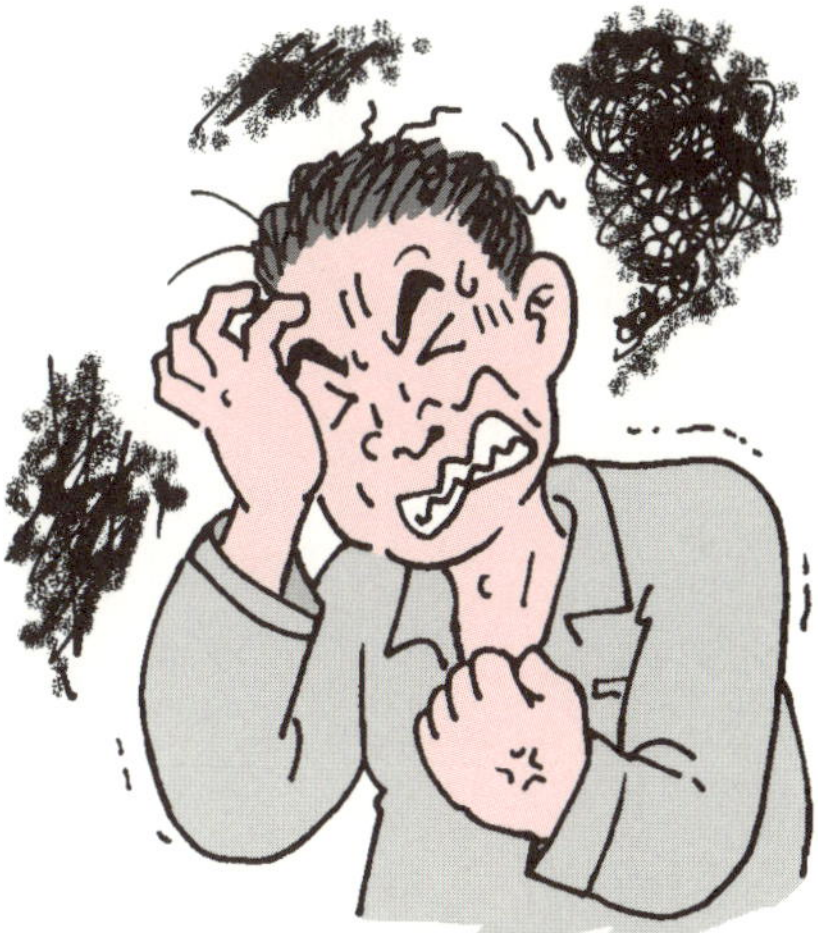

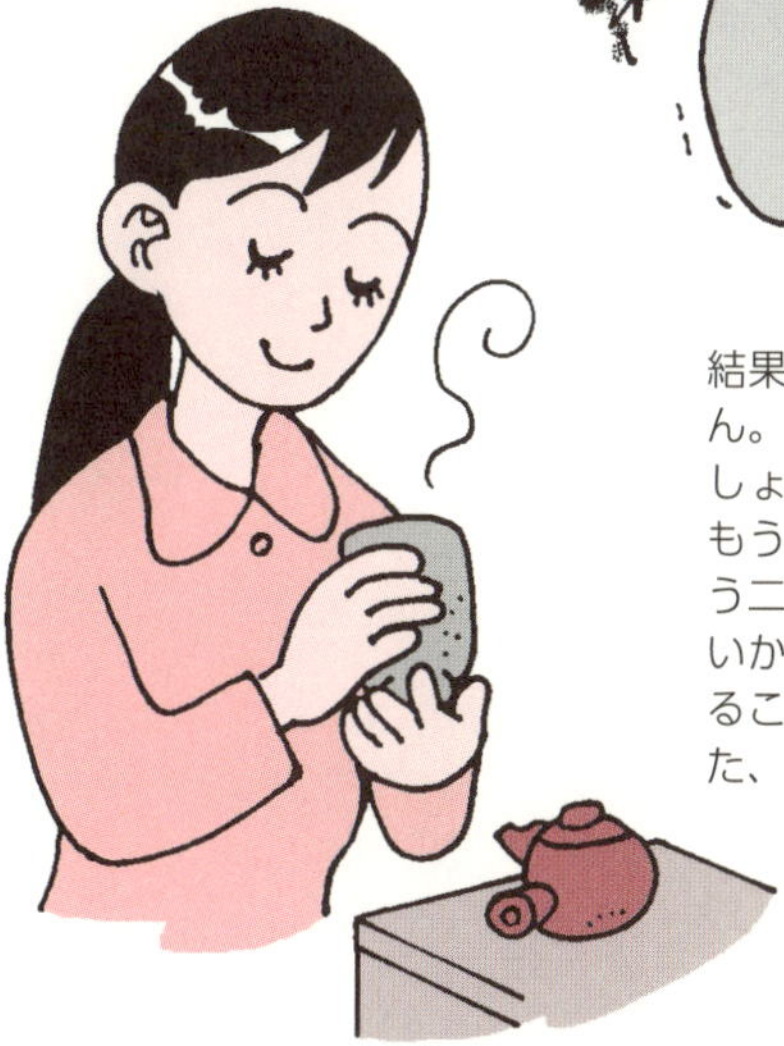

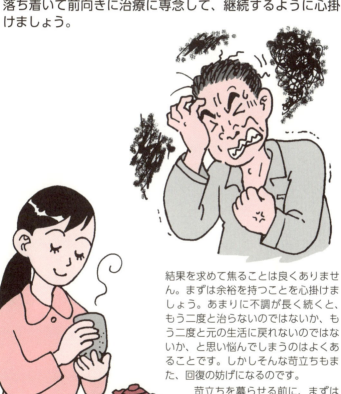

結果を求めて焦ることは良くありません。まずは余裕を持つことを心掛けましょう。あまりに不調が長く続くと、もう二度と治らないのではないか、もう二度と元の生活に戻れないのではないか、と思い悩んでしまうのはよくあることです。しかしそんな苛立ちもまた、回復の妨げになるのです。

苛立ちを募らせる前に、まずは心身を落ち着かせ、なるべく前向きな考えを持つように努力することが回復の近道です。

2～3週間過ぎても治まらない下肢のしびれや腰痛では、一度は医療機関を受診しましょう

自己治癒力が基本とはいえ、部位を問わずあまりに長いしびれや痛みが続く時には医療機関を受診しましょう。特に腰痛を伴う下肢のしびれの場合、2～3週間を過ぎてもしびれや痛みが治まらない時や、どんどん強くなっていく時には迷わずに受診してください。加齢による骨粗鬆症《こつそしょうしょう》（＊1）による圧迫骨折や椎間板《ついかんばん》ヘルニア（＊2）の可能性もありますが、もしかすると、脊柱管狭窄症《せきちゅうかんきょうさくしょう》（＊3）などのおそれもあります。そこで原因が分かって病名の診断が下れば、これからの治療の目処もつきますし、症状や進行具合に応じて、通院したり、家で安静にして自然治癒を待ったりなど、行動の選択もできるでしょう。整形外科的な原因のしびれと診断された場合は、脊椎《せきつい》、脊髄《せきずい》病を専門とする医師の診断を受け、今後の治療の計画と見通しや、手術を受ける時にはそのタイミングなどのプラン、それから腹筋や腰の筋肉の鍛え方を教えてもらうのがいいでしょう。

＊1 **骨粗鬆症**…50ページ参照

＊2 **椎間板ヘルニア**…54、70ページ参照

＊3 **脊柱管狭窄症**…58、76ページ参照

医療機関を受診するタイミングと目安

部位を問わず、あまりに長いしびれや痛みが続く時には医療機関を受診しましょう。

急性の腰の痛みや下肢のしびれ（急激に始まった場合）	慢性の腰の痛みや下肢のしびれ（一週間以上続いている場合）
●突然、脚の麻痺と排尿異常が腰痛と一緒に起こった ●発熱した ●痛みやしびれが酷くなってくる	●脚に力が入らない ●歩くことに困難する ●排便、排尿の障害がある
それらに該当しないが数週間程度の様子をみても	それらに該当しないが数カ月程度の様子をみても
●日常生活にも差し障るようになってきた場合	●痛みやしびれが酷くなってくる ●歩ける距離が短くなった ●日常生活にも差し障るようになってきた場合

受けておけば安心なＭＲＩ検査
ペースメーカーや金具が体内にある人は要注意

ＭＲＩ検査は「Magnetic Resonance Imaging」の略で、強い磁気と電波を利用して、体内の断面の画像を撮影する検査です。あらゆる角度からの断面図が画像化できます。特に脳と脊髄《せきずい》、腹部、下腹部などの内部の検査には最適で、何らかの異変がある箇所と正常な部分との差が明確に示されます。そのため、単なるしびれと思っていたものの背景に病気が隠れている場合や、症状が出ている患部とは違った場所にしびれの原因がある時などにも、ＭＲＩ検査が威力を発揮します。

放射線ではなく磁気を利用する検査なので被ばくの心配もなく、何度でも受けることができます。ただし20～30分間は狭い場所に入れられ、じっと動かないでいなければならず、そのうえ比較的大きな音が出るので、それらを我慢できそうにない閉所恐怖症の人は、はじめに申し出た方がいいでしょう。

MRI検査に被ばくの心配はありません

体内にペースメーカーなどの金属が入っている場合は、磁力で破壊されたり、金属部が発熱する可能性があるので、あらかじめ申し出ておく必要があります。場合によっては検査を受けられないことがあるのが難点です。

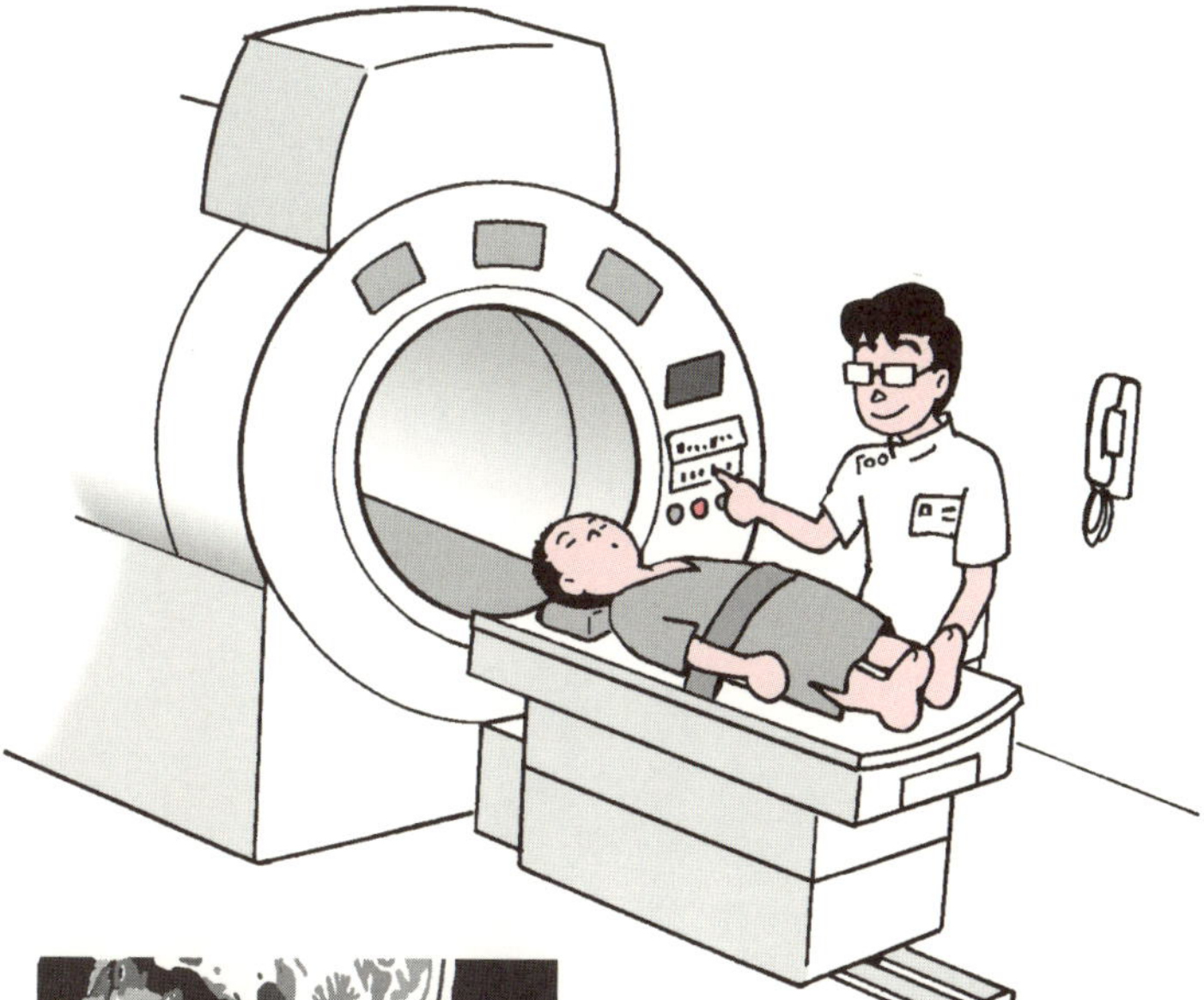

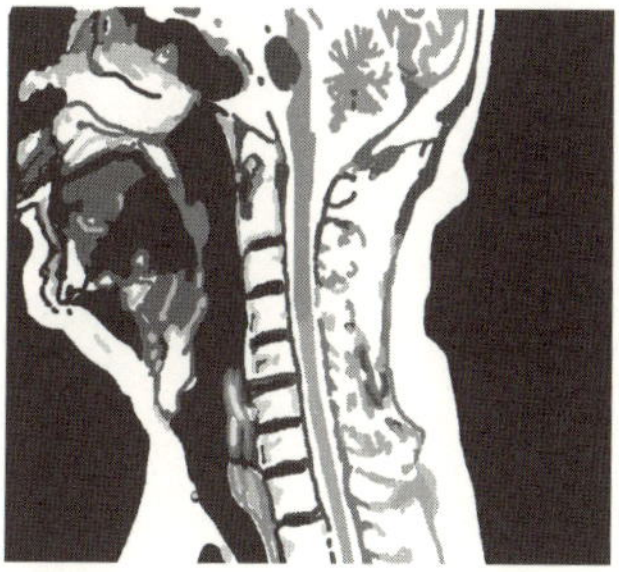

＜MRIの画像＞

MRIを使うと、何らかの異変がある箇所と正常な部分との差が、明確に示されます。

しびれや痛みに効く薬は、応急的な対症処置
薬に頼るよりは原因的な治療や自然治癒を優先

しびれ、痛み、こりなどに対して、効果のある薬は幾つかあります。ただし、それは「表面化している症状」のみを抑える手段であって、その症状をひき起こす疾患を治す効果はありません。しびれにはビタミン剤や血管拡張剤、痛みには消炎鎮痛剤、こりには筋弛緩剤、心因性が関与している場合には抗精神剤など、医師が症状の強さや経過をみて処方します。ビタミン剤や消炎鎮痛剤では椎間板《ついかんばん》ヘルニア（＊1）を治すことはできませんし、こりを筋弛緩剤でほぐしても、原因が治らなければ暫くすれば筋肉は再び硬くなります。

薬物療法は、慢然と飲んで薬に頼りきるのではなく、つらい時にだけそれを軽くするための対症療法（＊2）として薬を服用しつつ、その間、自然治癒を待ちながら、症状の原因をしっかりと絶つことが必要です。その点、骨粗鬆症《こつそしょうしょう》を防ぐためにカルシウムを骨に沈着させる薬などは長期的に続けねばなりません。

＊1 **椎間板ヘルニア**…54、70ページ参照

＊2 **対症療法**…不調が出るたびに毎回それを緩和させる方法

免疫力を高めるために、運動や体力維持に積極的に取り組みましょう

薬を慢性的に飲んで薬に頼りきるのではなく、鎮痛薬はつらい時だけ痛みを軽くするために服用しましょう。

一方、カルシウムを骨に沈着させる薬は数日飲んで終わるものではなく、数カ月から数年飲み続けることで効果を発揮するので、習慣化して服用するようにしてください。

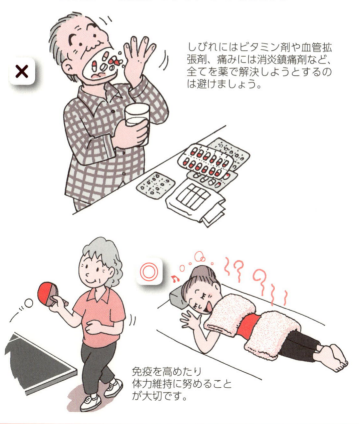

しびれにはビタミン剤や血管拡張剤、痛みには消炎鎮痛剤など、全てを薬で解決しようとするのは避けましょう。

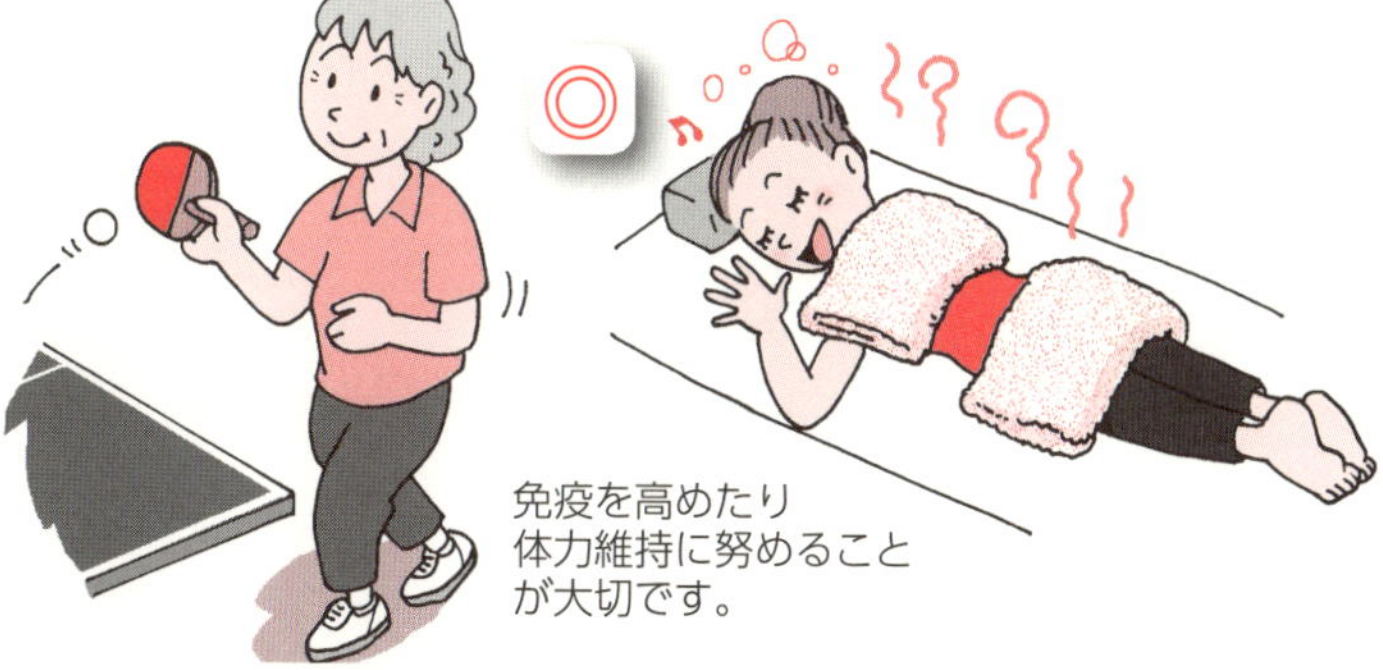

免疫を高めたり体力維持に努めることが大切です。

神経ブロック注射は投薬と手術の中間のようなもの、3週間を目安に！

しびれや痛みが伝わる経路（神経）を遮断（ブロック）することによって痛みを取る神経ブロック注射は、対症療法（＊）のようではありますが、実はそれだけではありません。対症療法は薬の力で一時的に神経を麻痺させ、症状を取り除く方法ですが、神経ブロック注射は局所麻酔薬とステロイドホルモンを症状のある神経の付近に注射することにより、一時的に神経の興奮（炎症状態）を抑えるのです。

痛みの信号が脳に送られると、脳はその部分を守ろうと通常、痛みを抑制する信号を出すのですが、痛みが強かったり、あまり長期間にわたって続くと、その仕組みの働きが低下し、さらに悪循環が生まれます。

神経ブロックで、その信号を脳に送らないようにすれば、脳は正常に働き、悪循環は生まれません。そうしてしびれや痛みを抑えている間に、自然治癒力によって原因部分が治っていくのです。

＊**対症療法**…不調が出るたびに毎回それを緩和させる方法

対症療法とは違う神経ブロック注射

神経ブロックは、いわば投薬と手術の中間のようなもので、3週間ほど続けていると大概は治っていきます。それでも治らない場合は、もはや自然治癒力だけで治すことは難しいということになります。

神経根に直接注射をして痛みを止める神経根ブロック注射

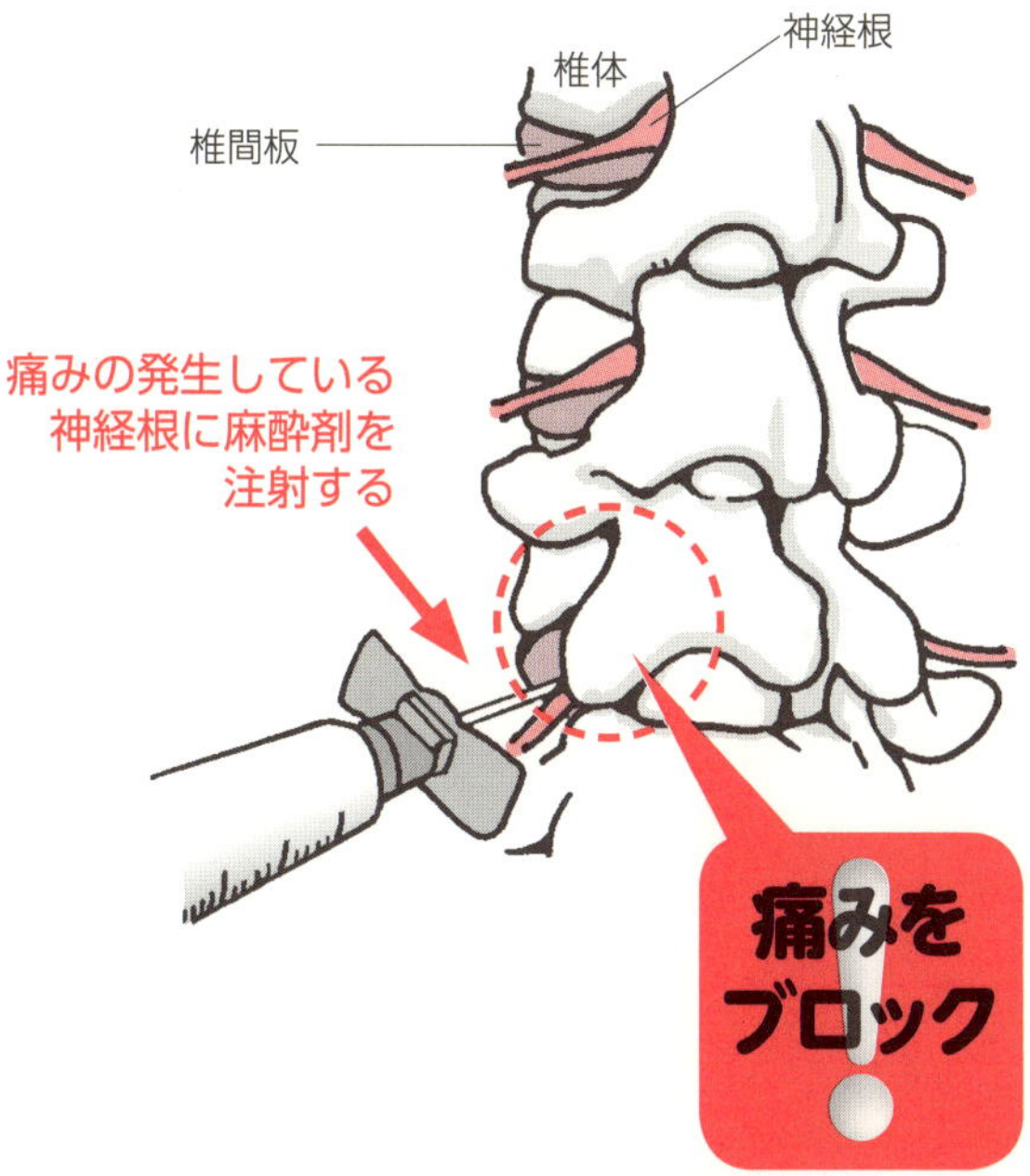

神経ブロック注射には「神経根ブロック」「硬膜外ブロック」「交感神経節ブロック」「圧痛点ブロック」「椎間関節ブロック」などがあります。

ストレッチ療法
他動的な「背伸び」、牽引療法

牽引療法とは、首から腰までの筋肉や靭帯を引っ張り、脊椎《せきつい》の関節や椎間板に加わっている負担を軽くし、椎骨と椎骨の間を広げる治療です。頸部なら座った状態で頭と顎《あご》をしっかりとバンドで固定し、錘や動力で前・上方向へ引っ張ります。腰部ならあお向けになり、膝を立てた状態で骨盤部分をベルトで固定し、錘や動力で足の方向へ引っ張ります。どちらも引っ張っては休止し、それを交互に15分程度繰り返します（間欠牽引）。いわば装置に「伸び」を手伝ってもらっているようなものです。狭くなった椎間孔で圧迫されていた神経が症状を起こしている場合、牽引療法によって圧迫が軽減され、血行も促されて非常に心地よいものです。

ただし、重度な骨粗鬆症《こつそしょうしょう》（＊）の人や、重度な心疾患などの合併症を持つ人は避けた方が無難です。捻挫などの急性の炎症が起きている人などは、かえってしびれや痛みを増強してしまうおそれがあるので、お勧めは致しません。

＊**骨粗鬆症**…50ページ参照

数週間で結論を出さず、根気よく続けていきましょう

整形外科のリハビリテーションでお勧めしたいのは、牽引療法です。脊椎の関節や椎間板に加わっている負担を軽くし、椎骨と椎骨の間を広げる治療「牽引」。

非常に心地よいものですが、重度な骨粗鬆症の人や、重度な心疾患などの合併症を持つ人は避けた方が無難です。

<頸椎牽引療法（左）と腰椎牽引療法（右）>

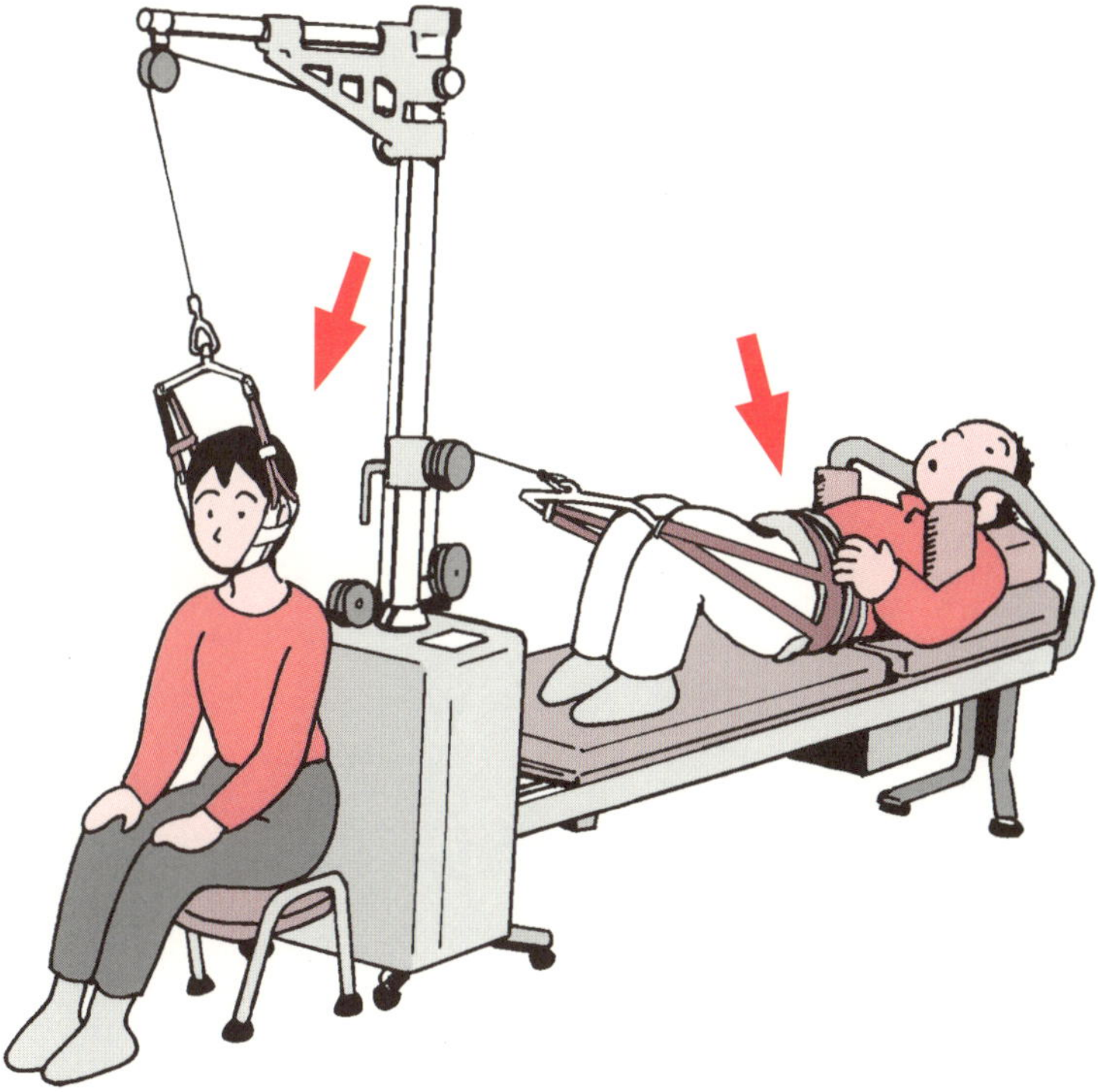

まずは「予防」そして「治療」と「お付き合い」で！

予防に勝る治療なしとも言いますが、しびれや痛みだけではなく全ての疾患において、まず初回の発症を予防することが一番大切です。

とはいえ気を付けても老化は避けられません。怪我も完全な予防は到底不可能です。症状が出たなら、一度は専門医にみてもらい、希望を失わずに治療に前向きになり、これ以上悪くならないための努力をしましょう。高齢者は動き出しや立ち上がりを、若い頃のままで行ってはいけません。関節に負担を掛けないよう慎重に、日常の中にも気を付けることはたくさんあります。下肢や体を安定させてくれる膝のサポーター、首の頸椎《けいつい》カラー、腰の腰椎コルセットなどの類は、関節や脊椎症《せきついしょう》の痛みやしびれの予防や治療に役立つ心強い味方です。特にしびれが脊椎に由来する場合は、それを日常の中でコントロールするために頸椎カラーや腰椎コルセットを適宜着用しましょう。治りきらない症状とは、上手にお付き合いすることです。

日常生活の動作も気を付けましょう

しびれの原因が内臓に由来する場合は、むしろ腰椎コルセットの締め付けが苦しかったり逆効果になることもあるので注意しましょう。

昨日できたことが今日はできないのが老化なのです。「年寄りの冷や水」という例えもあるように、決して体力を過信しないように気を付けましょう。

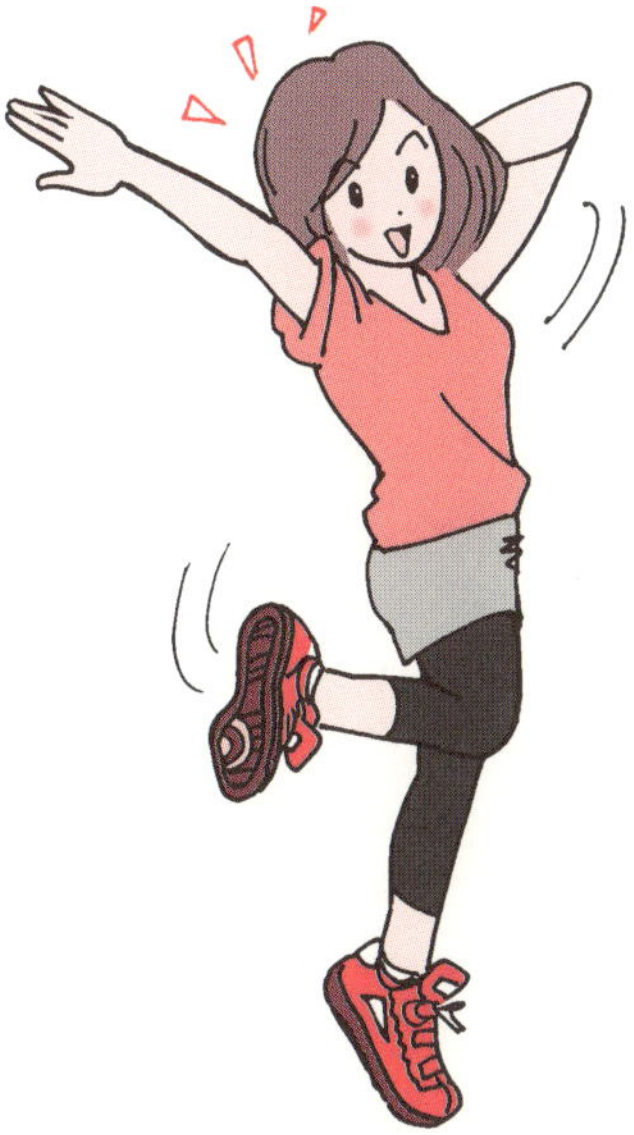

若い頃には体は柔らかく、溌剌としたスムーズな動きができました。しかし、年をとると体はかたくなり、関節の可動域が小さくなってしまうので、決して無理をせず、腰椎コルセットなどの力を借りて着実で堅実な動作を心掛けましょう。

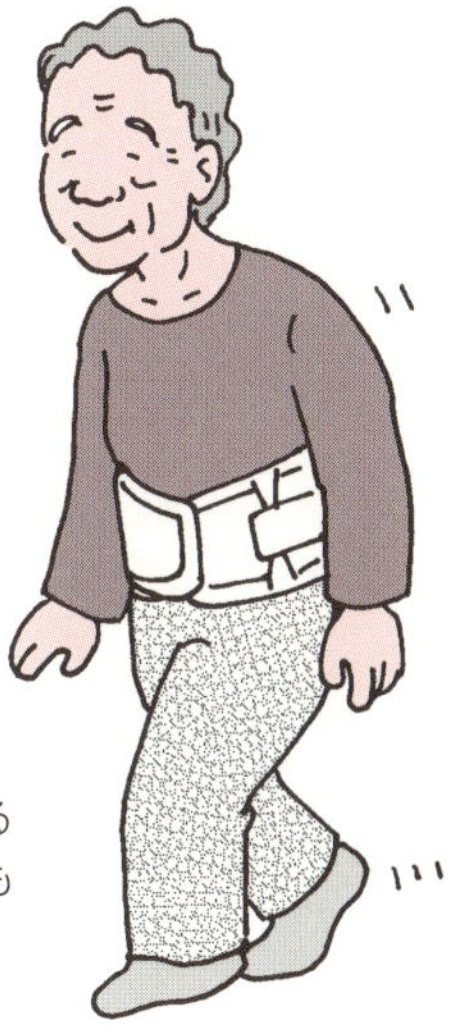

スローライフを心掛けることで避けられる怪我もあるはずです。

関節のサポーターには「固定用」と「保温用」の二種類があります

肘や膝の関節のしびれや痛みを軽減するために、サポーターを使う方法があります。基本的にサポーターには二種類あり、関節を安定させて有害な動きを抑制するものと、関節が冷えるのを防ぐ程度の保温を目的としたものとがあります。

固定用のサポーターは、不安定な関節の動きを抑えたり、周囲の筋肉の支持力を補助し力が入りやすくさせるためのものです。下肢を使って動く時にだけ補助として着用するものなので、装着してみて少しきついと感じる程度のものを購入しましょう。一日中着用していることは血行を妨げて、かえってしびれを呼び込んでしまうこともあるのでその場合には避けてください。

保温用のものは、冷えによってしびれや痛みが増強する場合に使います。温めることで血行を促進させて、しびれや痛みを軽減させることが目的のものなので、ずっと着用していられるように快適な素材であることが必須です。

固定用と保温用を用途によって選びましょう

固定用のサポーターは動く時にだけその動きを制限したり、支えの補助として着用するものです。一日中着用していることは血行を妨げて、かえってしびれを呼び込んでしまうこともあるので避けましょう。

逆に保温用のものは一日着けているものなので、ずっと着用していられる快適な素材を選びましょう。

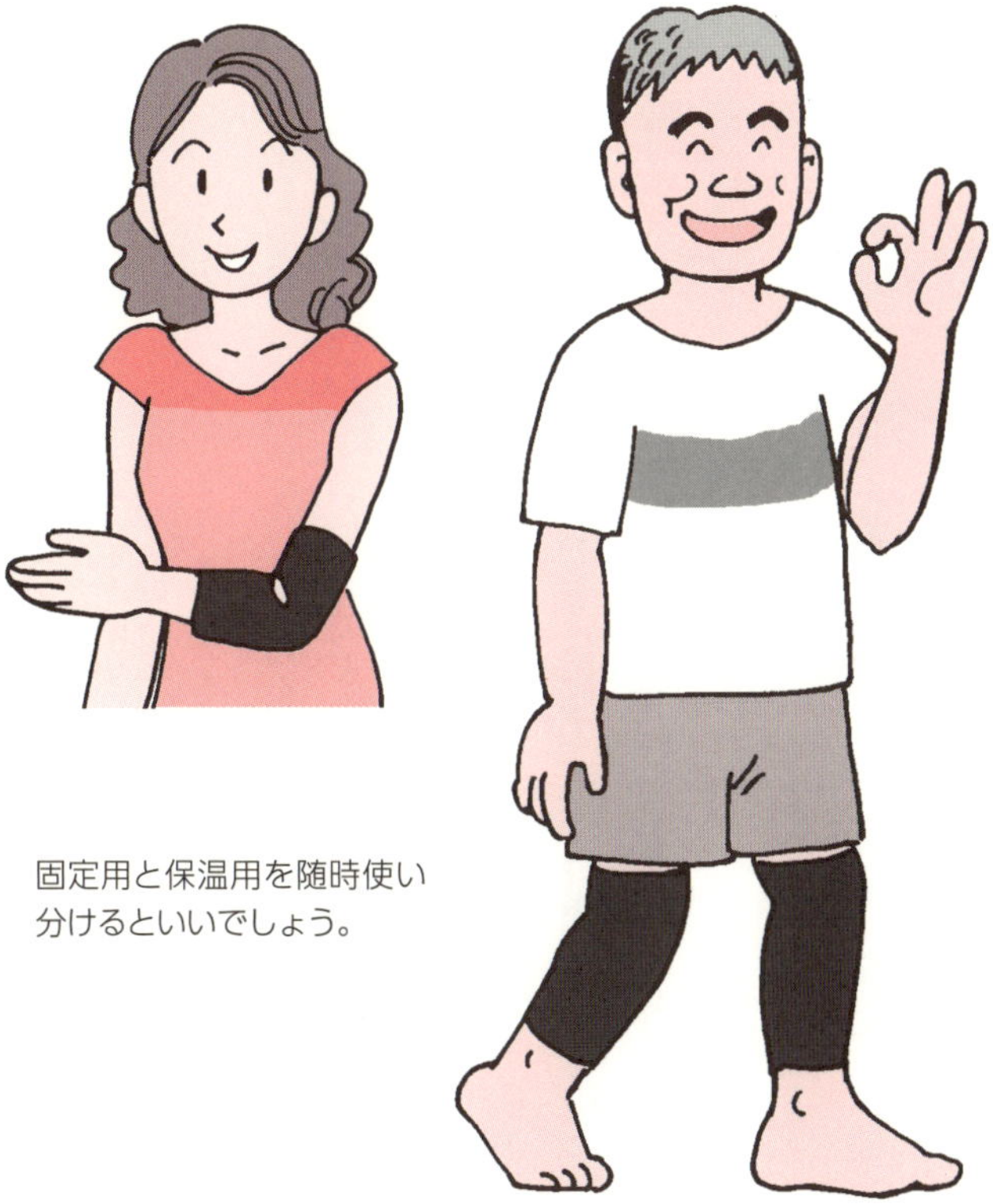

固定用と保温用を随時使い分けるといいでしょう。

頸部が原因で腕や手にしびれがある場合、「ソフトな頸椎カラー」で頸部の制動を

ハードな頸椎《けいつい》カラーは、以前むち打ちの時によく使われましたが、最近はあまり使われなくなりました。首の寝違え、デスクワークの際に肩こりや痛みを起こしやすい頸肩腕症候群《けいけんわんしょうこうぐん》にはソフトな頸椎カラーがよく使われます。頸椎に何らかの疾患があり、それが元で腕や手のしびれを起こしていると考えられる場合にも、頭の重さの負担を軽減し、頸椎を安静にするために有用です。椎間板や椎間関節を引き伸ばす首の牽引のように引っ張るのではなく、頸椎の動きを制動してその安静効果に期待します。種類にはウレタン製やスポンジ製など様々なものがありますが、頸部の手術や怪我の時などには強い安定性が求められます。頸椎のずれの予防や軽い制動に期待するのであれば、ソフトな着け心地のものがお勧めです。できれば首回りにぴったりと着けるのではなく、下顎《したあご》で頭の重みを支える程度で構いません。当初は、できれば1日7～8時間ほど着用するといいでしょう。

頸椎カラーには二種類あります

頸椎のずれの予防や軽い制動に期待するのであれば、ソフトな着け心地のよいものを。

頸椎に何らかの疾患があり、より厳重な安静を要するときにはハードなものを選びましょう。

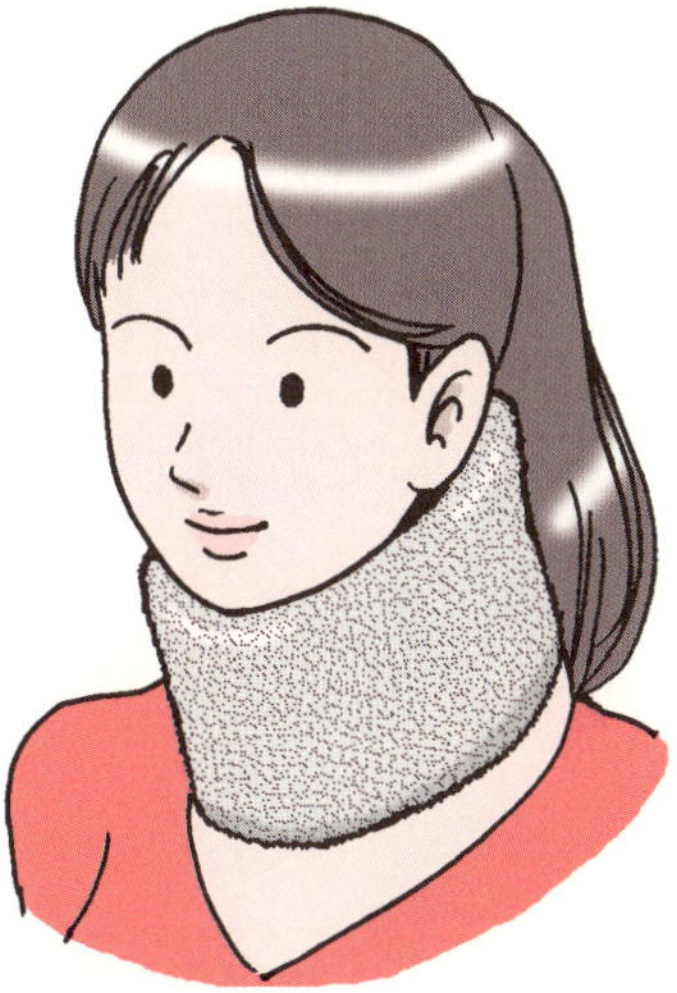

<ソフトな頸椎カラー>

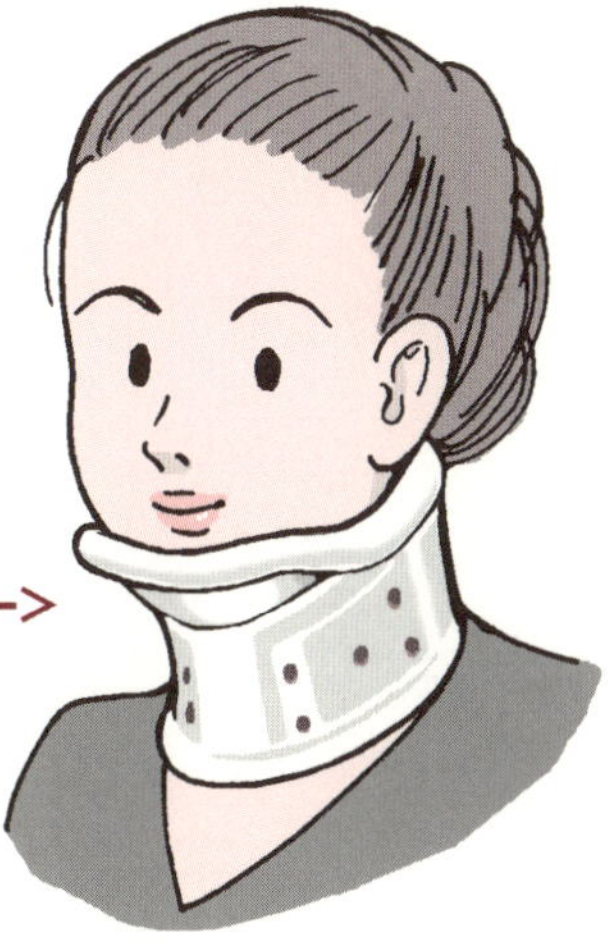

<ハードな頸椎カラー>

着けてみると非常に快適なコルセット
腰の筋肉を鍛えつつ着用するのがベストです

コルセットというと硬くてきついものを思い浮かべがちですが、ここでお勧めしたいのは柔らかい軟性コルセットです。着ける位置はコルセットの下端が太ももを曲げたときに少し触る程度とし、腰椎の動きを固定するため、骨盤の周囲をしっかりと締めるように着用します。高齢者では、腰が固定されると体幹がしっかりと安定し、立つことも動くことも着用前よりずっと楽になります。この軟性コルセットは手軽で苦しさも少なく、非常に楽になったと感じるだけに、その心地よさから頼りきってしまう人がいます。ですが、そうして体を甘やかしていると、自身の筋肉が衰えてしまい、いつまでも改善できません。自身の筋力が低下するのを避ける意味から、一日中ずっと着用するのは避けましょう。特に高齢者以外の若い人では、動くのが大変な時の補助としてだけ使用し、後は自分の筋力を上げるために腹筋、背筋のトレーニングやウオーキングやストレッチに努めましょう。

着けっ放しにしなければ筋力も衰えない！

一日中ずっと着用するのではなく、腰がつらい時や動くのが大変な時にのみ、補助や腰痛の予防のために使用しましょう。特に若い人は自分の筋力を上げるためのトレーニングやウオーキングに努めましょう。

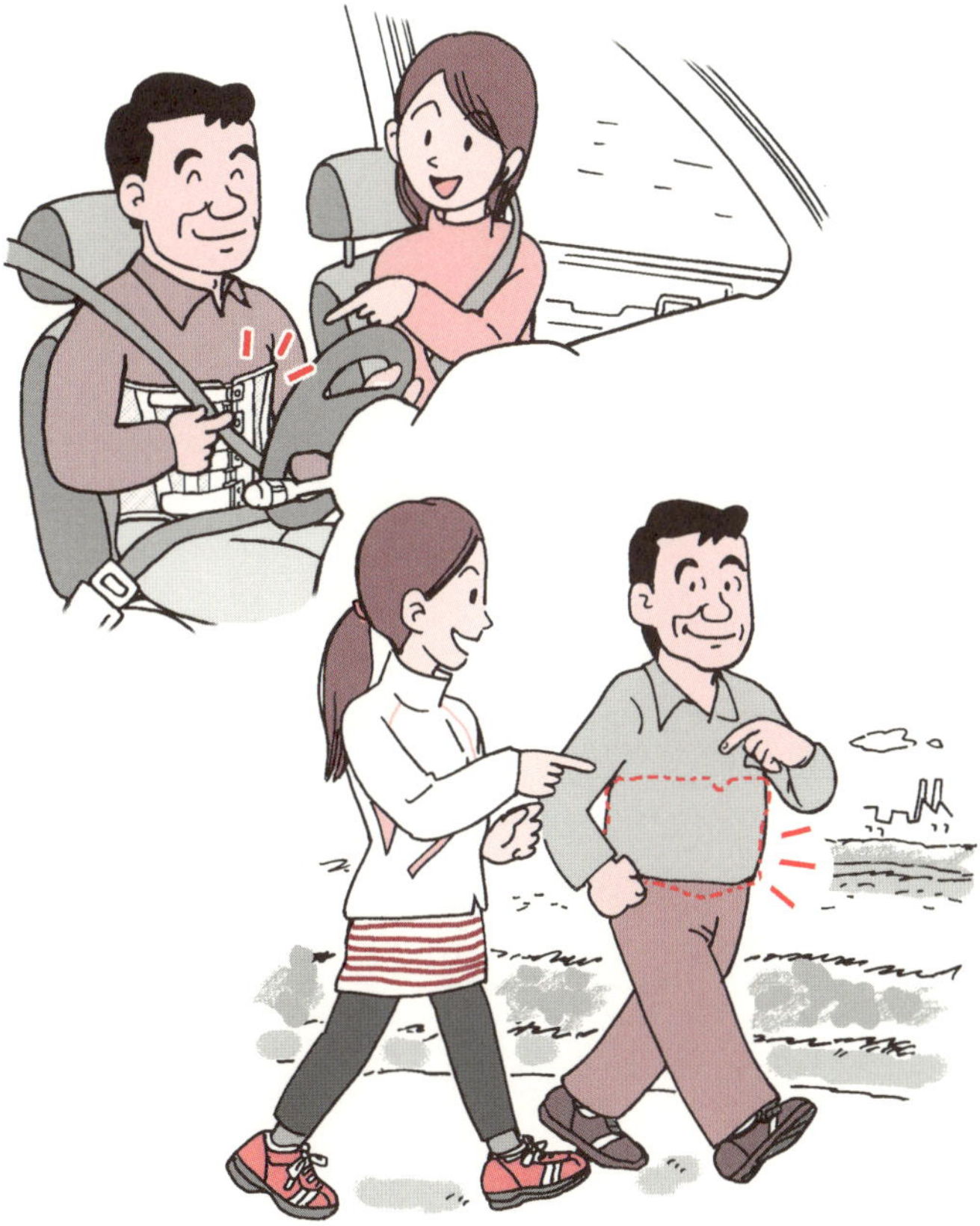

治療と予防のコツは自らの感覚を信じ、自らの体の状態を過信しないこと

自己治癒力の基本は安静にすることではありますが、やはり人間は動かなくては日常生活を営めません。しかし急性に麻痺するほどのしびれや、立っていられないほどの激痛などがある時には、横になって安静にするのが一番です。その姿勢での安静が一番楽になることを体が知っているからです。自分のfeelingが一番正しいのです。それに従えばよいのです。その後それが治ってきたなら、一日でも早く起きて体を動かさなければなりませんが、動きたいという自分のfeelingも、きっとそうさせるでしょう。次には症状を改善させ、再発を防止するために、自分の体が、何が原因でそうなったのか、現在どういう状態になっているのかをよく理解し、この学習効果を発揮することです。何ごともしっかりと身構えてから動作するように習慣化することが大切になります。

「すぐ治る」「このぐらい大丈夫」「まだ若い」という過信を捨てることも大切です。

小さな日常動作の中に、しびれや怪我の再発の種は潜んでいます

あらゆる日常動作を慎重に行いましょう。重い物を持つ時には一度しっかりと身構え、腰だけでなくしゃがんで膝の力を使って持ち上げる、段差をまたぐ時にはしっかりと足を意識して上げてまたぐなど、小さな動作の一つ一つの中にしびれや怪我の再発の種が潜んでいると思って、前もって避けて通ることが怪我の防止策の基本となります。

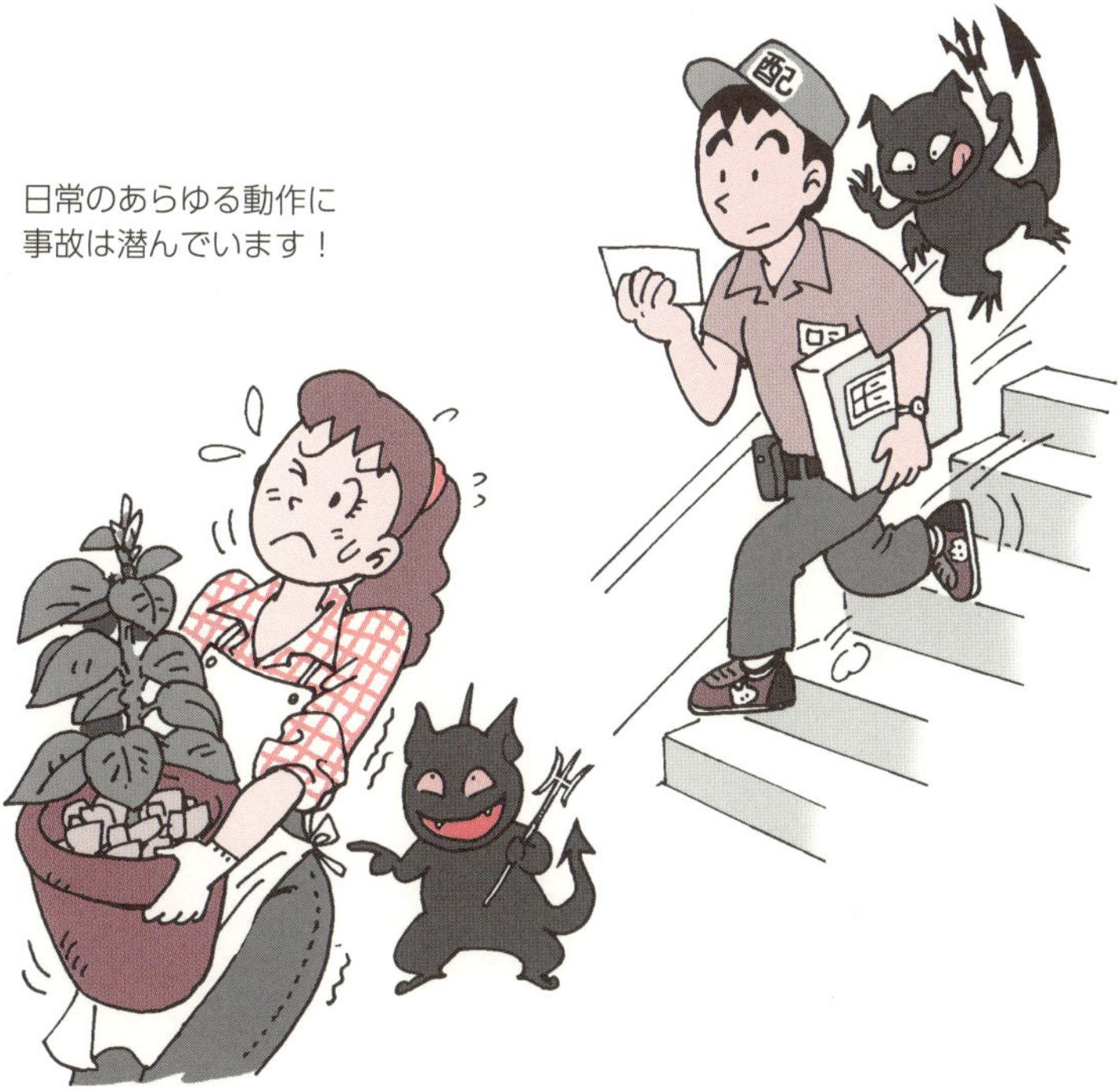

日常のあらゆる動作に
事故は潜んでいます！

提唱したい3つの「S」！まずはSafer――より安全に

怪我や無理を防ぐために、自らの体の状態を自覚することの重要性をお話ししましたが、ここでは「3つのS」を提唱したいと思います。それは「Safer――より安全に」「Slow-life――慌てず騒がずゆっくり」「Support――サポート」の3Sです。最初のSは「Safer」の「より安全に」です。何よりもまず安全をモットーに、できるだけ雑踏を避けたり、危険なことはしない、危険に近づかないように気を付けることです。例えば転びにくい靴を選ぶ、雨や雪で滑りやすい道を避ける、手をポケットに入れたまま階段を下りない、歩きながら携帯電話やスマートフォンを見ない、など気を付けるべきことはたくさんあります。

転んで症状が悪化したり、別の疾患を患ったりしてしまうことは本人にとって非常に苦しいことですが、ご家族をはじめとする周囲の人にとっても、同じように苦しいものだということを忘れないでください。

君子危うきに近寄らず
常に安全を心掛けましょう

最初のＳは「Safer」＝「より安全に」です。まず安全をモットーに、できるだけ雑踏を避けたり、危険なことはしない、怪我をしないように、日常生活から気を付けましょう。

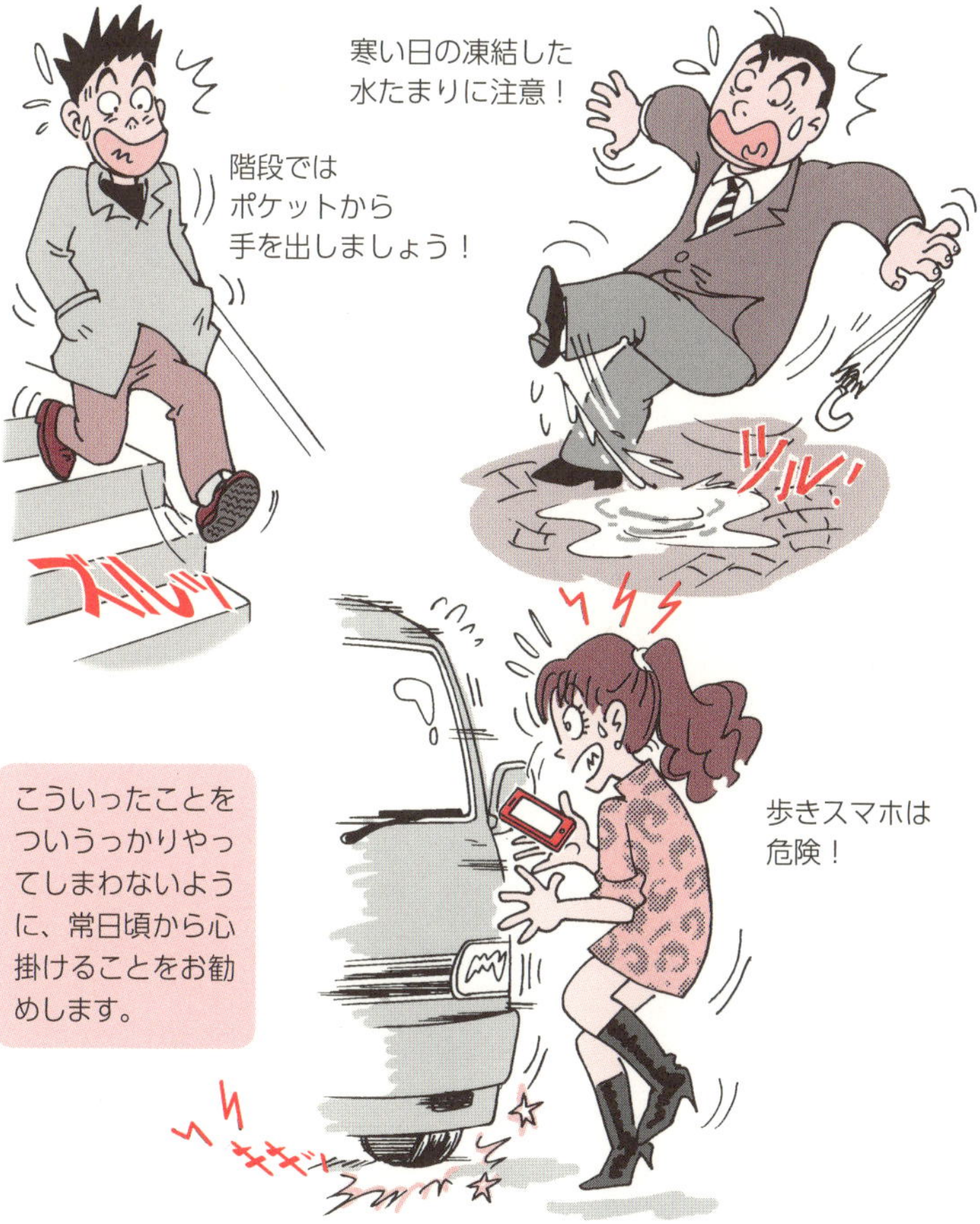
寒い日の凍結した水たまりに注意！
階段ではポケットから手を出しましょう！
ツル!
ズルッ
歩きスマホは危険！
キキギッ

こういったことをついうっかりやってしまわないように、常日頃から心掛けることをお勧めします。

提唱したい2つめの「S」！
Slow-life —— 慌てず騒がずゆっくりと

次のSは「Slow-life」の「慌てず騒がずゆっくり」です。ほとんどの怪我や事故は、慌てて何かをしようとしたことで起きている、と言えます。「あの時慌てなければ」といっても後悔先に立たずです。点滅している信号に慌てて横断歩道を走った、電車の発車音に慌てて階段を駆け下りた、約束の時間に遅れそうで慌てて自転車を走らせた、食事の支度が遅れて慌てて高い位置の鍋を取り出そうとした…等々、焦ったことによる危ない行動は数えればきりがありません。そういったことがないように、これからは時間と心に余裕を持つことを心掛けようではありませんか。

信号の一つぐらい3分と違いません。電車も一時間遅れるようなことはないでしょう。そういった気持ちで、なるべく早く早くと急がないことです。急ぐとイライラしますし、イライラする時に分泌されるアドレナリンは、血管を収縮し血圧を上昇させ、しびれにも悪い影響を及ぼします。

穏やかな気持ちがしびれを改善する?

次のSは「Slow-life」=「慌てず騒がずゆっくり」です。
「あの時慌てなければ」と後悔することのないように、
日頃から心に余裕を持つ習慣をつけましょう。

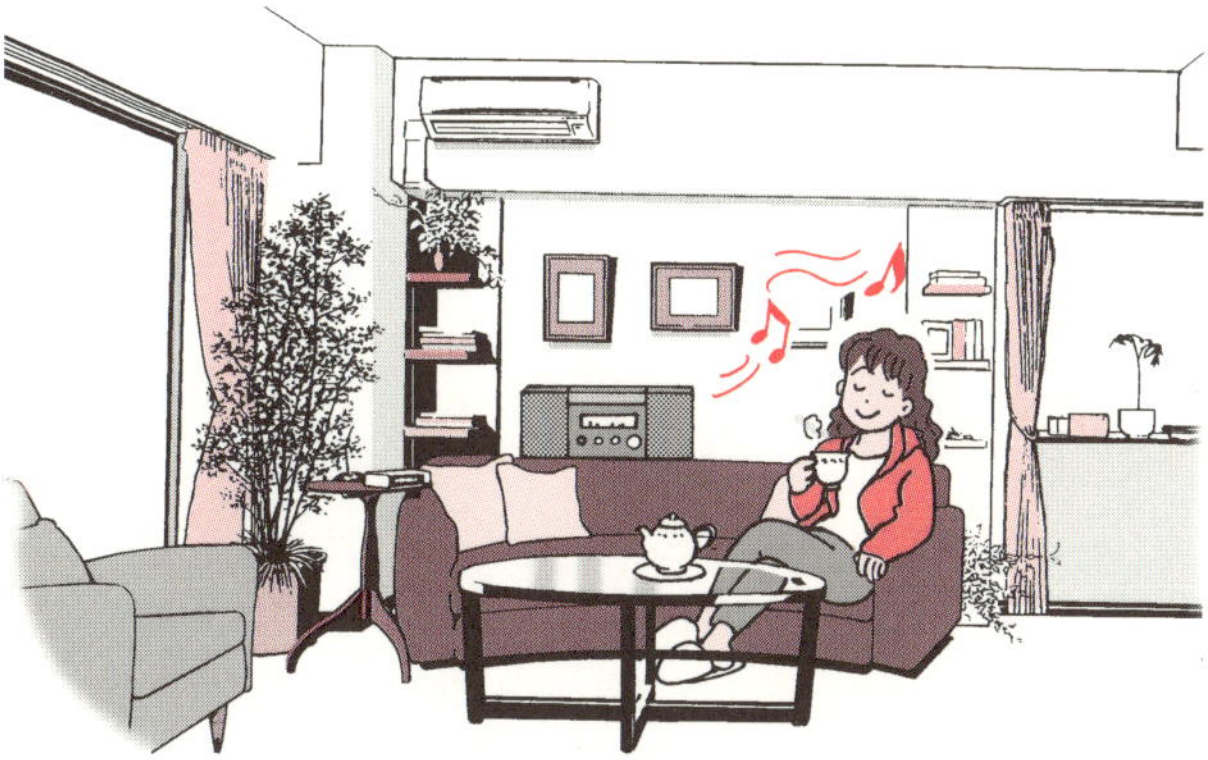

日頃から穏やかな気持ちと余裕を
持てるように心掛けましょう。

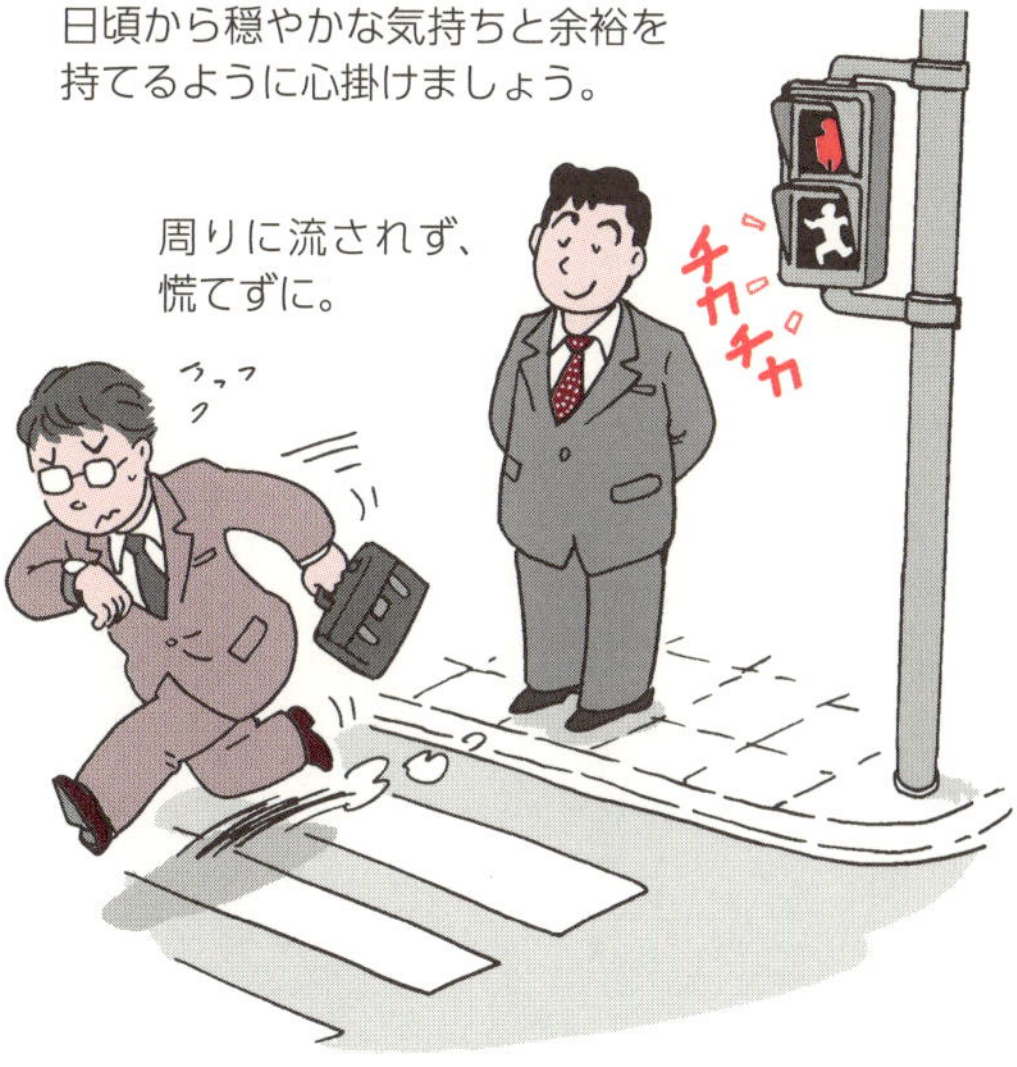
周りに流されず、
慌てずに。
チカチカ

提唱したい3つめの「S」！
Support――サポート

最後のSは「Support」の「サポート（補助する）」です。これには「バランス感覚を補強する」と、「物理的に筋力をサポートする」という2つの意味があります。

前者は転倒を防止するために、壁伝いに指先で触りながら歩いたり、家具の位置を確かめるように触れながら歩くなどして、視覚だけではなく姿勢や指先の知覚を頼りに、常にバランス感覚を補強しておくのです。後者はサポーターやコルセットを身に着けたり、片足で立つ時にはどこかに寄り掛かったり、物理的な手段を使って衰えている筋力をカバーするのです。

また「杖」もサポート役として非常に役に立ちます。杖には物理的に下肢の筋力をカバーするだけではなく、手に持って地面を突くことによって、杖先から伝わる微妙な感覚が脳に働きかけてバランスをとり、姿勢や歩行をコントロールするセンサーとしての役割も持っているのです。

まさしく「転ばぬ先の杖」として試してみましょう

最後のSは「Support」＝「サポート（補助する）」です。「杖」もサポート役として非常に役に立ちます。杖を突くと格好悪いとして敬遠される方も多いのですが、最近はウオーキングやハイキングで多くの方が格好良く使っていますし、お洒落なステッキもたくさんありますから、一度試してみて頂きたいと思います。

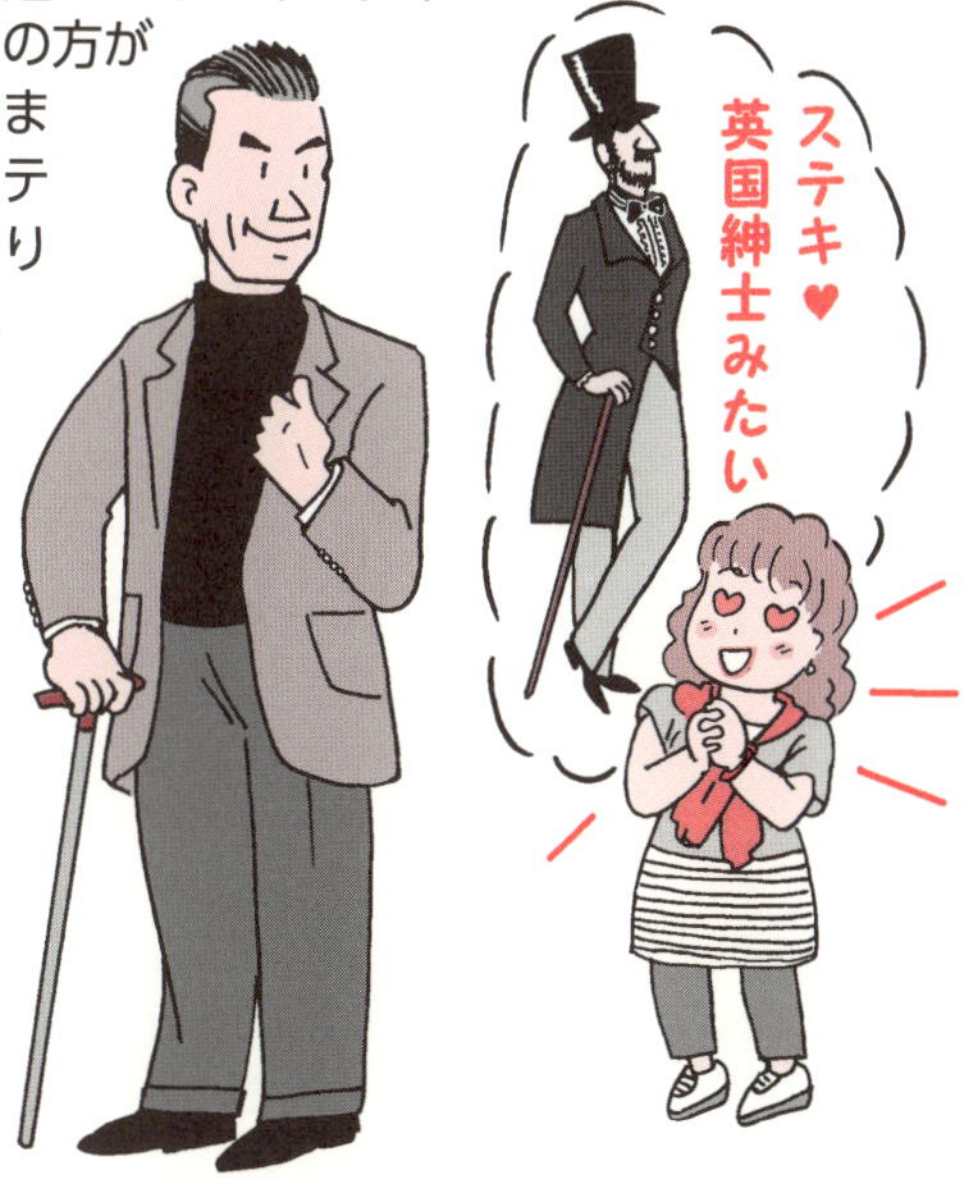

杖は格好悪いものではありません。かつてヨーロッパでは権威の象徴とされ、杖の頭に様々なデザインを施したステッキが貴族階級で大流行しました。やがて時代の移り変わりとともに、正装の一部としてお洒落なアイテムに変化していきました。
今でも杖専門店などでは、見ているだけでも楽しいほど様々なデザインの杖が取り揃えられています。せっかくなら自分らしいオリジナルのステッキを一つオーダーして、若者には似合わない高齢者ならではの重厚なお洒落を楽しんでみてはいかがでしょうか？

自然治癒力の延長としての減量！
リスクが潜んでいる肥満を減らしましょう!!

これまで自然治癒力についてお話ししてきましたが、最後に肥満のリスクもお話ししておこうと思います。

肥満は見た目だけの問題ではなく、メタボリック症候群として注目されているように、動脈硬化や体重増加によって様々な病気を呼び込んでしまう原因となります。肥満の人は通常の人に比べて、関節障害は1.5倍、心疾患は2倍、糖尿病は5倍ものリスクがあると言われています。つまり、それらの種々な疾病を通してどの部位のしびれや痛みについてもその原因となり得るのです。

更には肥満による睡眠時無呼吸症候群も懸念されるところです。睡眠中に舌のつけ根部分の脂肪が気道を塞いでしまうため、断続的に呼吸が止まり、自覚のないまま睡眠不足となる病気です。睡眠不足は注意力も散漫になりますし、いろいろなことへのやる気も低下するため、治療や改善に対する意欲さえもなくしかねません。

しびれの原因に肥満も!?

年を重ねるとどうしても代謝が悪くなりますし、一度肥ってしまうと痩せるのはなかなか難しいものがあります。まずは暴食暴飲をやめ、今以上に体重を増やさないことを心掛けましょう。

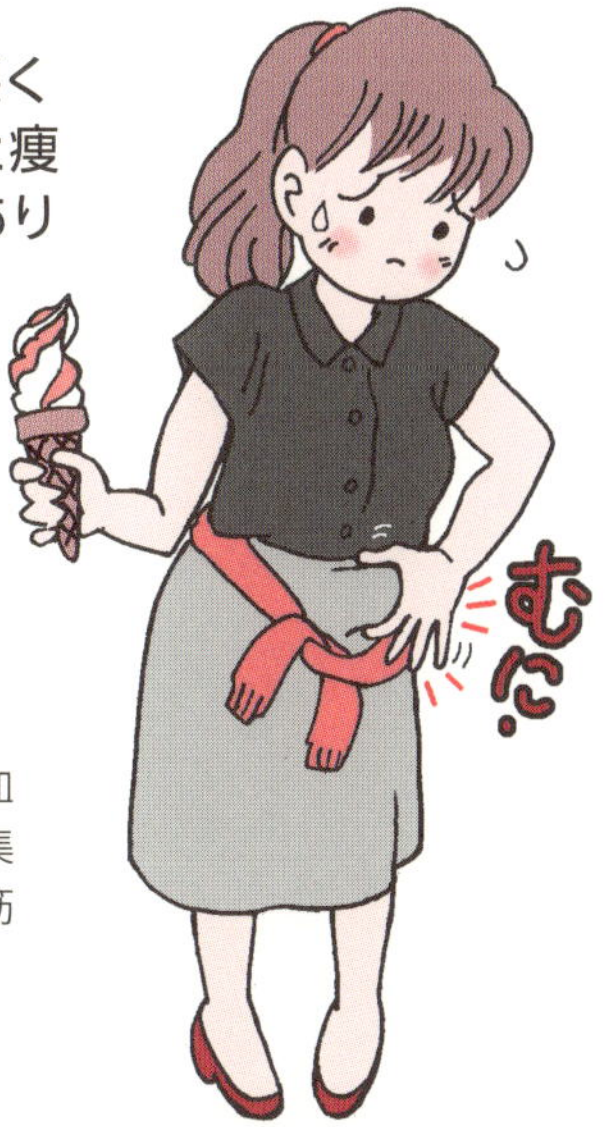

メタボリック症候群は、肥満、高血圧、高脂血症などの症状が一度に集中して出る生活習慣病であり、心筋梗塞、脳卒中の危険因子です。

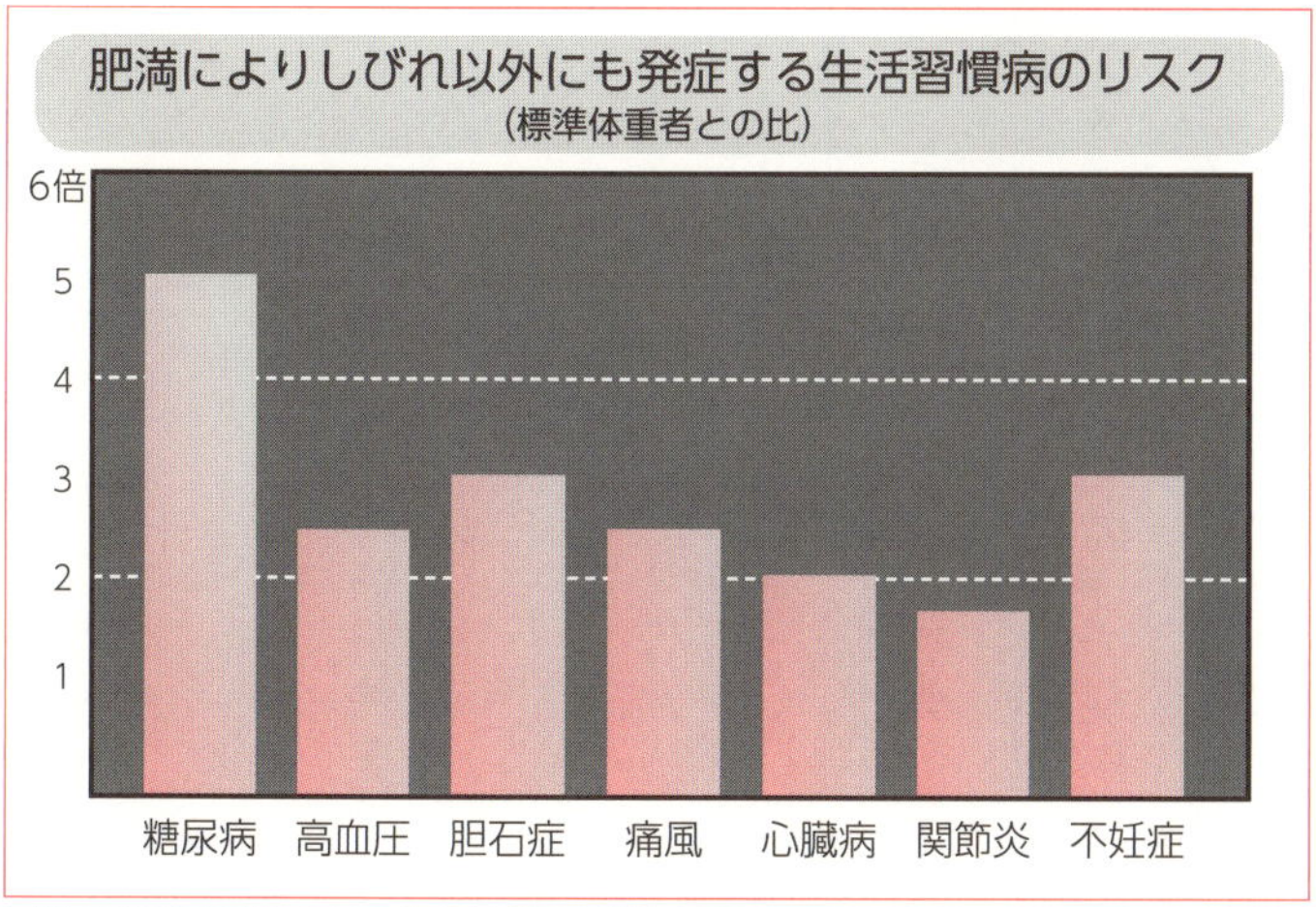

厚生労働省保健医療局疾病対策課『成人病のしおり』

手術に踏み切るのは最終手段です 安易な気持ちで手術を受けるのはやめましょう

どれだけ自然治癒力を上げるために努力をしても、薬剤や物理的な治療法を続けてみても、日常生活のつらさや不具合が何も変わらないというのであれば、最終手段は手術になります。

例えば「しびれが強くなり、日常生活を送ることさえ難しくなってきた」「神経ブロック注射を打っても痛みは改善されず、牽引療法もコルセットも効果がない」などという状態にまでなったのなら、長い将来を見すえて我慢の限界を超えれば、もはや手術しか治る方法はないと言えるでしょう。しかし、単なる筋肉や骨の手術とは違い、椎間板《ついかんばん》や脊髄《せきずい》・神経根に影響を及ぼす脊椎《せきつい》の手術は、再手術しても最初の手術の結果を上回ることがほとんどなく、できるだけ最初の一回のみで成果を出さねばなりません。そしてその成果も、患者さんの望みどおりに満足できる手術の確率は、残念ながら１００％と言いきることはできません。

家族や担当医とよくよく話し合って決定しましょう

そもそも寿命にかかわる疾病ではない場合には、決して安易な気持ちで手術を受けようとしてはいけません。決して後悔することのないように、本当に手術を受けるかどうか、メリットとデメリットを担当医とよく相談して、慎重の上にも慎重を重ねてよく考えてから決断して頂きたいのです。

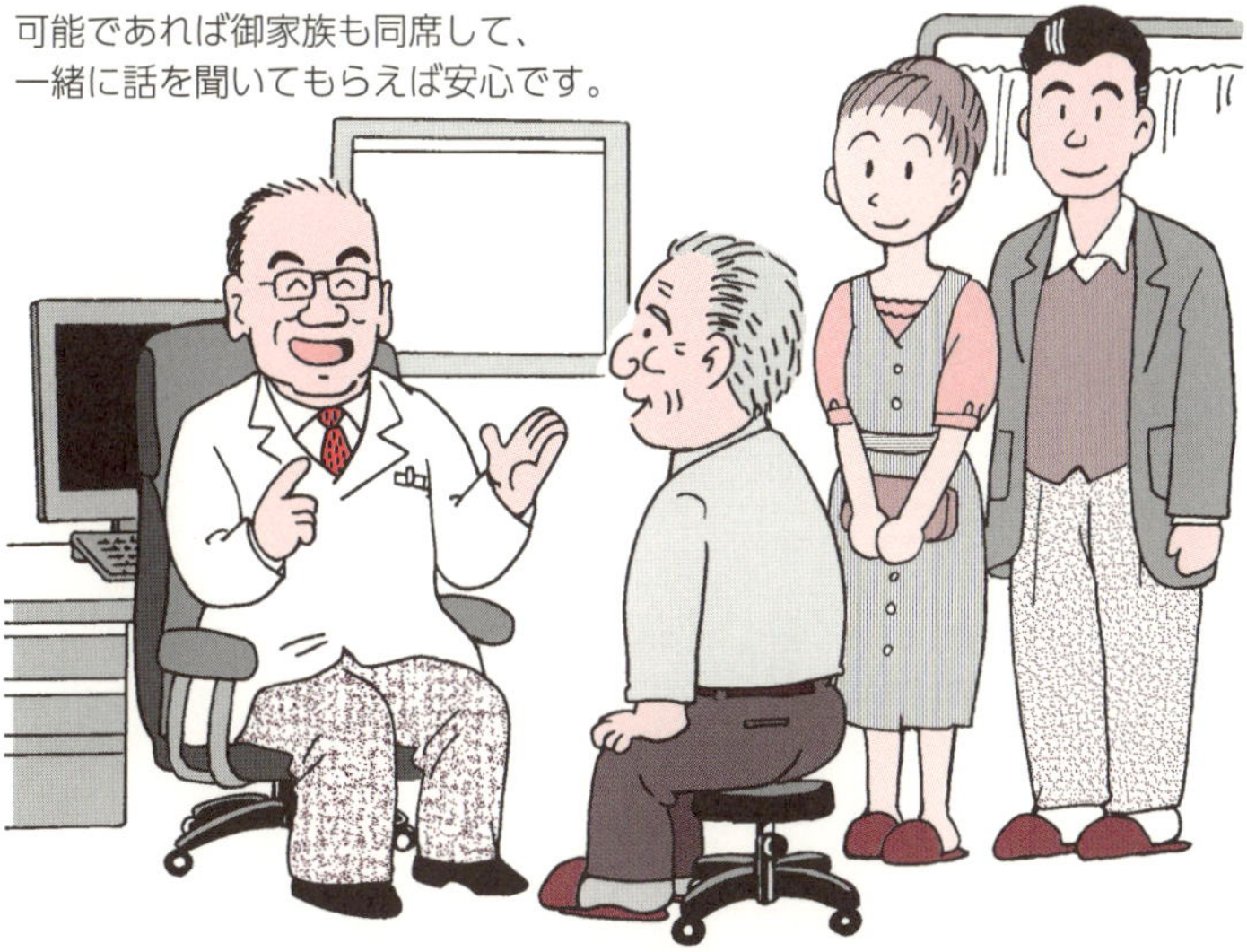

可能であれば御家族も同席して、一緒に話を聞いてもらえば安心です。

例えば、椎間板ヘルニアでは、背中を切開して神経根を圧迫しているヘルニアを神経根を避けながら切り取る除圧手術が主流です。しかし、脊椎すべり症などで主流となっている、滑っている部分やガタつきがある部分を固定してしまうという固定手術が選択される場合もあります。このように疾病ごとにも多様な手術がありますので、手術法についても担当医の話をよく聞きましょう。

手術を受けるか、受けないか、迷う時の判断基準とは

手術について慎重に考えねばならないとしたら、何を基準にすればいいのか悩んでしまうことでしょう。

どの診療科でも、手術の適応には絶対的適応と相対的適応という2パターンがあります。

絶対的適応とは、手術以外の方法では治すことができず、かつ命にかかわる疾患への救命手術を指しますから、この場合には手術を受ける側も行う側も悩むことはほとんどありません。そのほかの手術は全て相対的適応となり、手術以外でも治すことができ、命にかかわらない疾患への手術ということになります。しびれや痛みが、もし手術以外の方法でも治すことができるなら、可能な限り運動療法や薬剤、物理的療法で少しずつでも治していく方が手術によるリスクがなく、何よりも後悔する可能性が小さくてすみます。

手術を受ける前に
様々な可能性を考えておきましょう

もちろん医師はどんな手術でも最善の努力を尽くして手術に臨みます。そして、その成果が医師の考える範囲で成功だったとしても、残念ながら患者さんの期待を下回ることもあるかもしれません。また、何がしかの医療事故が起こる可能性はゼロではありません。まずはそういったifの仮定をいくつも踏まえて「それでも受けたい」と思うかどうかが決め手ではないでしょうか。

こんなに良くなるのであれば、もっと早く手術してもらえばよかったと愚痴られるくらいが、丁度よい手術のタイミングであったと言えるかもしれません。

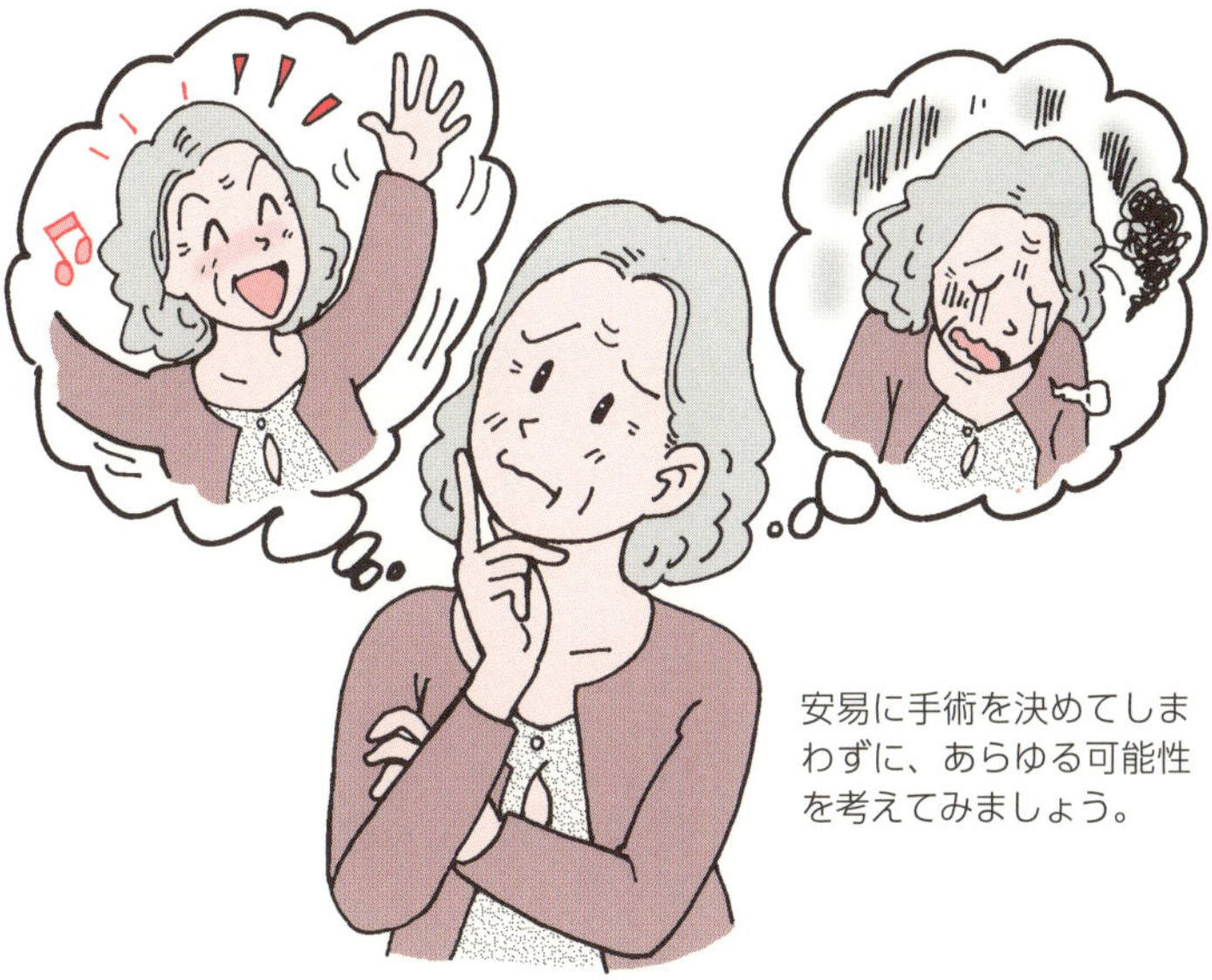

安易に手術を決めてしまわずに、あらゆる可能性を考えてみましょう。

手術に踏み切る場合とは!? 「症状」によりますが、「年齢」を考慮する

命にかかわらないとはいえ、生活の質が下がってしまうとなると、少し話が違ってきます。手のしびれが進行して箸が持てない、足が震えて歩けない…といったように生活が大きく脅かされている場合は、ある程度のリスクを考え合わせても手術をした方が良いと考える人も少なくありません。体が不自由でつらければ、長生きする甲斐がないとの考えからです。しびれの悪化が早ければ早いほど、運動麻痺へ発展する速度も早くなるものです。そして、手術を受ける年齢が若ければ若いほど術後の回復力もあるので、年齢によっては思い切って踏み切ることも大切です。

平均寿命よりも健康寿命の長さの方が人生の価値を決めると考える方が多いとされる現代社会でも、命の重さに変わりはないので、リスクが大きく、治りが劣る高齢者への手術は慎重な配慮を要します。このように治す方法の選択の悩みは、価値観の多様性とともに今後も続くことになります。

症状によっては、症状と仲良くしていくのも一つの良い方法です

現在の症状が何年も変わらず続いているなら、高齢者は手術をせずコルセットや牽引療法などで進行を抑えていった方が良いと思われます。手術の負担に耐えきれるのかという懸念があり、余病や術後の回復力のことを考えると、ある程度無難に日常を過ごしていけるならば、これ以上悪くさせないで、症状と上手に付き合っていく方向で、リハビリにはげむ方が良いでしょう。

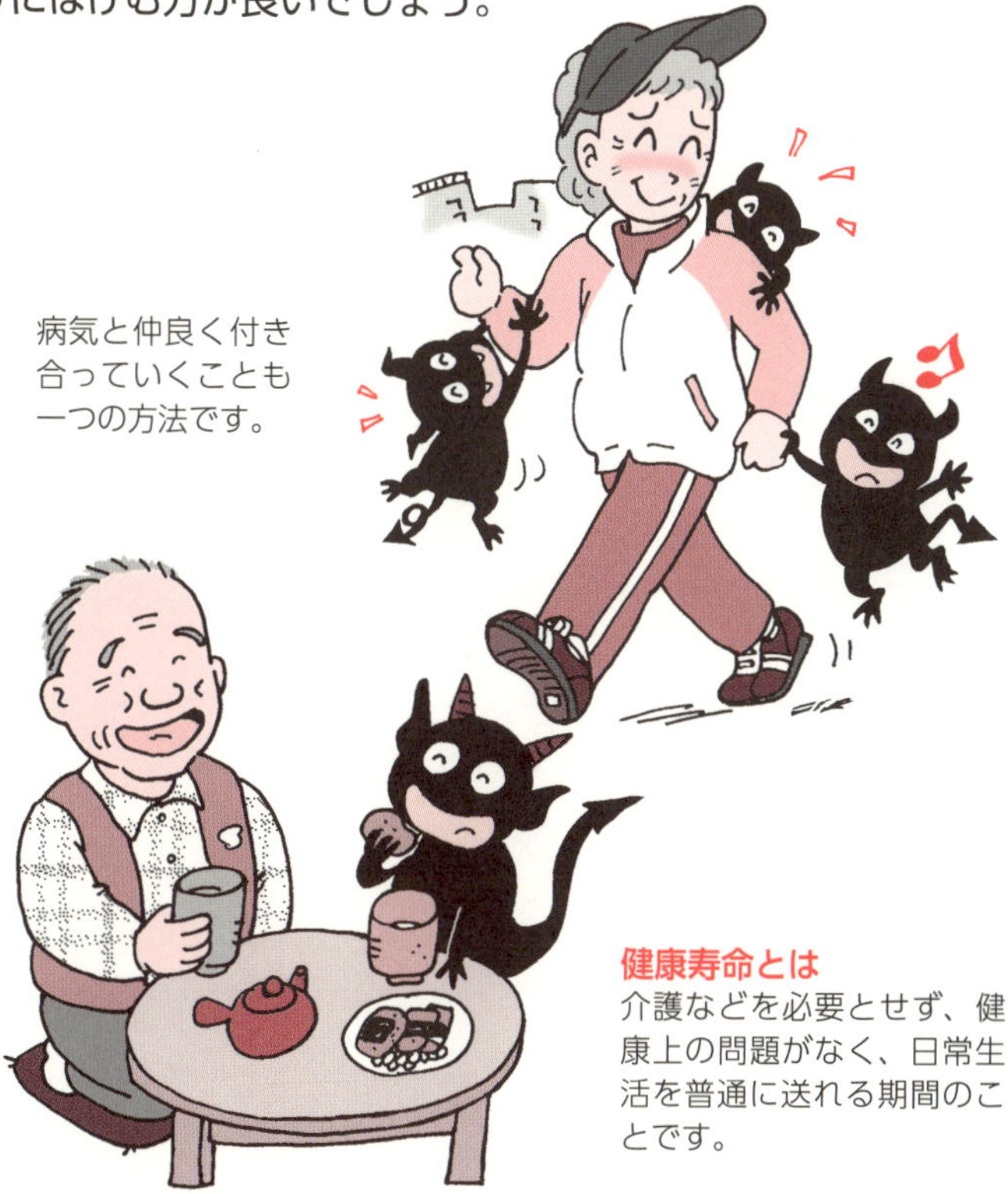

病気と仲良く付き合っていくことも一つの方法です。

健康寿命とは
介護などを必要とせず、健康上の問題がなく、日常生活を普通に送れる期間のことです。

手術の前にやっておくこと
不安、疑問、緊張を解決しておこう

もし手術を受けると決めて入院する時には、いろいろと準備が必要になりますので、ここでは少しそのお話をしておきましょう。持ち物は洗面用具、パジャマ、下着、タオル、ティッシュ、ウェットティッシュ、スリッパ、上着、などが最低限必要となります。パジャマは3着以上、下着とタオルは10枚程度、バスタオルなら5枚は必要でしょう。ウェットティッシュは術後に手を拭きたい時のために持っていると便利です。

手術前には術前検査があり、血液や尿やアレルギーの検査をします。その後主治医から手術の内容を詳しく説明されます。もし何か聞いておきたいことや不安に思うことがあるなら、この時に聞いておくといいでしょう。主治医の方も、患者さんの不安や緊張を理解しているので、少しでも心に引っ掛かることがある時は、遠慮せずに質問してください。病院によってはこれらを入院前の外来で行うところもあります。

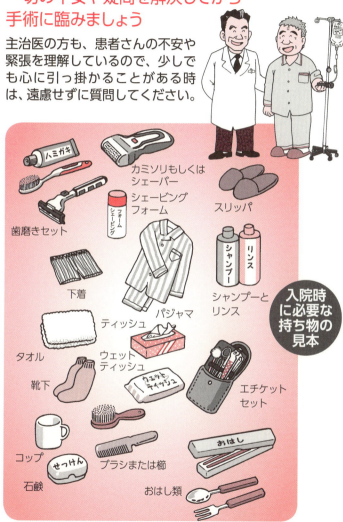

一切の不安や疑問を解決してから手術に臨みましょう

主治医の方も、患者さんの不安や緊張を理解しているので、少しでも心に引っ掛かることがある時は、遠慮せずに質問してください。

手術前日から術後までの流れ この時間は前向きな気持ちが大切です

前日は入浴かシャワーを浴びてから爪を切り、女性ならマニキュアを落とし、男性ならひげをそります。夕食や水の摂取は決められた時間までにすませておきましょう。眠る前には睡眠導入剤が渡されるので、症状が治って「手術して良かった」と快適に過ごしているイメージを浮かべながら、落ち着いて休んでください。当日の朝は、排せつをすませておきます。スタッフが採血や血圧を測定して、必要に応じて浣腸もします。術着に着替えたら、点滴が始まります。この点滴が始まると手術に対する不安を感じはじめる方が多いので、手術を待つ間はご家族の方に側にいてもらって、雑談で気を紛らわせているといいでしょう。やがてスタッフが迎えに来て、ストレッチャーで手術室へと向かいます。術後は2日目辺りから寝返りの訓練が始まります。それが始まると、起き上がってトイレに行けるまでもうすぐですから、痛みがあっても前向きな気持ちで少しずつ体を動かし、リハビリへ向けて気持ちを高めましょう。

手術を受ける前から受けた後まで、頑張って気持ちを前に向けましょう！

術前には、症状が治って「手術して良かった」と快適に過ごしているイメージを浮かべながら、落ち着いて休んでください。

術後には、２日目辺りから寝返りの訓練が始まりますから、痛みがあっても前向きな気持ちで少しずつ体を動かし、リハビリへ向けて気持ちを高めておきましょう。

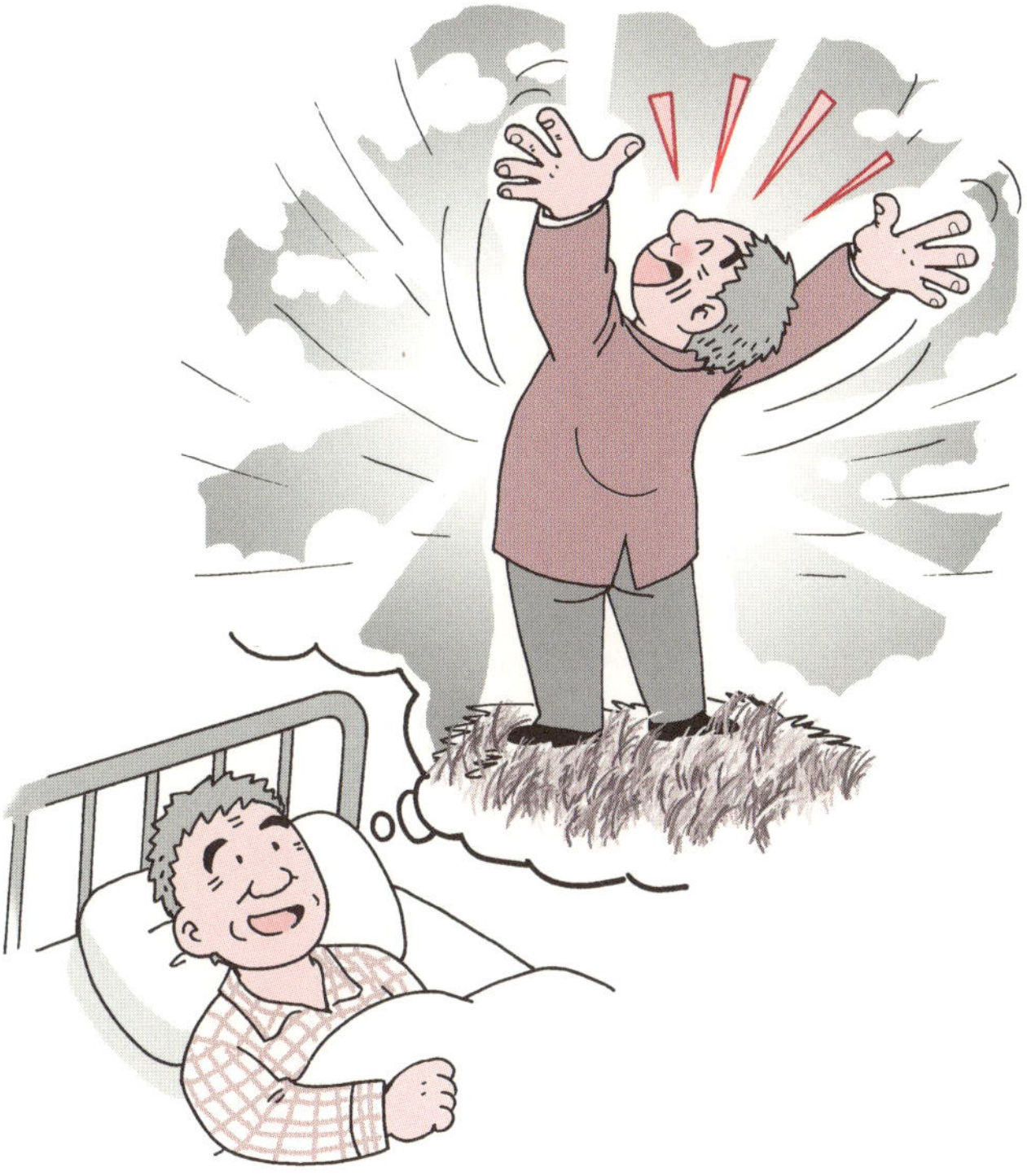

何よりも大切な術後のケアとリハビリしっかりと取り組みましょう

術後、自力で立ってトイレへ歩いて行けるようになるまでは、傷の痛みが治まりはじめたら、ベッドの上でも点滴をしていない方の腕や両脚をできるだけ動かすように心掛けてください。

筋肉の衰えを防ぎますし、特に下肢の静脈の中に血栓ができる肺血栓症の予防に役立つのです。

そして、起きていられるようになったら、手術部位が安定するまでは、頸椎《けいつい》カラーや腰椎コルセットを通常3カ月から6カ月ほど着用して、リハビリに励むことになります。脊椎《せきつい》の手術の後のリハビリは非常に大切です。リハビリの専門家の指導のもとで適切な量をこなしてください。

手術をした体は二度目の誕生のようなものですから、通常の生活ができるまで、まずは慎重にケアをしてください。

術後のリハビリは非常に大事な頑張りどころです！

術後、一人でトイレへ歩いて行けるようになるまでは、傷の痛みが治まってきたら、ベッドの上でも点滴をしていない方の腕や両脚をできるだけ動かすように心掛けてください。

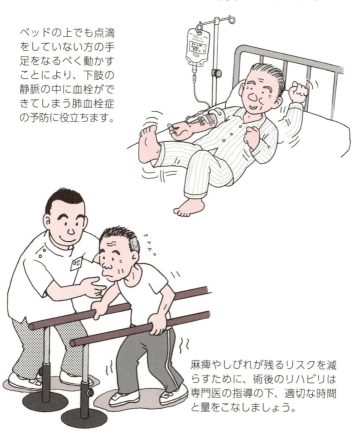

ベッドの上でも点滴をしていない方の手足をなるべく動かすことにより、下肢の静脈の中に血栓ができてしまう肺血栓症の予防に役立ちます。

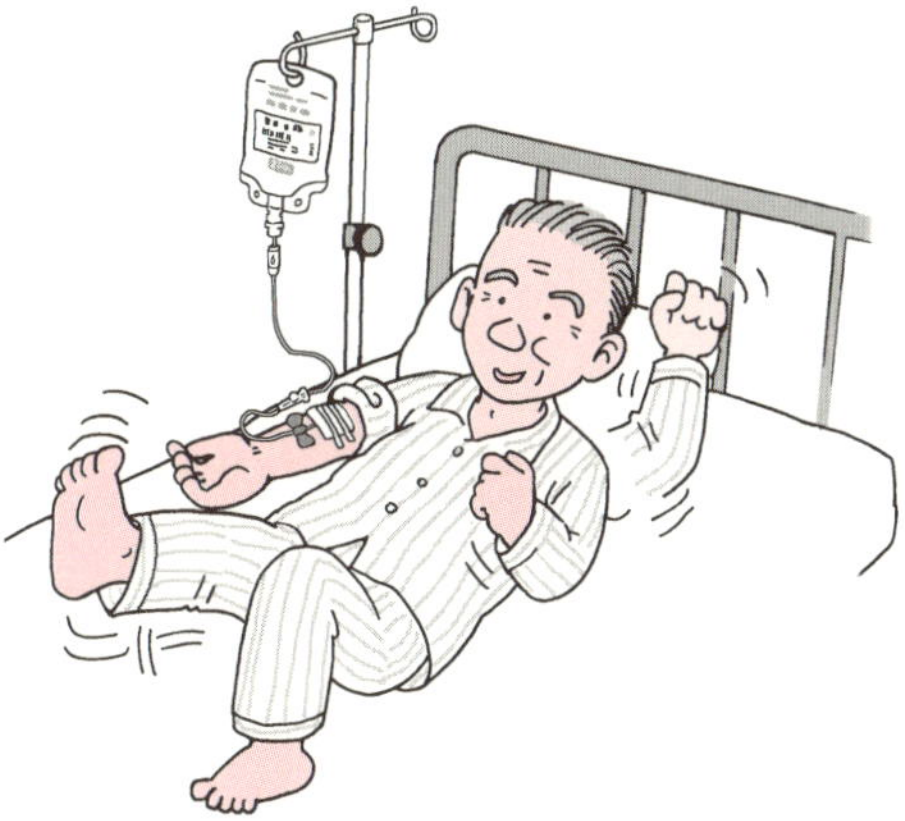

麻痺やしびれが残るリスクを減らすために、術後のリハビリは専門医の指導の下、適切な時間と量をこなしましょう。

コラム７

寝起きの腰の痛みについて

起き抜けに腰がこわばる、腰が痛いという相談をよく聞きます。それは「寝腰」といって、原因は特にこれといって定説がないようです。しかし、幾つかの考え方がありますので、ご紹介しましょう。

１．寝方が悪い。寝具が柔らかすぎるため、寝ている間に背骨の正常なＳ字型が崩れているのです。腰が反り返り気味になると、腰椎周囲の関節や椎間板《ついかんばん》、筋肉や靭帯に負担がかかり、朝起き上がった時にこわばりや痛みを感じます。

２．腰椎の疾患を抱えている。ヘルニアなど腰椎に疾患を抱えていると、寝起きだけではなく立ち上がる時にも下肢のしびれや痛みが出ます。睡眠中は腰の安静が守られ、重力もかかっていないため、背骨や神経が楽をしていたのが、起き上がると背骨は上半身の重力を支え、体も動かすことになるので、腰椎の疾患がある人は、起床し、体動を開始すると当然、症状が出たり増悪したりします。

３．体温の低下。つまり冷えです。低温は痛みの感覚を敏感にさせる上、全身の血行も悪くさせます。温浴の逆の状態になるわけですから、こわばったり痛みも出やすくなって不思議ではありません。

第7章

しびれ、痛みのQ&A

患者さんから頂いた、しびれや痛みに関する
様々なご質問にお答えいたします。

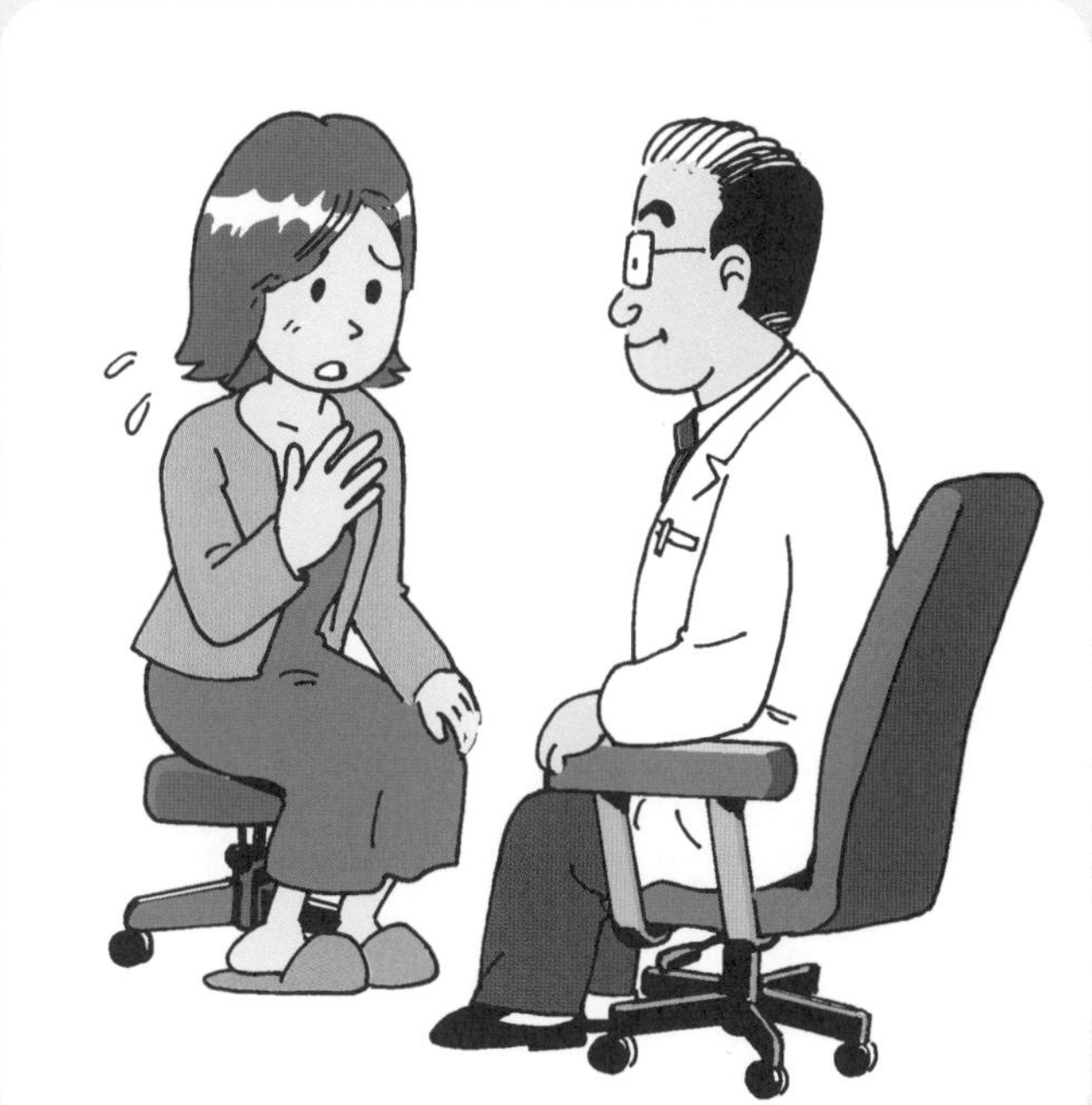

Q

高齢者の場合、1日にどの程度の運動を続ければいいでしょうか?

A

お答えの前に、三日坊主ではなく、続けなければ効果がないことを強調したいと思います。

水泳やウオーキングがお勧めですが、お好きであればテニスでもいいでしょう。準備体操としてストレッチなどとともに毎日は無理でも、せめて1日おきに続けるようにしてください。気候の問題もありますし、体調が悪い時は無理をせずに休んでおく方がいいのですが、運動はできるだけ習慣化しておいた方が効果も上がり、実感もしやすいのです。

運動の時間は20~30分以上するようにしてください。

運動療法は始めてすぐに結果が出るものではないので、最低でも半年間は続けましょう。行えば行うだけ必ず体は応えてくれますから、ぜひとも1日30分以上の運動を1年間は続けてみてください。

続ければ続けるだけ成果が出る それが運動療法です

そのうちに「やらなければ落ち着かない」という感覚を持つようになります。その頃には、気づけば日常生活の動作もスムーズになり、様々な事柄に対する自信もつき、意欲も活動性も自然にアップしてくるようになるでしょう。

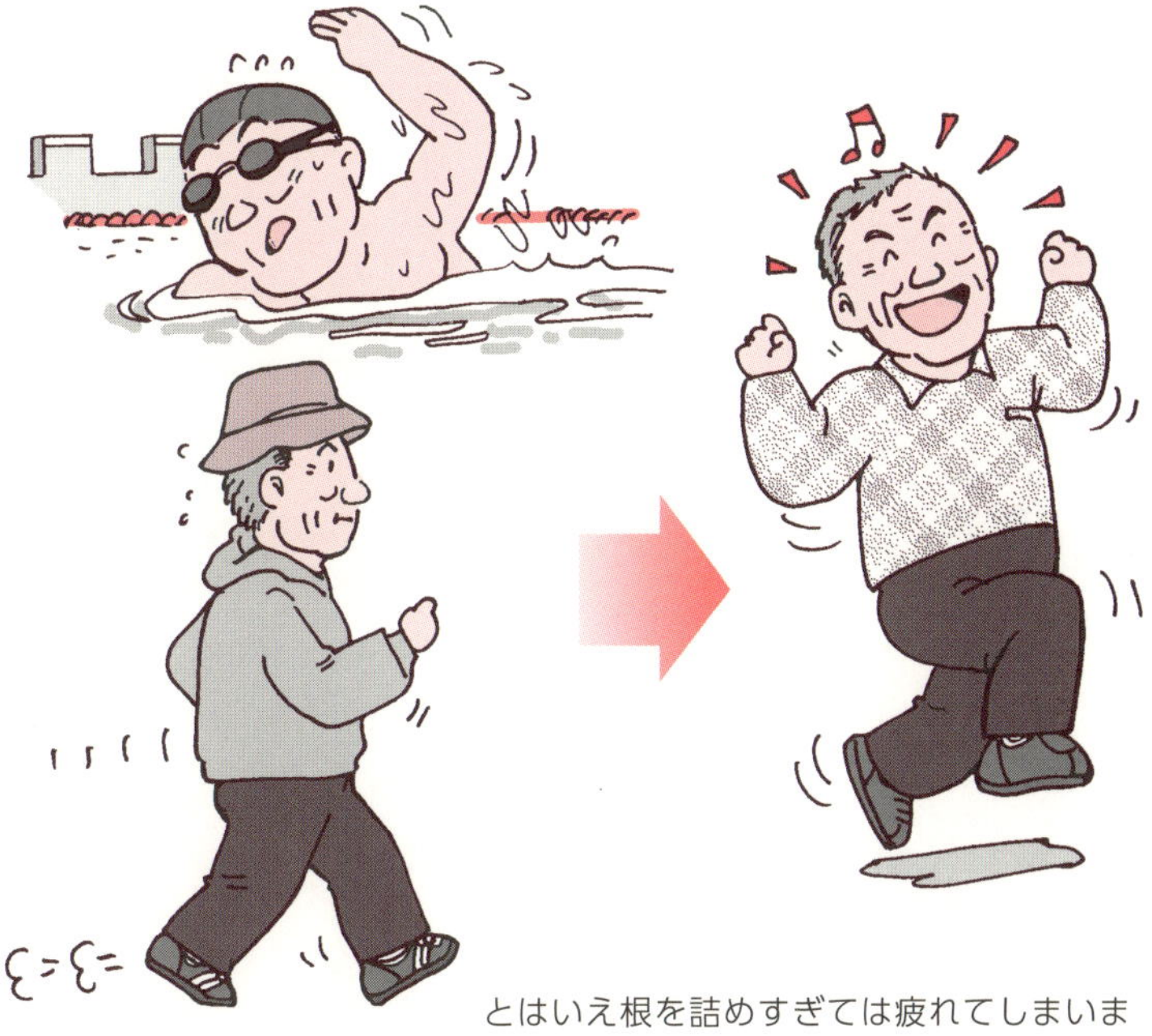

とはいえ根を詰めすぎては疲れてしまいます。長続きしなければ意味がありませんので、無理をせず、気楽な気持ちで続けましょう。

Q しびれを感じたら、どこの科を受診すればいいですか？

A

全身のどの部位でも、しびれを感じたら医療機関を受診するのは当たり前ですが、どの科に行けば適切であるのか、おそらく誰もが迷うのではないでしょうか。まず迷った時は神経内科に行かれるのが良いでしょう。

神経内科は脳から脊髄《せきずい》、末梢神経に至る神経全般を専門とする診療科です。特に脳に異常がある危険なしびれの場合も安心です。近くの病院に神経内科がない時は、脳外科に行きましょう。脳外科と聞くと手術や重大な病気のイメージがありますが、緊張することはありません。そこで診察を受けて、しっかりと検査をして、脳や脊髄に手術を要するような異常がないと診断されれば、安心して改めて整形外科や内科も受診できます。受診する前には「どこがしびれるのか」「どんなふうにしびれるのか」「他に症状はあるか」「しびれる時間帯はあるか」などの詳しい症状をメモにまとめておくと良いでしょう。

まずは神経内科、もしくは脳外科を受診しましょう

まず受診する前に「どこがしびれるのか」「どんなふうにしびれるのか」「他に症状はあるか」「しびれる時間帯はあるか」などの症状を詳しくメモにまとめておくと便利です。

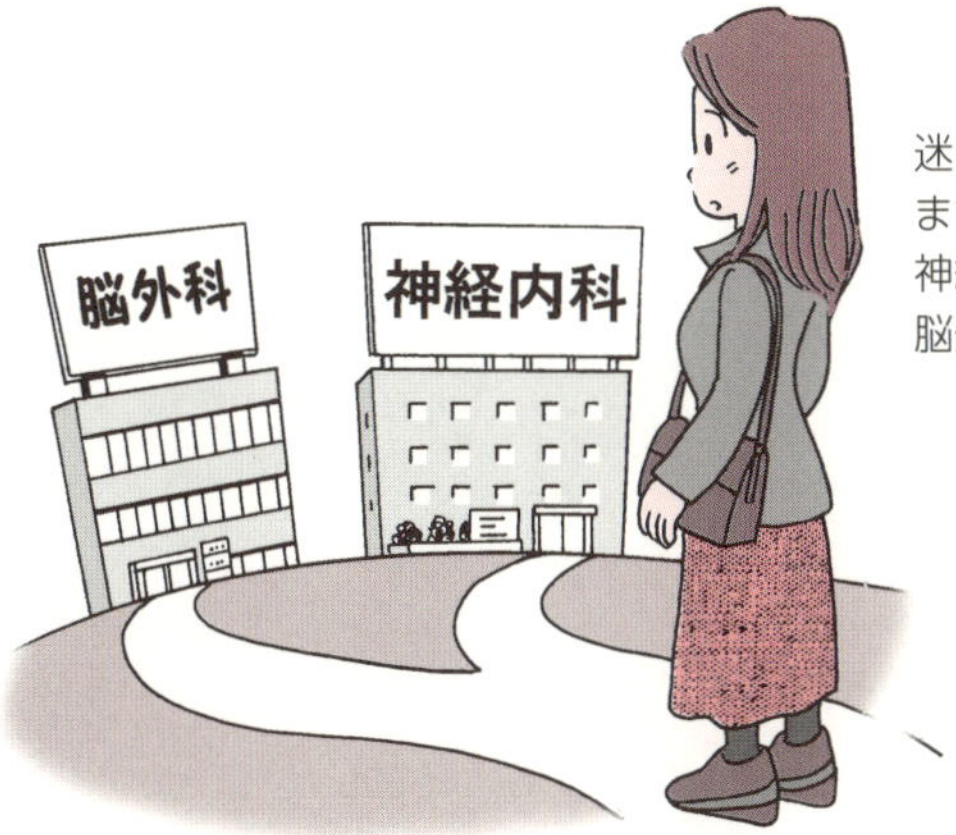

迷った時は、
まずは神経内科を受診！
神経内科がなければ
脳外科へ！

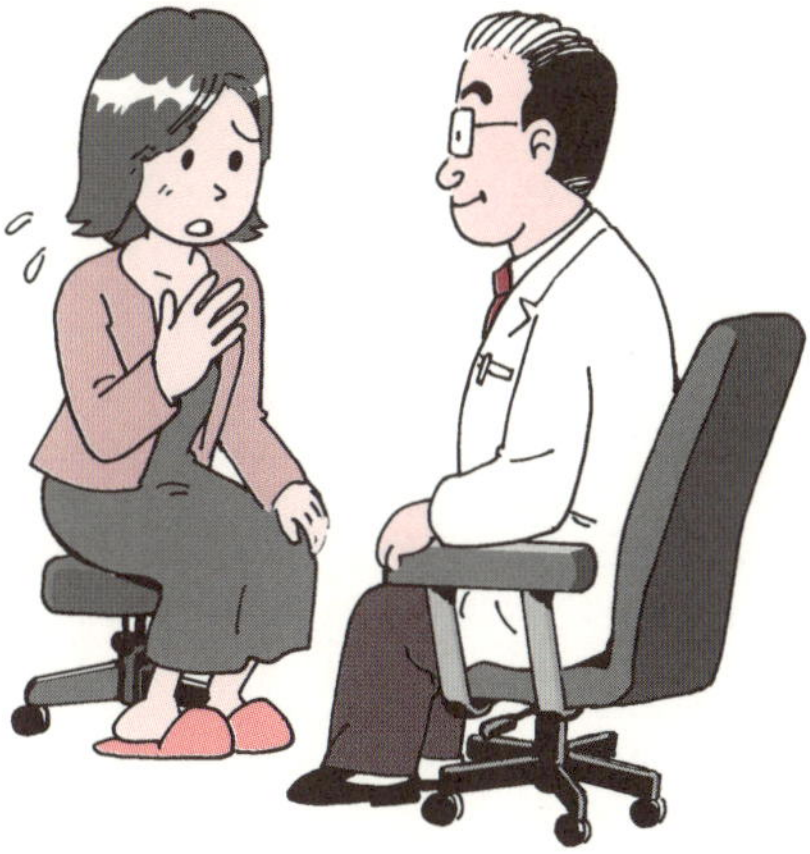

症状を詳しく説明しやすいように、事前にまとめておくといいでしょう。

Q 寝起きに手足のしびれを感じますが、何が原因でしょうか？

A

それは毎日のことでしょうか？　それとも時々のことでしょうか？

もし時々であれば、生活習慣を見直してみてください。寝不足だったり塩分やアルコールを取りすぎたりしていませんでしたか？　そういったことが原因だとしたら、糖尿病や内臓の疲れによるしびれである可能性があります。

もし手のしびれが毎日ある場合は、手根管症候群《しゅこんかんしょうこうぐん》（＊）の可能性もあります。手首にある手根管という管の中に通る神経が、腱の炎症や関節の変形などの要因により圧迫され、しびれが起きているのですが、眠っていて気づかないのです。実際には夜中にもしびれや痛みで目が覚めることになります。早いうちに対処しましょう。ただし、手足のしびれの他に頭痛や吐き気、めまいなどが同時に起こるなら、脳梗塞などの脳疾患の可能性が強く疑われるので、一刻も早い医療機関での受診をおすすめします。

＊ **手根管症候群**…92、94ページ参照

頭痛や吐き気が同時に起こるようならば、早めに医療機関での受診を！

糖尿病や内臓の疲れ、手根管症候群など様々な可能性が考えられますが、頭痛や吐き気、めまいなどが同時に起こるなら、脳梗塞のおそれがあります。

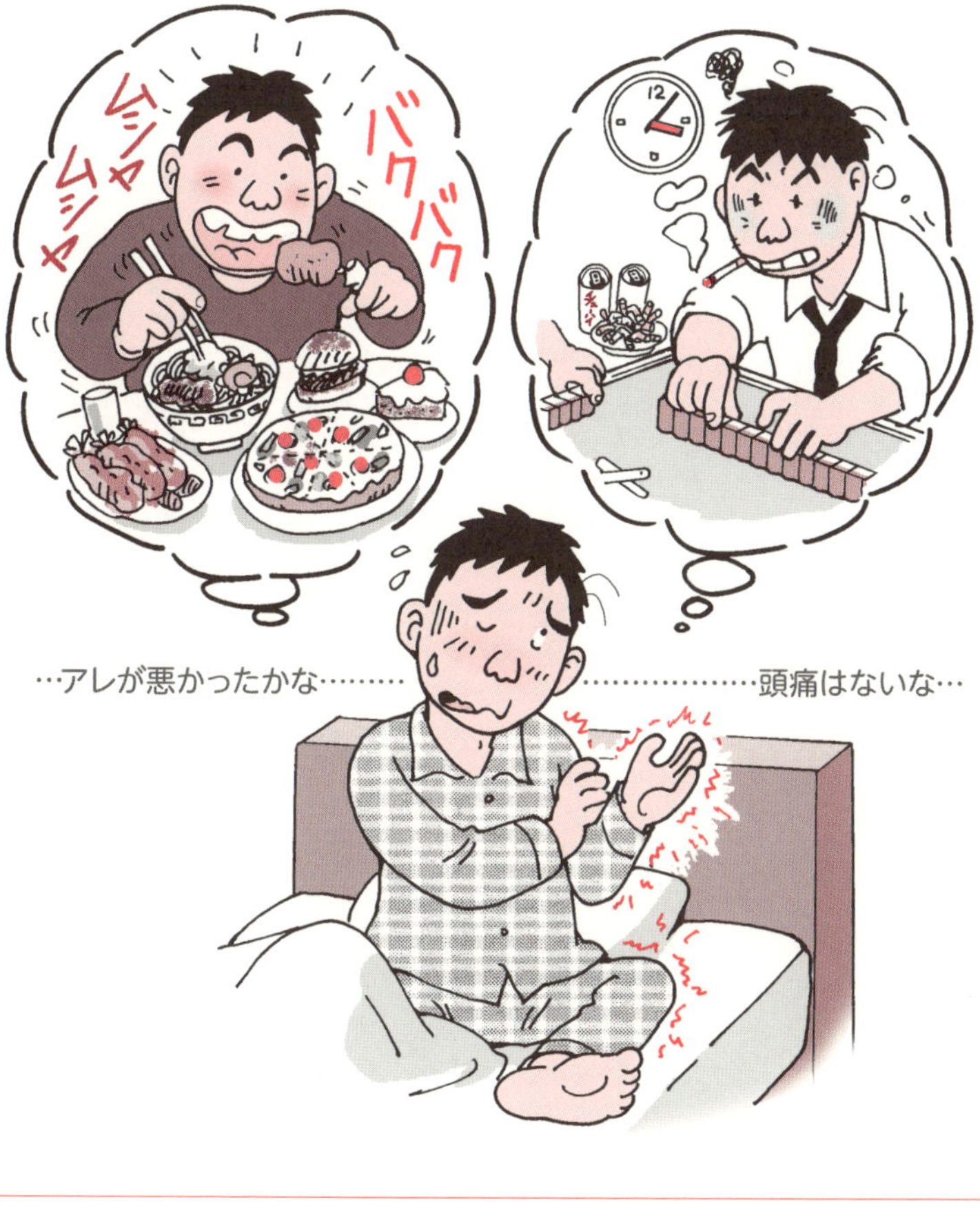
ムシャムシャ
バクバク
…アレが悪かったかな………
………………頭痛はないな…

Q

デスクワークが多く悪い姿勢になりがちです どうしても生活習慣を変えられません

A

デスクワークの場合は、一時間ごとに飲み物を取りに行ったり、トイレに立つなどして、なるべく同じ姿勢で長くいることを避けてください。ほんの少しでも立ったり歩いたりするように心掛けてみるだけでも、ずっと座っているよりは心身の負担は少なくなり、楽になるはずです。

生活習慣が変えられないのは、社会的に現在の地位に拘束されていると言えるのではないでしょうか。残業が続いてストレスが溜まったり、休日出勤で休みが取れない、つい暴飲暴食してしまうなど、決して個人的な意志の問題ではないので、あまり自らを責めないようにしてください。少しずつで構わないので、できるだけ体動やストレスの発散に心掛け、休みも積極的にとりましょう。

禁酒禁煙にも努め、脂っこいものや塩辛いものを控え、睡眠時間をできるだけ確保するようにしましょう。

生活習慣病は社会病
あまり自分ばかりを責めないようにしましょう

くよくよ悩むのもしびれの原因になります。時には思いきりストレス発散を！

少しでもできたことがあれば自分を褒め、生活習慣を変えられないこと自体をストレスの素にしないようにしてください。

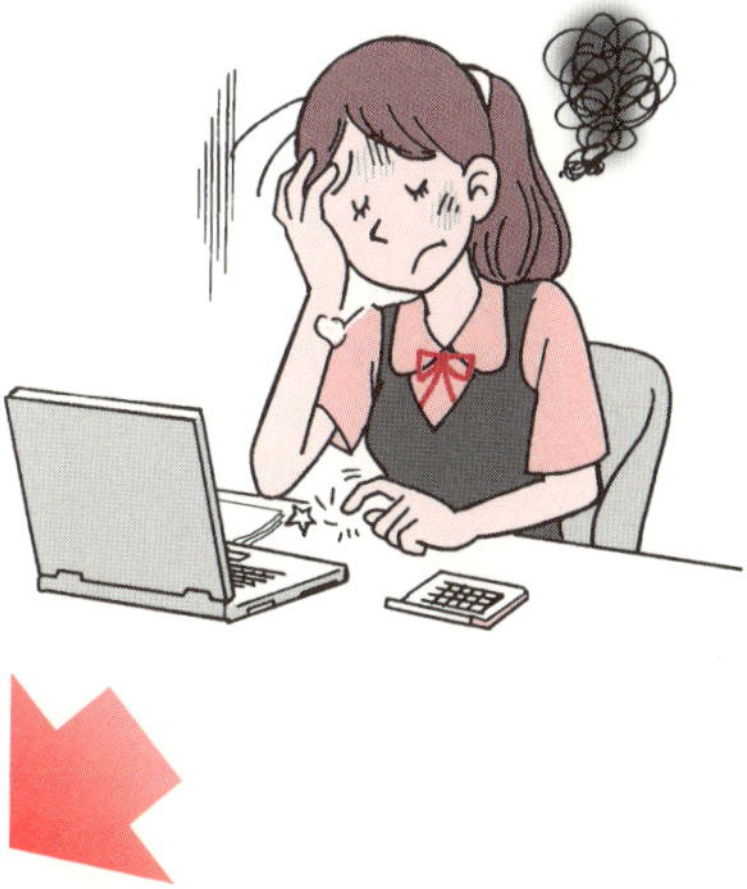

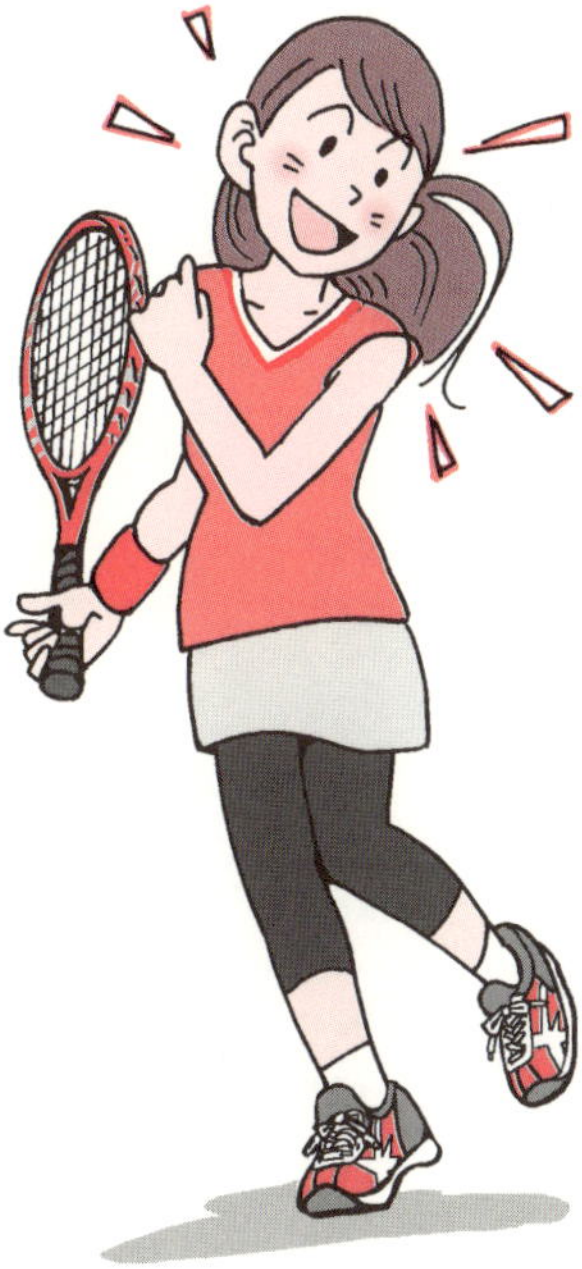

生活習慣が変えられないのは決して個人的な意志の問題ではありません。
くよくよ悩む前に、好きなことを行い少しでもストレスの発散を！

Q どのようなものが重病でしょうか？危険なしびれのサインを教えてください

A

①急に起こって数分で治まるような片側性のしびれは「一過性脳虚血発作《いっかせいのうきょけつほっさ》」といい、脳梗塞の前兆です。その名の通り一過性なので気のせいにしがちですが、めまいや上手く話せない等の症状がなかったか注意して思い出してください。

②手袋をはめているように、皮膚の感覚がどこかぼうっとしているような鈍い感覚を起こすしびれは、すでに脳出血が始まっているおそれがあります。

③体の片側のみしびれる場合も要注意です。

④言語や視覚に障害が出たりなど、他の症状を伴うしびれも注意が必要です。

右に挙げたものは全て脳の疾患が原因となって起こるサインです。脳梗塞の前兆には口が閉まらずによだれが出たり、なぜか歩いていてフラフラとあちこちにぶつかったり、話そうとしても言葉が出ないなどの症状があります。

そういったサインが出た時には、一刻も早く医療機関へ相談してください。

危険なしびれの兆候を覚えておきましょう

何が危険で何が危険でないか、覚えておけば不安を感じた時にすぐに医療機関へ行くことができます。

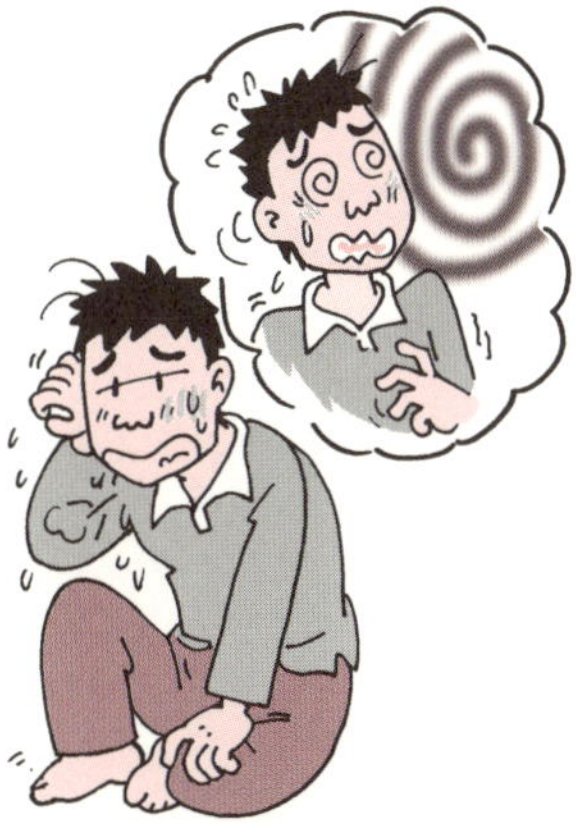

しびれと同時にめまいが起こり、すぐに治まる。

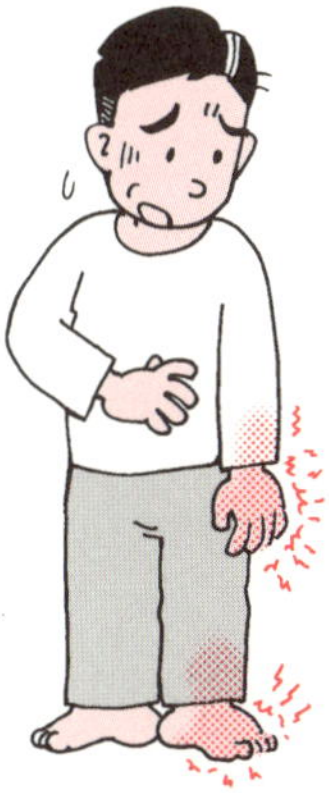

手と足のみがしびれている。

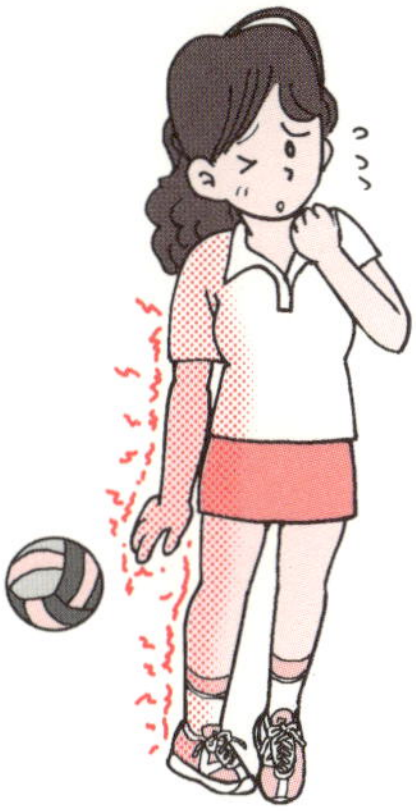

どちらか体の片側がしびれる。

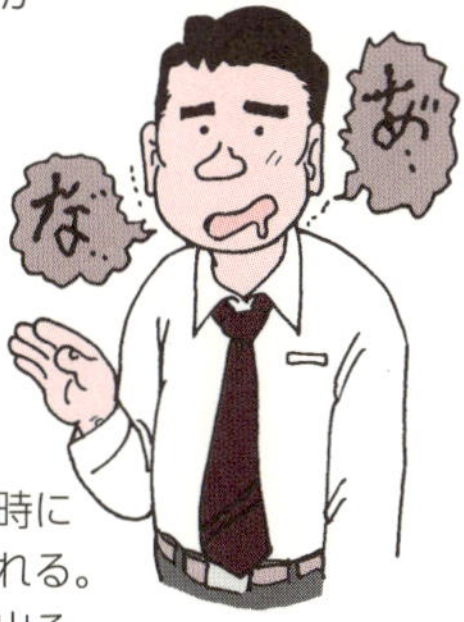

しびれと同時によだれが垂れる。言語障害が出る。

監修者紹介

平林　洌（ひらばやし・きよし）

●略歴

慶應義塾大学医学部卒業、慶應大学医学部教授、
慶應義塾看護短期大学学長を経て、慶友整形外科病院に勤務。
日本整形外科学会名誉会員・専門医
日本脊椎脊髄病学会元理事長・名誉会員
日本脊椎脊髄外科専門医・名誉指導医　　医学博士

●著書（編集・共著・監修を含む）

『頚部脊椎症――肩こりから手足のしびれまで』（全日本病院出版会）
『せぼね――治療と健康のアドバイス』（医事出版社）
『腰痛の正しい治し方』（講談社）『肩こり・手足のしびれ』（講談社）
『新版　腰痛の正しい治し方』（講談社）
『図解　頚・肩・腕の疼痛疾患　その診断と治療』（田辺シンテックス株式会社）

[参考文献]

『図解　頸・肩・腕の疼痛疾患　その診断と治療』（田辺シンテックス株式会社）
『痛み・筋緊張・ストレスと伝達物質』（ノバルティスファーマ株式会社）
『脊椎脊髄ジャーナル　特集　痛みとしびれのサイエンス――基礎と臨床』（三輪書店）
『医学大辞典』（南山堂）
『臨床医学各論』（医歯薬出版株式会社）

編集協力 / 松岡林檎、フロッシュ
カバーデザイン /CYCLE　DESIGN
本文デザイン / アトリエ佐久間
カバー・本文イラスト / 上杉昇平
校閲 / 小原なつき
編集プロデュース / 横塚利秋

＊本書に関するご感想、ご意見がありましたら、
書名記入の上、下記メール・アドレス宛までお願いします。

firstedit@tatsumi-publishing.co.jp

図解　手足のしびれをスッキリ解消させる！
最新治療と予防法

2016年1月10日初版第1刷発行
2019年9月10日初版第9刷発行

監修者　平林　洌
発行者　穂谷竹俊
発行所　株式会社日東書院本社
〒160-0022　東京都新宿区新宿2丁目15番14号　辰巳ビル
TEL：03-5360-7522（代表）
FAX：03-5360-8951（販売）
URL：http://www.TG-NET.co.jp
印刷所／図書印刷株式会社　製本所／株式会社ブックアート